本书的出版受"湖南省出生缺陷协同防控重大科技项目"资助（项目编号：2019SK1010）。

出生缺陷防治的伦理问题
——案例讨论

罗　丹　王晓敏　主编

中南大学出版社
www.csupress.com.cn

·长沙·

丛书编委会

◇ **主　审**

　　张　欣　田勇泉

◇ **主　编**

　　罗　丹　王晓敏

◇ **副主编**

　　李梦圆　吴　影

◇ **编　委**（以姓氏拼音为序）

　　方俊群　郝天池　李梦圆　刘　星　刘彦麟

　　罗　丹　毛新志　彭　莹　任永琪　涂昕雅

　　王　华　王晓敏　吴　影　席　惠　钟瑜琼

◇ **案例点评专家**（以姓氏拼音为序）

　　曹艳林　程　瑜　丛亚丽　李　伦　李义庭

　　刘俊荣　刘　星　肖水源　张新庆　朱　伟

序　言

　　出生缺陷已成为全球范围内日益严重的健康问题和社会问题。出生缺陷种类繁多，包括但不限于先天性心脏病、脊柱裂、唇腭裂、唐氏综合征等，致使患者及其家属走上漫长而艰辛的治疗和康复之路。根据世界卫生组织的统计，全球每年约有790万新生儿出生时存在不同类型的缺陷，这些缺陷不仅影响到儿童的生理和心理健康，也对家庭和社会造成了深远的影响。

　　《中国出生缺陷防治报告（2012）》显示，我国出生缺陷发生率约为5.6%，每年新增出生缺陷数约90万例，这不仅给家庭带来了沉重的经济负担，也给社会的可持续发展带来了挑战。虽然我国在最近十余年间，随着社会经济的快速发展和医疗水平的不断提升，出生缺陷的防治工作取得了显著的成果，但是由于遗传因素、环境因素以及孕期医疗知识的缺乏，出生缺陷的发生仍无法避免。

　　出生缺陷防治是确保我国人口健康的"第一关"。国家已出台相关法律法规和政策，推进出生缺陷防治工作，提升出生人口整体素质。2016年，国务院发布了《"健康中国2030"规划纲要》，旨在通过系统性和全方位的健康促进措施，提高人民的健康水平，增强全民的健康意识，最终实现健康中国的愿景。2021年中共中央、国务院印发了《关于优化生育政策 促进人口长期均衡发展的决定》，提出优化生育政策，并进一步健全出生缺陷防治网络，落实三级预防措施。2023年8月，国家卫生健康委员会发布了《出生缺陷防治能力提升计划（2023—2027年）》，强调建立覆盖城乡居民的出生缺陷防治网络以涵盖婚前、孕前、孕期、新生儿和儿童各个阶段，提升出生缺陷防治服务能力，促进出生缺陷防治工作的高质量发展，预防和控制严重出生缺陷的发生，减少因出生缺陷导致的婴幼儿死亡及先天残疾，更好地满足人民群众健康孕育的需求。

　　出生缺陷防治的重要性不言而喻。它不仅关乎个人与家庭的幸福，也关系到国家和社会的未来发展。健康的下一代是社会的希望，出生缺陷的防治直接影响着人口素质的提高和社会的进步。因此，强化出生缺陷的防治工作是提高人类健康水平、促进社会和谐的重要手段。然而，在出生缺陷防治工作不断推进的过程中，伦理问题也逐渐暴露。面对技术的快速发展，如何合理地运用产前诊断技术，同时尊重家庭的自主选择权、保护患者的隐私，是我们必须认真思考的议题。尤其是在涉及选择性流产、胚胎选择等敏感话题时，伦理考量显得格外紧迫和重要。此外，许多妇幼卫生保健工作者在临床实践中缺乏相关伦理规范的指导，常常感到无所适从。这不仅影响了他们的决策能力，也可能对患者的权益造成潜在的损害。

目前，关于出生缺陷防治过程中的伦理问题的讨论仍显不足。中南大学生命伦理学团队以此为出发点，致力于系统化地探讨这一重要议题。中南大学生命伦理学学科自 2002 年获得博士学位授予权以来，目前已走过 22 个春秋。中南大学生命伦理学团队汇聚了医学、法学、护理学、公共卫生、哲学等多个学科的人才，专注于科技伦理、研究伦理、公共卫生伦理和护理伦理等领域的研究，积累了丰富的学术成果。该团队于 2022 年出版了《出生缺陷防治的伦理问题：基于真实世界的研究》一书，基于对当前国家出生缺陷防治政策的分析，结合相关伦理理论与实践原则，对出生缺陷各领域中的基本伦理问题进行了深入探讨。该书为相关学术讨论奠定了基础，提供了重要的理论框架和实证支持。2023 年，在湖南省卫生健康委员会科教处的指导下，该团队联合国内十多家单位共同起草了地方标准《出生缺陷三级预防的伦理规范》。此项标准旨在提高出生缺陷三级预防中的伦理意识，规范临床实践与管理，更好地尊重和维护育龄人员和孕妇的合法权益，彰显了对出生缺陷防治伦理问题的高度重视。

随着对出生缺陷防治领域认识的不断深化，该团队即将出版的《出生缺陷防治的伦理问题——案例讨论》一书，对这一领域伦理问题进行了深入探讨。本书由来自北京大学、北京协和医学院、大连理工大学、复旦大学、广州医科大学、首都医科大学、中国医学科学院、中山大学、中南大学、中南大学湘雅医院、中南大学湘雅三医院、湖南省儿童医院和湖南省妇幼保健院的专家学者共同撰写，旨在通过翔实的案例分析，探讨出生缺陷防治过程中的伦理问题，包括缺陷儿的救治与其面临的歧视、个人自主与家庭决策困境等。全书分为五个章节，内容涵盖出生缺陷防控概况，出生缺陷一级、二级和三级预防中的具体案例伦理分析以及结语。我们期待通过全书这些章节所呈现的内容，为来自不同领域的专家/学者提供关于出生缺陷防治相关伦理问题的全面视角，也期待通过案例的点评能为相关从业者、政策制定者和学术界人士提供辨析伦理问题的思路及决策参考。

第一章《绪论》介绍了出生缺陷的全球与国内总体状况。尤其是涉及知情权、隐私权、生育权及堕胎权等伦理问题，这些都是医学实践中常见且复杂的议题，具有较强的代表性和重要性。第二章、第三章和第四章分别针对出生缺陷一级、二级和三级预防中的具体案例进行了深入分析。在出生缺陷一级预防中，主要涉及孕前遗传咨询服务中的知情同意、自主选择等相关的伦理问题。在出生缺陷二级预防中，书中详细探讨了孕妇的生育权及胎儿缺陷告知等问题，强调了尊重孕妇选择权和知情权的重要性。这对于孕妇在面对心理和情感压力时如何做出符合自身情况的选择尤为关键。针对出生缺陷三级预防，书中探讨了医疗资源的分配与可及性，强调在资源有限的情况下，如何制定合理的医疗政策来保障缺陷儿童的权利与健康，是社会必须认真面对的挑战。

建立和完善相关的伦理规范，对于指导临床实践、保障患者权益以及推动出生缺陷防治工作的顺利进行尤为重要。本书旨在通过案例讨论，深入探讨出生缺陷三级预防中的伦理问题，以期为相关从业者、政策制定者以及社会公众提供有益的思考和借鉴。我们希望通过对这一复杂议题的深入分析，推动出生缺陷防治工作的科学化与人文化，促进社会对这一重要问题的广泛关注和讨论，为实现健康中国的建设目标贡献力量。

田勇泉

2024 年 10 月 2 日于长沙

目 录

第一章

出生缺陷防治概况

出生缺陷防治是一个重要议题，涉及医学、公共卫生、伦理学和社会政策等多个领域，其主要目标是降低出生缺陷的发生率并改善新生儿及其家庭的生活质量。出生缺陷不仅严重危害个体健康，还会导致家庭经济压力陡增、社会医疗支出扩大，甚至对国家公共卫生体系形成长期挑战。随着生命科学技术的突破，出生缺陷的筛查精准度与干预有效性显著提高，为防治工作提供了新的机遇。然而，出生缺陷防治仍面临诸多挑战，包括知情权与隐私权的矛盾、生育权与堕胎权的冲突以及胎儿道德地位与生命权的认定等伦理问题。此外，社会对出生缺陷的认知和接受度，以及相关政策的有效实施，直接影响着防治工作的成效。因此，本章将系统地介绍出生缺陷的总体情况、面临的伦理挑战，以及应遵循的伦理原则，以期为有效应对出生缺陷问题提供有益的借鉴和启示。

第一节　全球出生缺陷总体情况

出生缺陷也称"先天性畸形"，是婴儿在出生之前就已存在的身体结构异常、功能缺陷或代谢紊乱的统称。这类问题涵盖了先天畸形（身体结构发育异常）、染色体异常（遗传物质的数量或结构变化）、遗传代谢性疾病（由基因缺陷导致的体内生化物质代谢障碍），以及功能上的异常表现，比如视力障碍、听力损失和智力发育不全等。出生缺陷是备受关注的重大健康问题和人口问题，我国属于出生缺陷发生率较高的国家之一。全球出生缺陷报告显示，每年大约有 790 万儿童出生时即发现有先天性缺陷，占出生儿童总数的 6%。世界卫生组织估计，全球低收入国家的出生缺陷发生率为 6.42%，中等收入国家为 5.57%，高收入国家为 4.72%。值得注意的是，我国仍属于出生缺陷高发国家之列[1]。《中国出生缺陷防治报告（2012）》显示，我国出生缺陷发生率约为 5.6%，每年新增出生缺陷数约 90 万例[2]。

近年来，我国工业化、城镇化和现代化进程不断加快，公众的生育观念发生明显变化，少生优育成为社会主流观念。自全国两孩政策实施以来，生育水平短期回升，之后迅速回

[1] CHRISTIANSON A, HOWSON C, MODELL C. March of dimes global report on birth defects: the hidden toll of dying and disabled children[R]. March of Dimes Birth Defects Foundation, 2006.
[2] 秦怀金，朱军.中国出生缺陷防治报告[M].北京：人民卫生出版社，2013.

落。受生育行为选择变化等因素影响，2020年，出生人口不断下降，我国总人口增长势头明显减弱，老龄化程度不断加深，预计在"十四五"期间，我国将步入中度老龄化社会，2035年前后迈入重度老龄化社会的阶段。为此，2021年6月，中共中央、国务院发布《关于优化生育政策 促进人口长期均衡发展的决定》，实施"三孩"生育政策及配套支持措施，改善人口结构，落实积极应对人口老龄化国家战略；平缓总和生育率下降趋势，推动实现适度生育水平[1]。

2016年中共中央、国务院印发了《"健康中国2030"规划纲要》，提出实现国民健康长寿，是国家富强、民族振兴的重要标志，也是全国各族人民的共同愿望。推进健康中国建设主要遵循健康优先，改革创新，科学发展和公平公正原则[2]。"十三五"期间，通过制定实施《国家残疾预防行动计划（2016—2020年）》，残疾预防工作取得显著成效，残疾预防法规政策更加完善，遗传和发育、疾病、伤害致残防控及残疾康复服务各项任务有效落实、工作目标如期实现[3]。2018年国家卫生健康委员会印发了《全国出生缺陷综合防治方案》，提出预防和减少出生缺陷是提高出生人口素质、推进健康中国建设的重要举措。坚持政府主导，将出生缺陷防治融入所有健康政策，公平可及、人人享有。推进健康中国、实现国民健康长寿，不仅需要做好优化生育政策促进人口长期均衡发展，也需要关注如何预防威胁个人健康、家庭幸福的出生缺陷或先天残疾[4]。2020年国家卫生健康委员会妇幼健康服务司发布《关于加强婚前保健工作的通知》，对加强婚前保健工作做了重要提示：一、提高思想认识，强化责任担当；二、强化宣传教育，引导广泛参与；三、推广便民举措，规范服务供给；四、优化全程服务，促进服务可及；五、加强组织领导，密切部门合作[5]。2022年发布的《贯彻2021—2030年中国妇女儿童发展纲要实施方案的通知》提出了到2030年妇女儿童健康要实现的主要目标，其中关于预防和控制出生缺陷的具体目标是："婚前医学检查率达到70%，孕前优生健康检查目标人群覆盖率保持在80%以上，产前筛查率达到90%，新生儿遗传代谢病筛查率和新生儿听力障碍筛查率分别达到98%和90%以上。"[6]

我国出生缺陷三级预防措施是在充分考虑我国国情的情况下制定实施的。一级预防主要是防止出生缺陷发生，具体预防措施包括：对全人群实施健康宣教、开展免费孕前优生健康检查、对适宜人群增补叶酸和对缺碘地区补碘、对育龄人员倡导健康生活方式、改变不良生活习惯等。二级预防的主要目标是识别出严重的出生缺陷，为所有孕妇实施系统化

［1］中共中央，国务院.中共中央 国务院关于优化生育政策促进人口长期均衡发展的决定［EB/OL］.（2021-06-26）［2024-05-05］.https：//www.gov.cn/zhengce/2021-07/20/content_5626190.htm.

［2］中共中央，国务院."健康中国2030"规划纲要［EB/OL］.（2016-10-25）［2024-05-05］.https：//www.gov.cn/gongbao/content/2016/content_5133024.htm.

［3］国务院.国家残疾预防行动计划（2016—2020年）［EB/OL］.（2016-08-25）［2024-05-05］.https：//www.gov.cn/zhengce/2021-07/20/content_5626190.htm.

［4］国家卫生健康委员.全国出生缺陷综合防治方案［EB/OL］.（2018-08-20）［2024-05-05］.http：//www.nhc.gov.cn/fys/s3589/201812/9644ce7d265342779099d54b6962a4e0.shtml.

［5］国家卫生健康委员会.关于加强婚前保健工作的通知［EB/OL］.（2020-05-06）［2024-05-05］.https：//www.gov.cn/zhengce/zhengceku/2020-05/22/content_5513902.htm.

［6］国家卫生健康委员会.贯彻2021—2030年中国妇女儿童发展纲要实施方案的通知［EB/OL］.（2022-04-02）［2024-05-05］.https：//www.gov.cn/zhengce/zhengceku/2022-04/09/content_5684258.htm.

的产前筛查项目。聚焦于高危孕妇群体及存在相关需求的孕妇，为她们提供针对性的产前诊断服务，并对已确诊严重出生缺陷的家庭提供及时的医疗咨询与专业建议，以辅助其做出最适合的决策。三级预防主要是开展新生儿体检和遗传疾病筛查，对出生缺陷患儿进行康复治疗。通过婚前、孕前和孕早期进行检查和指导，能够对严重遗传性疾病的发生风险进行预判与早期干预，从而极大地推动医疗从"治已病"向"治欲病、治未病"转变，实现出生缺陷防控关口从三级预防前移到一级和二级预防，相关法律法规也在不断完善。但与此同时，我国目前仍面临婚前医学检查率低、产前筛查尚未全面开展、出生缺陷患儿医疗保障制度欠缺等严峻挑战。

出生缺陷是一类在胚胎发育过程中发生的疾病，其病因复杂，主要包括单基因遗传病、染色体异常、多因素遗传病（如基因-环境交互作用），以及环境致畸因素（如药物、辐射、感染）或母体微量营养素缺乏等。世界卫生组织将出生缺陷预防措施分为三级预防体系：一级预防是指孕前保健。孕前保健旨在确保女性及其伴侣在在计划妊娠前拥有最佳的身心健康状态，以提高正常妊娠和分娩健康婴儿的可能性。它能够及时实施一级预防干预措施，这些措施旨在预防由致畸物引起的出生缺陷（包括由先天性梅毒和风疹引起的缺陷）、由碘缺乏病引起的缺陷、神经管缺陷（以及可能的其他畸形），以及与产妇年龄相关的染色体疾病（如唐氏综合征）。及时识别家族遗传病风险，并进行携带者筛查和遗传咨询，能使夫妇在已知存在风险的情况下控制家庭规模。二级预防是指孕期保健。孕期保健服务包括对出生缺陷的产前筛查和诊断、选择性终止妊娠，以及提供咨询服务。目前已有一些微创筛查方法，例如抽取孕妇血液来检测血清生物标志物。生化标志物水平异常也与胎儿结构缺陷有关，如唐氏综合征、神经管缺陷和腹壁开放性缺陷。三级预防是指新生儿保健。对新生儿进行先天性疾病筛查有助于早期发现、治疗和护理。新生儿筛查方案以及对初级保健提供者的培训有助于患有先天性疾病的婴儿的识别和适当转诊治疗。在大多数卫生系统中，由训练有素的初级保健从业人员对所有新生婴儿进行体检是可行的，这将有利于及时识别和转诊多种新生儿出生缺陷疾病，包括与早期死亡高风险相关的心血管缺陷。[1]

然而，在出生缺陷防治的实践中，我们不得不正视其背后所蕴含的复杂伦理问题。随着医学技术的进步，我们能够更早、更准确地识别出潜在的出生缺陷，但这也引发了关于胎儿生命权、家庭自主选择权、隐私保护以及医疗资源分配等方面的深刻讨论。例如，当产前诊断结果显示胎儿存在严重缺陷时，家庭面临着艰难的抉择：是继续妊娠并承担可能的风险，还是选择终止妊娠以规避家庭未来可能面临的照料负担？这一决策过程不仅考验着家庭的伦理观念，也反映了社会对于生命价值的认知与尊重。此外，遗传筛查的普及虽然有助于提前发现遗传性疾病的风险，但也带来了隐私泄露的担忧。如何在保障个人隐私的同时，有效推进出生缺陷防治工作，成为一个亟待解决的伦理难题。

因此，出生缺陷防治不仅是一个医学问题，更是一个涉及伦理、法律等多个层面的综合性议题。在推进出生缺陷防治工作的过程中，我们必须在法律的框架下充分考虑到伦理因素，确保各项措施既符合医学原则，又尊重生命、保护隐私，最终实现出生缺陷的有效防控与人口素质的全面提升。

---

[1]World Health Organization. Birth defects：report by the Secretariat[EB/OL].（2010-04-01）[2024-11-12].https：//iris. who.int/handle/10665/2378.

第二节　国内外出生缺陷防治主要伦理问题

出生缺陷防治政策倡导每个人是自己健康第一责任人的理念，增强公民个人残疾预防意识和能力是残疾预防的基础工程，残疾预防知识、行为和技能的宣传教育也成为全民普遍应该具有的素养和能力，因为全人群全生命周期的残疾预防策略以及各阶段主要残疾因素的综合干预措施，都依赖于系统的、连续的健康教育和健康促进，依赖于先天性疾病的筛查、诊断、治疗和康复的一体化服务。这些预防工作目标的制定和实施，一方面突出彰显了出生缺陷防治的重要伦理问题；另一方面也促进了我们对出生缺陷相关工作的反省，促进了我们对生命深层次的哲学反思[1]。出生缺陷防治中的主要伦理问题如下：

(一)知情权与隐私权的矛盾

病人拥有隐私权是毋庸置疑的，但在婚姻关系中，夫妻双方有关遗传性疾病的知情权与隐私权可能存在冲突。知情权是指个人有权获得其健康状况、遗传风险及可能影响其后代的医疗信息。在遗传性疾病的背景下，夫妻双方有权了解对方的家族病史、遗传检测结果以及可能影响到未来子女的遗传风险。隐私权指个人有权保护自己的私人信息不被他人知晓或披露。在这个背景下，隐私权涉及夫妻一方可能不愿意透露的遗传信息、个人健康状况或家族病史等。

(二)生育权与堕胎权的冲突

堕胎权(right to abortion)通常被认为属于生育权(reproductive rights)的范畴。支持堕胎权利的群体主张堕胎应被视为一种人权体现，其直接关联到孕妇的生命安全与健康福祉，女性有权自主决定在特定情境下是否继续妊娠，这一权利应得到尊重和保护。而反对堕胎的立场则强调，堕胎行为本质上等同于剥夺了正在发育中的胎儿的生命权，因此应当被视为非法并受到禁止。

(三)胎儿道德地位/生命权的认定

在对待胚胎的态度上出现了不同的观点，大致分为总括保护主义、个别保护主义和绝对主义三种。总括保护主义声称，所有涉及胚胎或胎儿利益的问题，胎儿都被视为已经出生；个别保护主义认为，胚胎或胎儿原则上不能享有权利，只有在某些特殊情况下才被看作能够享有权利；绝对主义断然否认胚胎或胎儿享有权利。

(四)医生对于缺陷儿病情的告知

患者在面对医疗信息告知时，其需求和反应差异显著，因此，医生在履行知情告知义务时，准确理解并尊重患者的知情意愿及自主决策权显得尤为重要。医生在告知缺陷儿病情时，需要根据告知对象的不同和胎儿缺陷严重程度采取不同的沟通策略。在这个过程

---

[1]罗丹，刘星.出生缺陷防治的伦理问题：基于真实世界的研究[M].长沙：中南大学出版社，2022：2.

中，通常涉及一个复杂的平衡，即如何在充分告知义务与医疗保密原则之间做到平衡，以确保信息传达既充分又恰当。

(五)缺陷儿的歧视问题与救治

缺陷儿的歧视问题与救治是一个复杂而敏感的议题，涉及社会伦理、医疗实践和人权等多个层面。缺陷儿常常面临来自社会的偏见和刻板印象，这些偏见可能源于对残疾的误解或缺乏认识，导致社会对缺陷儿的排斥和歧视。缺陷儿的家庭可能面临来自亲友和社会的压力，导致父母在抚养和教育缺陷儿时感到孤立和无助。缺陷儿可能在接受教育时遭受歧视，许多学校缺乏为特殊需要儿童提供的适当支持和资源，导致缺陷儿的教育机会受到限制。建立有效公平的出生缺陷儿童的社会救助体系是未来努力的方向。

(六)个人自主与家庭决策的困境

家庭在面对产前筛查和产前诊断结果时，往往需要在保护胎儿潜在生命权与考虑家庭未来可能面临的照料负担之间做出艰难抉择。这种决策不仅关乎个人自主权的行使，还深刻影响着家庭的整体福祉。如何在尊重个人及家庭自主权的同时，提供科学合理的指导与支持，确保决策过程符合伦理且充满人文关怀，是当前出生缺陷防治工作面临的重大挑战。

第三节　出生缺陷防治的伦理原则

为破除出生缺陷预防中的伦理认知争议，规范产前筛查与干预行为，降低严重出生缺陷发生率，同时保障育龄人群的生育自主权与健康权益，助力维持适度生育水平，缓解总和生育率下行压力，由医学、医学伦理学、社会学等多个不同学科领域的专家，依据《中华人民共和国基本医疗卫生与健康促进法》《中华人民共和国母婴保健法》《中华人民共和国民法典》《中华人民共和国妇女权益保障法》《全国出生缺陷综合防治方案》《中国妇女发展纲要(2021—2030年)》《中国儿童发展纲要(2021—2030年)》《"健康中国2030"规划纲要》《中共中央　国务院关于优化生育政策促进人口长期均衡发展的决定》和《国家卫生健康委关于贯彻2021—2030年中国妇女儿童发展纲要的实施方案》等法律、法规，并结合《生命医学伦理原则》(原书第8版)相关内容，及出生缺陷预防相关实践经验，经过深入讨论与多次修订形成专家建议后，提出以下出生缺陷预防的伦理指导原则，旨在为出生缺陷预防工作提供一套全面、科学的伦理指导框架[1]。

一、生命尊严原则

生命尊严是人格尊严的具体展开，《中华人民共和国民法典》第一千零二条把生命尊严作为生命权的基本内容。人格尊严是指个体作为独立存在的人所天然拥有并应被社会认可的最基本的社会权利与生命价值，不仅涵盖了个人在社会中应享有的基本权益，还体现了

---

[1]刘星，罗丹，张欣.出生缺陷预防的伦理指导原则专家建议[J].中南大学学报(医学版)，2022，47(11)：1467-1471.

对个体生命意义与价值的深刻尊重。"尊严"是一种价值表达，它是人类对自身崇高价值的认定[1]。人性尊严必然要求尊重和保护人的生命。生命都是一个连续的、统一的过程，无论其处于何种发展阶段或具有何意识水平，都应受到应有的尊重，享有相应的尊严[2]。

为了维护生命尊严，我们需要在孕前加强保健，确保孕期营养合理，避免接触有害物质，并采取健康的生活方式。同时，进行孕期筛查和产前诊断，以确保新生儿能够健康出生。此外，除了医学目的，严禁对胎儿进行性别鉴定。我们还应尽力避免轻易放弃治疗和抛弃生命[3]。加强父母对后代健康的关注，实施新生儿先天性疾病的早期筛查、诊断和及时治疗，以预防或减少残疾的发生，提高患儿的生活质量，履行保护人类后代的社会责任。

二、关爱原则

"关爱"是一种源自情感和德性的行为。它包含了"关怀、关心、照料"等意义：不仅是对他人的关注和照顾，更是一种深层的情感表达，体现了对他人的尊重、理解和付出[4]。关爱原则强调关注并理解被关爱者的情感、需求、欲望和思想，这一原则主要基于人类同情心，是一种自然而然的情感反应，对应于人们直觉上对他人的道德义务。

关爱原则倡导我们积极关注并维护弱势群体的身心健康，尤其是妇女及具有生理或发展缺陷的婴幼儿等群体。对于新生的有缺陷婴儿，我们应给予超越常规的关爱与细致入微的照顾，坚决反对任何形式的虐待与遗弃行为。这要求我们加强彼此间的沟通与理解，努力消除偏见与歧视，营造一个更加包容与尊重的社会环境。

三、科学原则

科学化的道德定义需以理性与实证为理论基础。伴随哲学及社会科学的演进，基于认知科学、进化心理学等学科支撑的道德体系构建，已具备可行性。科学原则要求医学实践必须建立在充分的理论基础之上，并遵循普遍认可的科学标准。此外，医学实践还须符合循证医学的科学要求，即遵守医学科学的系统性、客观性和规律性原则。这些原则需要通过医学实践来检验和证实其有效性。

在针对育龄人群实施出生缺陷防控策略时，强调必须严格遵循行业规范与循证医学原则，涵盖健康教育、婚前医学检查、妊娠风险评估与筛查、产前筛查与诊断以及新生儿疾病筛查与诊断等多个关键环节。在这一过程中，所有措施均应建立在充分的科学依据之上，确保信息的准确性和有效性。同时，倡导多学科专家团队的协作，通过会诊与分类指导的方式，为患者提供个性化、精准化的服务。此外，还特别强调避免过度检查与过度解读，以减轻患者及其家庭的经济和心理负担，确保医疗资源的合理利用。

[1]韩跃红."尊严"为生命伦理学"立心"[J].道德与文明，2013(6)：118-124.

[2]甘绍平.作为一项权利的人的尊严[J].哲学研究，2008(6)：85-92.

[3]国家卫生健康委员会.关于加强婚前保健工作的通知[EB/OL].(2020-05-19)[2023-10-25].http://www.nhc.gov.cn/fys/s3589/202005/0cbc8d5fa18c4710a864e6f0f6ca4d5f.shtml.

[4]江畅，斯洛特.关于仁爱与关爱的对话[J].哲学动态，2019(9)：121-128.

四、公平可及原则

公平可及原则强调在同一个社会中的所有成员都应有均等的机会获得相同的公共卫生资源，或者是按照某种相对公平的次序分配资源。任何人不会因为其所拥有的社会权利和地位不同而出现差别，即公平机会向所有人开放，坚持公平可及、人人享有的基本原则。正义的分配原则，必须尊重和体现人人平等的理想[1]。

全面而广泛地开展多元化的出生缺陷预防社会宣传与健康教育活动，旨在普及优生优育的健康知识与技能，从而提升公众的整体健康素养。我们应大力宣传健康惠民政策，确保信息透明，使公众能够充分了解并享受相关政策带来的福利；持续规范服务流程，优化服务项目，完善服务网络布局，确保服务的全面性和系统性。同时，不断探索并优化服务模式，丰富服务内涵，以满足不同群体的多样化需求；不断扩大服务覆盖面，基于公平原则，从预防、筛查到干预的各个环节紧密相连，形成闭环管理，进一步提升服务效能，促进社会整体健康水平的提升。

五、尊重自主原则

尊重自主原则强调承认个体的价值观和决策权，并使他们能够自主地行动。这一原则包括促进和维护他人的自主选择能力，同时帮助他们克服恐惧和其他可能破坏或干扰自主行动的因素。对自主原则的不尊重表现为对他人自主行动权利的忽视，甚至完全无视。这种不尊重的行为可能包括对他人的决策和选择进行无理干涉，不给予他们表达自己意愿的机会，或者以轻蔑和嘲讽的态度对待他们的自主行动[2]。

尊重自主原则要求确保所有关于出生缺陷预防的服务提供、检查流程以及决策制定，特别是关乎妊娠决策、遗传性疾病筛查、严重出生缺陷患儿的治疗与后续处理，以及科学备孕指导、婚前或孕前必要的医学评估、孕期药物使用指导等关键环节，均建立在育龄人群或其合法监护人全面、准确了解相关信息的基础上。这一原则强调，最终的选择权应归属于育龄人群或其监护人，他们有权基于自身情况与理解，自主决定最合适的预防路径与措施。

六、有利原则

有利（beneficence）在英语中意指仁慈、善意、友谊、慷慨、慈善等行动或品质。在生命伦理学中，有利涵盖了广义上的有利行为，包括所有以造福或促进他人利益而行动的性格特征或美德。有利原则是指为增进他人的利益而行动的道德义务，是不伤害原则的更高要求，因为行为主体必须采取积极的措施帮助他人，而不只是避免有害行为。

有利原则要求政府的优生优育政策制定、医疗卫生机构在质量控制与管理方面的实践，以及医务人员实施的出生缺陷预防举措，均应核心聚焦于人民利益，旨在提升全民福

[1]陈俊.论公共医疗资源的分配正义[J].自然辩证法研究，2013，29（12）：84-89.

[2]BEAUCHAMP T M, CHILDRESS J F. Principles of biomedical ethics (eight edition)[M]. Oxford：Oxford University Press，2019.

祉[1]。这些行动应坚决摒弃商业化倾向，积极预防、减少或有效缓解出生缺陷及致残风险，确保孕妇与新生儿的健康利益得到最大程度的保障与促进。

七、隐私保护原则

隐私是自然人享有的一项基本权利，它涵盖了个人生活中追求安宁的渴望，以及那些个人不希望被外界知晓的私密空间、活动和信息。隐私权的范畴广泛，主要包括信息隐私、生理隐私、决策隐私以及关系或交往隐私等多个维度。其中，信息隐私尤为引人注目，它涉及个人身份、行踪、通信内容等敏感信息的保护，是我们在日常生活中最常提及和强调的隐私方面。如果没有法律的强力支撑，个人信息的保护将是软弱无力的，也是无法落地的[2]。电子数据是指通过电子媒介或其他记录手段所收集、存储的各类数据，这些数据具备单独或与其他信息相结合后，能够明确指向并识别出特定自然人的特性。它广泛涵盖了自然人的多个方面，包括但不限于其姓名、身份证件号码这些基础身份信息，以及更为敏感的生物识别信息（如指纹、面部特征等）、健康状态信息。此外，它还包括了涉及人类遗传资源的材料及其相关信息，以及个人在医疗活动中产生的各类数据，如诊断记录、治疗历史等。保密是信息隐私的基本要求，如果某些信息未经当事人授权被泄露或公开，则会发生侵犯隐私权的情况。医务人员有保护个体信息隐私的初始义务，除非出现另外一个压倒性义务，即隐私保护并非绝对义务，但披露相关信息需要遵守严格的限定条件。

出生缺陷防治的相关机构和人员有义务保护服务对象的个人信息，不得非法泄露或向未经授权的第三方提供服务对象的个人信息，这些信息包括健康数据、检测结果和生物样本信息等，具体包括服务对象的身份和住址、所患遗传疾病、家族遗传病史/资料、生物样本及检测结果、胎儿/患儿的出生缺陷等信息。

第四节　案例分析框架说明

出生缺陷是中国乃至全球重要的健康问题和社会问题。经过多年的综合防治，目前我国 23 种重大出生缺陷疾病中有 22 种的发生率已大幅下降；但出生缺陷病种多，成因复杂，整体防治局势依然严峻[3]。出生缺陷的防治受各种因素的影响，需多学科的参与以及全社会的关注。

本书收集整理了出生缺陷三级防控工作中存在伦理问题的典型案例，采用案例讨论的方式，邀请医学、公共卫生、生命伦理学、法学、社会学等不同学科领域的专家学者，对这些案例中涉及的伦理问题进行系统分析和点评；并期待通过广泛的讨论，推动更多相关学科领域的专业人士以及公众关注出生缺陷相关的伦理问题，促进社会各界对出生缺陷防治工作的重视。

[1]中共中央, 国务院. 中共中央　国务院关于优化生育政策促进人口长期均衡发展的决定[EB/OL]. (2021-07-20)[2023-10-25]. http://www.gov.cn/zhengce/2021-07/20/content_5626190.htm.

[2]吕慧云, 李侠. 数字治疗在精神疾病治疗中的应用及伦理问题[J]. 哲学分析, 2023, 14(1): 50-60, 197.

[3]孙冰洁. 我国 22 种出生缺陷大幅下降：更多重大出生缺陷病种有望纳入大病专项救治[EB/OL]. (2019-07-26)[2024-01-25]. http://guoqing.china.com.cn/2019-07/26/content_75036256.htm.

本书分析的案例均来自当前出生缺陷防治服务的实践工作领域，这些案例覆盖了出生缺陷防治服务的三个阶段，即：与婚前卫生指导和孕前医疗保健及遗传咨询服务相关的一级预防阶段；与产前筛查、产前诊断和孕期保健服务相关的二级防治阶段；与新生儿疾病筛查、为出生缺陷患儿提供治疗和早期康复训练的三级防治阶段。此外，本书中的案例也包括了不同类别以及不同严重程度的出生缺陷疾病类型。

本书案例在编排上总体以三级防控的工作阶段为主线，结合考虑了不同类型出生缺陷疾病的代表性，共收集整理了三类案例。在每个案例后由相关领域的专家进行点评，根据专家对案例中有关伦理问题的评论，再由本书编撰团队对这些案例所体现的出生缺陷防治相关伦理问题进行梳理和汇总，为后期更深入开展出生缺陷防治研究提供伦理理论探究、政策基础以及实证参考。同时，编撰团队也希望通过围绕本书中案例所开展的伦理讨论和分析，为从事出生缺陷防治工作的专业人员提供借鉴。本书可作为在出生缺陷防治服务中解决相应伦理问题的参考资料使用。本书的案例分析框架如下：

(一) 第二章 出生缺陷一级预防案例中的伦理问题分析

本章共讨论了 6 个案例，主要涉及育龄夫妇的生育权、孕前遗传咨询服务中的知情告知、自主选择以及健康宣教等相关的伦理问题。

(二) 第三章 出生缺陷二级预防案例中的伦理问题分析

在这个阶段中，通过产前筛查与诊断服务，已发现胎儿患有不同类型的、不同严重程度的出生缺陷疾病。本章共讨论了 10 个案例，具体细分为以下三种。

1. 一般性的结构畸形

此类出生缺陷疾病可以在胎儿出生后通过矫正和康复治疗来改善。虽然经过治疗后，这类疾病对患儿生理功能的影响较小，但患儿却有可能会面临外观可见的终身畸形或残疾，同时也会给家庭带来一定程度的经济和照料负担。主要涉及孕妇生育权与自主权、医生的告知义务和范围等相关伦理问题。

2. 严重的结构畸形

如单眼缺失，虽能在胎儿出生后进行手术修复（如义眼台植入），但对患儿功能上的影响将无法逆转。主要涉及终止妊娠的选择、胚胎的法律和道德地位、胎儿的出生决策等相关伦理问题。

3. 遗传代谢性疾病

此类疾病在适当药物治疗的支持下，其病情可以得到有效控制并保持稳定状态。这一稳定状态往往需要患者长期乃至终身服药来维持，这无疑给患者的家庭带来了长期照顾的责任，同时也增加了经济上的负担。主要涉及胎儿的生命权、孕妇的权益保护问题、遗传咨询的原则等相关伦理问题。

(三) 第四章 出生缺陷三级预防案例中的伦理问题分析

本章共讨论了 3 个案例。案例中有先天性缺陷疾病的孩子已出生，主要包括在新生儿疾病筛查及为患儿提供治疗、照护和早期康复训练的过程中所产生的相关问题。主要涉及缺陷新生儿的生命质量和生命权利、治疗决策权、社会救助及救助资源的分配等相关伦理问题。

第二章

出生缺陷一级预防案例伦理分析

本章旨在探讨出生缺陷一级预防中的伦理问题，通过分析传染性疾病的告知、遗传咨询服务中的诉求满足以及健康宣教与健康模式改变，为相关实践提供伦理指导。首先，在传染性疾病的告知中，强调了医生在告知患者潜在风险时需要平衡知情权与隐私权。有效的沟通策略不仅有助于患者理解自身风险，还能促进其做出知情决策，从而加强防治工作的有效性。其次，遗传咨询服务中的诉求满足部分，关注患者在寻求遗传咨询时对信息和支持的需求。伦理上，咨询师须尊重患者的自主选择，并提供充分的信息和情感支持，以帮助其在复杂的遗传背景下做出明智的决策。最后，在健康宣教与健康模式改变中，强调了健康宣教在提高公众对出生缺陷预防意识中的重要性。伦理上，应确保信息的准确性和可及性，使不同社会群体均能平等获取知识，同时尊重个体的自主权，激励家庭主动参与健康管理。本章通过6个案例对上述三个领域的伦理问题进行分析，旨在揭示出生缺陷一级预防工作中面临的复杂伦理挑战，并提供相应的解决方案，以促进更加人性化和有效的防治实践。

第一节　传染性疾病的告知

典型案例1

(一) 案例呈现

一男子与妻子结婚时，按照农村习俗向女方交付了较大数额的彩礼、为新娘购买了首饰等贵重物品，再加上举办婚礼，几乎花光了所有积蓄。办婚礼时，女方已有身孕，婚后两个多月，妻子剖宫产生下两人的孩子。

但该男子不经意间翻阅妻子的病历本时发现，妻子是艾滋病病毒感染者，而妻子在婚前便已知病情，但未告知男方，婚检机构亦未告知男方。因此，该男子将婚检机构告上法庭，要求其赔偿彩礼损失10万元及精神损失费2万元。

案例分析问题

1. 在婚前检查中，男女双方是否享有对对方检查结果的知情权？
2. 在婚前检查中，男女双方是否有义务告知对方自己的检查结果？

3.如果婚前检查发现一方检查结果存在问题,婚检机构是否有责任告知另一方?

(二)专家评析(朱伟)

姓名:朱伟

职称:副教授

单位:复旦大学

研究领域:生命伦理

学术兼职:中国自然辩证法研究会生命伦理学专业委员会常务理事、中国伦理学会科技伦理专业委员会常务理事

这个案例涉及两个伦理问题:一是婚检机构是否有义务告知该男子其妻的婚检结果,二是妻子是否有义务告知这个男子自己的婚检结果。

就第一个问题来看,检测机构只告知受检者本人检测结果,在通常情况下是可以得到辩护的,因为这是尊重人的体现,也是遵循了知情同意和隐私保护原则。

尊重人的原则要求,检测机构须对受检者尊重,尊重其自主决定、自由选择的权利。在我国,婚前检测采取的是自愿原则,即准备进入婚姻的男女双方是否选择检测是双方自愿的行为,就是该原则的体现。同时,出于对个人隐私的保护,婚检机构只对婚检个人告知检测结果。而婚检当事人是否将结果告知对方,则应由当事人决定,婚检机构不应干涉。

不过,在某些情形中,尊重人的原则与不伤害/有益原则会有冲突。在此案例中,因为一方的健康状况——感染艾滋病,可能对另一方的生命、健康造成无可弥补的伤害,所以,在此类情形中,婚检机构应该设法让受检的男方知道女方是艾滋病感染者。因为不告知所造成的危害,大于保护个人隐私所带来的益处,在这里对有益原则的遵循要高于对尊重原则的维护。

只是在告知时要注意方式。由于涉及个人的隐私,贸然告知可能对当事人及其婚姻关系造成负面的结果。婚检机构告知前,首先可以提示、劝说或告诫女方应该把艾滋病感染状况告知对方;如果提示、劝说或告诫无果,而男方又无法从其他途径获知,并且有可能暴露于艾滋病感染的风险中,那么,婚检机构再采取下一步行动,即直接告知男方。因为如果再不告知,会给男方、未来的孩子和家庭带来灾难性的后果:男方受到感染并有可能失去最佳治疗机会,而出生的孩子极有可能感染艾滋病。

就第二个问题而言,同样地,女方有义务告知男方,因为她的不告知,会对未来丈夫、孩子及家庭造成可以预见的危害。孩子因为母亲的不告知而无法及时获得阻断母婴传播艾滋病的药物,母亲为了隐瞒其艾滋病感染者的身份对孩子进行母乳喂养;丈夫因不加保护的夫妻生活而感染。同时,不告知也是对她自己的伤害。为了隐瞒病情,她可能不及时服药,从而失去治疗机会使自己的健康受到进一步的损害。

女方的不告知,不仅是对丈夫的不尊重,对婚姻和家庭的不负责任,更是一种故意的伤害行为。她以欺骗的方式得到的家庭、丈夫和孩子,最终因为信任的崩塌而瓦解;而如果明知艾滋病感染而不告知,使他人感染,那是故意的伤害。

女方的不告知,或是出于自保,或是出于害怕。她害怕得不到她所期盼的幸福,害怕

被抛弃而无家可归、流落街头。不过，无论出于何种原因，她的欺骗行为，可能导致的伤害将会是惨重的：丈夫和孩子感染，并得不到及时的救治。

当然，这并不是说，感染艾滋病的病人不应该生育下一代。在告知对方、使之充分知情的条件下，仍然可以生育后代。生育，从来应该是男女双方的共同决定。如果艾滋病感染者愿意生育一个孩子，除了必须让对方知道自己的健康状况，也应该在是否生育孩子的问题上共同决策，与对方一起选择使用阻断母婴传播艾滋病的药物，在婴儿出生后，还要采取一定的母婴隔离措施等。

无疑，在此案例中，由于女方的不告知，丈夫受到了不公平的对待。他几乎倾其所有，建立了家庭，却被女方的欺骗伤害得几乎家破人亡，获得的只是自己和孩子都可能感染了艾滋病的结局。女方的欺骗和伤害，对这个家庭及他和孩子的人生，无疑是一场无妄之灾。

总之，在通常情况下，本着自愿和尊重的原则，婚检机构没有义务告知男女双方婚检结果；同样地，男女双方告知对方结果，也应出于自愿。我们提倡婚检的男女双方应该彼此尊重、信任，是否应该告知，是个人自由的选择，应该受到尊重。不过，在特殊的情形下，当不告知会对另一方造成无可弥补的伤害，尤其是严重的健康损害甚至死亡时，那么，婚检双方有义务告知对方结果。在当事人不愿告知，且劝说、告诫无果的情况下，婚检机构有义务设法告知可能的被损害方，因为一方的不告知行为，有可能对另一方及其家庭造成可预见的、无法弥补的危害。

（三）梳理分析

1. 中国婚检制度发展简介

自 1950 年《中华人民共和国婚姻法》施行以来，我国婚检制度经历了从无到有、从试行到强制再到自愿的三个发展阶段[1]。

（1）试行阶段（1950—1986）

中华人民共和国成立后，中央人民政府委员会第七次会议通过了 1950 年《中华人民共和国婚姻法》。为了落实该法第 5 条关于禁止结婚疾病的规定，当时在一些医疗条件较好的地区试行婚前医学检查。1983 年，民政部发布了《华侨同国内公民、港澳同胞同内地公民之间办理婚姻登记的几项规定》，要求华侨和港澳同胞在申请结婚登记时，必须持有婚姻登记机关指定的县级以上医院出具的婚前健康检查证明。然而，由于当时主客观条件的限制，婚检制度并未得到大力推广。

（2）强制阶段（1986—2003）

1986 年，原卫生部和民政部联合发布《关于婚前健康检查问题的通知》，明确规定了结婚登记需要提供禁止结婚疾病的检查证明。这一通知是中国强制婚检制度的起点，首次将婚前健康检查纳入官方规定。1994 年，民政部颁布的《婚姻登记管理条例》将强制婚检正式纳入法律框架，标志着婚检制度的法律化进程。这一条例作为《中华人民共和国婚姻法》的配套法规，为婚姻登记的管理提供了法制基础，推动了婚姻登记的规范化。随后，1994 年实施的《中华人民共和国母婴保健法》及 2001 年实施的《中华人民共和国母婴保健实施办法》进一步强化了婚前健康检查的内容，强调了婚前保健的重要性，巩固了婚检制度的实施。

---

[1] 郭庆敏. 婚姻法视野下恢复我国强制婚检的必要性研究[J]. 宁波广播电视大学学报，2017，15(2)：92-98.

（3）自愿阶段（2003 年至今）

国务院第十六次常务会议于 2003 年 8 月 8 日通过的《婚姻登记条例》，自 2003 年 10 月 1 日起施行。1994 年国务院批准、民政部发布的《婚姻登记管理条例》同时废止。该条例规定，申请登记结婚的男女双方不再需要提供婚前医学检查证明或医学鉴定证明。这一变化标志着我国强制婚检制度的结束，转为自愿婚检，成为婚检制度的重要转折点。自 2003 年起，婚前健康检查不再是强制要求，而是由个人自愿选择。这一政策的实施，虽然使得婚检的法律约束力减弱，但也为个体选择提供了更大的自由。

尽管婚检转为自愿，2015 年修订的《人口与计划生育法》和 2016 年发布的《国家残疾预防行动计划（2016—2020 年）》等文件强调了婚前检查在控制出生缺陷方面的重要性。这些政策旨在鼓励公众参与婚检，并提高对婚检重要性的认识。在自愿阶段，由于公众对婚检重要性的认识不足，婚检的参与率和效果并不理想。因此，各地开始尝试推出"一站式"婚育综合服务模式和免费婚检等措施，旨在提高婚检的参与度和效果[1]。2024 年 8 月 12 日，民政部印发通知，公布《婚姻登记条例（修订草案征求意见稿）》全文，其中并未提及婚前医学检查相关内容[2]。

2. 婚检中的知情权

在自愿婚检的条件下，办理结婚登记不再需要出具婚检报告，因此婚检知情权的主体包括婚检双方当事人及婚检医生。婚检中的知情权主要涵盖以下几个方面：第一，婚检当事人对自身真实身体健康状况的知情权；第二，婚检机构医生对婚检当事人与婚检相关的身体状况的知情权；第三，婚检一方当事人对对方身体健康状况的知情权。在这三个主体中，婚检一方对另一方婚检结果的知情权通常最难以保障，并且是最容易引发争议的[3]。因此，下文将重点探讨婚检一方对对方婚检结果的知情权问题。

婚检当事人的知情权与一般意义上的知情权相比，具有一定的特殊性，其特征如下：首先，婚检中知情权的主体仅限于即将登记结婚的男女双方及婚检医生，而广义上的知情权主体通常指某个群体或不特定的众多人。这意味着婚检当事人的隐私在相对小的范围内被公开，知悉这些隐私的对方当事人和婚检医生有义务对其所了解的信息进行保密。其次，婚检中的知情权应仅限于与婚检直接相关的隐私，例如是否患有特定传染病等可能严重影响婚姻当事人健康的疾病，而不包括与结婚无关的信息。保护双方的知情权的目的在于确认对方是否存在不适合结婚的健康问题，而性生活经历等内容并不在知情权的范围内。最后，婚检中的知情权易受侵犯。《中华人民共和国母婴保健法》及《婚前保健工作规范》等相关法规规定，医生只有在婚检当事人同意的情况下才能将婚检结果告知另一方，否则将构成对隐私权的侵犯。因此，一方对另一方婚检相关隐私的知情权取决于后者的决定，若一方故意隐瞒信息，知情权将难以得到有效保障。

2021 年 1 月 1 日起实施的《中华人民共和国民法典》中有关隐瞒疾病的条款提到："一方患有重大疾病的，应当在结婚登记前如实告知另一方；不如实告知的，另一方可以向人

---

[1]孟梦.婚检中隐私权与知情权的冲突与平衡[D].济南：山东大学，2019.

[2]民政部门户网站.民政部关于《婚姻登记条例（修订草案征求意见稿）》公开征求意见的通知[EB/OL].（2024-08-12）[2024-11-12].https://www.mca.gov.cn/n154/n180/c1662004999980000951/content.html.

[3]孟梦.婚检中隐私权与知情权的冲突与平衡[D].济南：山东大学，2019.

民法院请求撤销婚姻。"[1]根据 2001 年《中华人民共和国婚姻法》第十条的规定，"婚前患有医学上认为不应当结婚的疾病，婚后尚未治愈的"被列为婚姻无效的事由，本次最新修订的《中华人民共和国民法典》删除了该项规定，婚前患有医学上认为不应当结婚的疾病不再构成婚姻无效的理由，这体现了对个人权利和婚姻自由的尊重。然而，关于"重大疾病"的具体范围，目前没有明确规定。考虑到重大疾病对婚姻关系可能产生的影响，法律仍然强调了配偶之间的告知义务。告知义务是当事人应将重大疾病的患病情况或身体健康状况告知相关利益关系人的法定义务[2]。在告知过程中，患者应如实告知自己的情况，不得隐瞒或误导他人。

目前，婚检报告仅能告知婚检当事人本人。如果婚检结果出现异常，只有在出现异常的一方同意的情况下，婚检机构才能将结果告知另一方。因此，知情权的实现依赖于双方当事人之间的相互信任与诚信。然而，单靠当事人的诚信和彼此的信任并不切实际。由于人性中的自利倾向，往往会有人选择隐瞒对自己不利的信息，以获取自己想要的结果，例如隐瞒自己感染了艾滋病等严重影响对方健康的传染病的情况，从而达到结婚的目的。这直接侵害了对方的生命健康权及其他合法权益。

当婚检发现一方当事人感染了特定传染病时，应强制告知对方当事人，以更好地维护其生命健康权。如果将这一告知义务交由患病当事人自行履行，实际上很难确保通知的顺利进行，因此需要引入第三方来承担这一强制告知的责任，而婚检机构恰好是最合适的选择。一方面，作为提供健康检查的医疗机构，婚检机构已知晓当事人的检查结果，若由其负责告知一方当事人患有特定传染病的情况，可以有效保障双方的知情权，同时将患病一方的隐私公开限制在更小的范围内，更有利于保护其隐私。另一方面，婚检机构具备专业性，在告知一方当事人感染特定传染病时，能够提供预防、治疗及其他医学措施。目前，只有极少数省份发布的艾滋病相关法律法规中提及，如果患者未能及时告知其配偶或性伴侣，医疗卫生机构有权进行告知。例如，2020 年 11 月，云南省第十三届人民代表大会常务委员会第二十一次会议审议通过了《云南省艾滋病防治条例》。该条例第二十条第二款明确规定，艾滋病患者需及时将感染艾滋病病毒的事实告知其配偶或性伴侣；如果患者未能及时告知，医疗卫生机构有权进行告知。此外，第五十七条规定，艾滋病患者若未及时告知其配偶或有性关系的对象等存在暴露风险的人群，将依法承担民事责任；若构成犯罪，还将面临刑事责任。这些规定明确了相关人员的法定义务与权利，为"准配偶"双方的知情权提供了一定的保障。

3. 婚检中的隐私权

婚检是指男女双方在登记结婚之前进行的一项身体健康检查。根据《中华人民共和国母婴保健法》、《中华人民共和国母婴保健法实施办法》和《婚前保健工作规范》等相关规定，婚检主要关注指定传染病、严重遗传性疾病以及可能影响婚育的精神健康问题。婚前医学检查的目的主要包括三个方面：检出性传播疾病等指定传染病，防止疾病传播；发现

---

[1]中国政府网. 中华人民共和国民法典[EB/OL]. (2020-05-28)[2024-11-12]. https：//www. gov. cn/xinwen/2020-
    06/01/content_5516649. htm.

[2]蒋月. 准配偶重疾告知义务与无过错方撤销婚姻和赔偿请求权：以《民法典》第 1053 条和第 1054 条为中心[J]. 法治
    研究，2020(4)：72-83.

遗传性疾病及其高危因素，预防出生缺陷；发现婚育相关疾病并实施健康咨询指导，促进生殖健康和家庭幸福[1]。

　　然而，婚检所涉及的健康信息通常属于个人隐私，并且这些隐私内容往往是当事人希望隐瞒的。如果这部分隐私被泄露，可能会引发比一般隐私泄露更为严重的后果，包括使当事人感到羞愧、损害其人格尊严和合法权益，甚至影响到其他更为重要的法律权益[2]。因此，保护婚检过程中的隐私权显得尤为重要。

　　由于婚检涉及婚姻问题，而婚姻关系是一种特殊的亲密关系，因此婚检中当事人的隐私权与一般意义上的隐私权具有一定的特殊性。婚检当事人的隐私权特点如下：首先，婚检中的隐私权主体相较于一般隐私权主体有一定的限制。婚检隐私权的主体仅限于接受婚检的双方当事人，而义务主体则包括婚检机构及知晓一方婚检结果的其他人。婚检涉及的隐私信息通常较为隐蔽和私密，因此知晓对方婚检结果的当事人应当履行相应的保密义务，未经对方同意，不得公开或利用对方的隐私，否则将构成对其隐私权的侵犯。其次，婚检中隐私权的保护范围是明确的。隐私权保护的内容包括当事人的身体隐私、婚检结果和个人信息等。在婚检过程中，当事人提供的个人信息及婚检结果均属于其隐私，涉及的个人信息和结果是较为私密的内容，知晓这些隐私的其他人必须严格保密。婚检当事人在不损害社会公共利益和他人合法权益的前提下，有权隐瞒其隐私，并自由处置其隐私。最后，婚检当事人的隐私权具有易受侵害的特性。婚检主要检查与婚育相关的健康问题，其专业性较强，受检者通常需要积极配合医生的检查，并提供大量个人信息。在检查过程中，医生不可避免地需要接触受检者的隐私部位。此外，由于婚检环境复杂，接触的医护人员较多，这使得婚检当事人的隐私更容易被泄露。同时，由于双方即将结婚，彼此关系较为亲密，这种亲密关系可能导致一方过度行使知情权，从而侵犯对方的隐私权。

　　4. 知情权与隐私权的冲突

　　在婚检过程中，隐私权与知情权之间的冲突确实是一个复杂且敏感的问题。在婚检中，知情权主要体现在一方当事人对另一方身体状况的了解，强调自我信息的告知；而隐私权则强调对个人信息的保护。当婚检结果出现异常时，婚检结果通常只向当事人本人披露，这使得希望与其缔结婚姻的另一方无法了解对方的健康状况，进而引发公众的质疑和批评。解决这一矛盾的核心在于，如何在保护个人隐私的同时，保障配偶的知情权，以确保双方在婚姻关系中的合法权益。

　　《中华人民共和国母婴保健法》第八条规定，婚检主要关注指定传染病、严重遗传性疾病及相关精神健康问题[3]。相应地，婚检结果异常的情况可以分为三类：一是感染指定传染病；二是患有严重遗传性疾病；三是患有相关精神类疾病。因此，在婚检结果出现异常的情况下，需要具体分析婚检当事人的隐私权在何种程度上应作出让步。

　　《中华人民共和国母婴保健法》第三十八条规定，指定传染病包括艾滋病、淋病、梅

[1]国家卫生健康委员会妇幼健康服务司.一图读懂婚前保健服务[EB/OL].（2020-05-19）[2024-11-12]. http：//www.nhc.gov.cn/fys/s3590/202005/d9327d4da08d4d7fab1beca2cb81ab59. shtml.

[2]孟梦.婚检中隐私权与知情权的冲突与平衡[D].济南：山东大学，2019.

[3]国家法律法规数据库.中华人民共和国母婴保健法[EB/OL].（2017-11-04）[2024-11-12]. https：//flk. npc. gov. cn/detail2. html？ MmM5MDlmZGQ2NzhiZjE3OTAxNjc4YmY4ODY3ZTBhZDc%3D.

毒、麻风病及其他医学上认为可能影响结婚和生育的传染病[1]。这些传染病属于乙类传染病，严重程度仅次于甲类传染病。由于这些疾病主要通过性传播或密切接触传播，法律建议在婚检中若发现这些疾病处于传染期，应暂缓结婚。

以艾滋病为例，母婴传播是艾滋病传播的重要途径之一，但可以通过母婴阻断治疗来降低传播风险。对于确诊感染艾滋病的孕妇，使用抗艾滋病药物能够有效减少母婴传播的概率。在司法实践中，隐瞒艾滋病感染情况而结婚的情形通常不会被视为禁止结婚的疾病来宣判婚姻无效，而是以离婚方式处理。然而，目前缺乏针对故意隐瞒艾滋病感染情况导致配偶身体健康受损的民事赔偿或刑事制裁的具体规定，这使得受害方的权益难以得到有效维护。

我国现行《艾滋病防治条例》第三十八条规定，艾滋病患者有义务将感染或者发病的事实及时告知与其有性关系者。因此，与艾滋病患者有性关系的人享有法律规定的知情权。在这一背景下，知情权与艾滋病患者的隐私权之间不可避免地产生了冲突，但现行法律并未明确、直接地解决这一现实问题。原《中华人民共和国婚姻法》第四条规定："夫妻应当互相忠实，互相尊重"，这项法定义务要求患病一方应向配偶披露其疾病情况，以维持婚姻关系的稳定[2]。通过适度限制患者的隐私权，将其让渡给配偶等善意第三人，可以更好地保障双方的合法权益。目前，我国有少数省份已开始尝试艾滋病配偶告知的措施。例如，2020年11月，云南省发布《云南省艾滋病防治条例》，其中提到："感染者和病人应当将感染艾滋病病毒的事实及时告知其配偶或者性伴侣；本人不告知的，医疗卫生机构有权告知。"[3]

在2003年之前，男女双方在结婚登记时必须持有婚前医学检查证明或医学鉴定证明，否则将无法登记。这一制度使得双方能够清楚了解对方的身体状况，因此近年来有呼声要求恢复强制婚检。在2019年的"两会"上，有全国人大代表建议全国范围内恢复强制婚检，以保障结婚对象的知情权[4]。

目前，在美国、加拿大、日本、英国等国家和地区，婚检通常采取自愿形式，检查结果仅对被检查者和医生可见，并与结婚登记无关，任何人无权干涉[5]。在日本，婚检已成为一种国民习俗，准备生育时，日本夫妻往往会主动进行再次体检。在俄罗斯，虽然婚检是自愿的，但若一方隐瞒艾滋病史并传染给配偶，最长可被判处5年监禁。国内有学者曾指出，个人之间的结婚并非纯粹的私事，而是关乎国家公共卫生安全和人口战略的重大事务，国家的干预必不可少[6]。

[1]国家法律法规数据库.中华人民共和国母婴保健法[EB/OL].(2017-11-04)[2024-11-12].https://flk.npc.gov.cn/detail2.html?MmM5MDlmZGQ2NzhiZjE3OTAxNjc4YmY4ODY3ZTTBhZDc%3D.

[2]万力,陈默.艾滋病患者隐私权克减法律问题研究：立足于我国婚前医学检查的思考[J].卫生软科学,2021,35(5)：84-88.

[3]国家法律法规数据库.云南省艾滋病防治条例[EB/OL].(2020-11-25)[2024-11-12].ttps://flk.npc.gov.cn/detail2.html?ZmY4MDgwODE3NTJiN2Q0MzAxNzY0NTlzYzNhYzY3Y2M.

[4]徐国栋.《中华人民共和国民法典》应保留《婚姻法》禁止一些疾病患者结婚的规定[J].暨南学报(哲学社会科学版),2020,42(1)：90-99.

[5]丁雪,衡驰,吕剑楠,等.国外婚前保健服务的经验与启示[J].中国卫生政策研究,2016,9(5)：30-34.

[6]徐国栋.《中华人民共和国民法典》应保留《婚姻法》禁止一些疾病患者结婚的规定[J].暨南学报(哲学社会科学版),2020,42(1)：90-99.

典型案例 2

(一) 案例呈现

孕妇在医院待产时告诉医生自己患有乙肝，其父母知情，但公婆不知情，请求医生帮助其隐瞒。

该医生告诉孕妇，医生有保护患者隐私的义务。但由于母亲患有乙肝，因此孩子出生后需要接种阻断乙肝病毒传播的免疫球蛋白。若家属不问及接种理由，医生不会主动告知；但当家属询问新生儿为何需要接种时，则会将实情对新生儿父亲等亲属解释，此时则无法避免会要披露产妇的乙肝感染情况。此外，该医生建议孕妇主动告知。

案例分析问题

1. 孕妇隐瞒病情在医疗实践中可能引发哪些伦理问题？

2. 在保护孕妇隐私权和尊重孕妇自主权的同时，如何保护胎儿的权益？医生的告知义务应如何界定？

(二) 专家评析 (朱伟)

此案例是关于一个患乙肝的产妇要求医生向自己的家人隐瞒患有乙肝的事实，医生出于保护患者的目的，答应不主动告知，但家属如果询问新生儿为何需要接种阻断乙肝病毒传播的疫苗(免疫球蛋白)时，则会将实情对新生儿父亲及其近亲属解释。

从案例事实来看，孕妇想要完全隐瞒她本人患有乙肝的事实。如案例所述，孕妇患有乙肝，新生儿需要注射乙肝免疫球蛋白，这样可以阻断母婴传播。不仅如此，在有些情况下，比如，产妇的血清病毒载量过高并处于活动期，婴儿口腔、咽喉黏膜出现破损或溃烂，或产妇乳头出现破损等，母乳喂养对婴儿会有很大的风险。因此，在护理措施上，须注意对母婴作一定的隔离，如一般建议母亲不进行母乳喂养。从这个案例来看，孕妇要隐瞒患有乙肝的事实，在设法不让家人了解注射乙肝免疫球蛋白的原因之外，还要面临着婴儿感染乙肝的风险，如是否进行相应的隔离护理、是否进行母乳喂养的选择等。

从医生的行为来看，他答应孕妇的请求，但表示如家人问起，会如实告知。他这么做可能的理由是医生有保护患者隐私权的义务。尊重自主原则要求医生要尊重患者的自主决定和选择，尊重他们不愿把自己的隐私和信息告知他人的权利。不过，在这个案例中，医生的行为得不到辩护。

其一，此案例中，医生面对的患者不仅是孕妇，还有她的未出生的孩子。医生保护患者的隐私，目的是尊重她，也是为了保护她不受伤害。但医生还有另一个患者——即将出生的孩子，他(她)同样有受到保护和尊重的权益。孕妇的刻意隐瞒，给孩子带来的风险有可能是决定性的，如果产妇和家人不刻意做隔离的护理，采取母乳喂养方式，并采用通常的护理措施，就会使婴儿感染乙肝的风险增加。在这种情况下，尊重和保护一个患者的隐私权，会给另一个患者带来伤害，同时也是对他(她)的不尊重，尽管婴儿还未出生。

其二，医生替孕妇隐瞒病情，还会给她的家人带来无可弥补的伤害，因为孩子可能感染乙肝，孕妇的丈夫及其家属也可能感染。而孩子将来被感染，或者显现严重症状的话，也会使这个家庭遭受经济、精神的双重打击，这个孕妇可能在与这个家庭一起承担精神和经济风险的同时，受到责备和谴责。

其三，此案例中的医生还有不太尽责的嫌疑。孕妇要求医生替她隐瞒，是担心她会受到家人的指责和排斥，当然也有可能使她在家里变得更为弱势。这个医生在回应孕妇的请求时，其态度似乎是放任：家属不问不告诉，问起时会告诉。他之所以这样回应，可能认为这样就不会违背他做人、做医生的准则——不撒谎。"家属不问，就不告知"，可以使他心安，至少他没有欺骗，他只是不说，并且以为这也遵循了保护患者隐私权的义务。但他的行为，可能间接导致对另一个患者——未出生婴儿及其家庭的伤害。

其四，医生的行为，也有可能使医患信任受到损害。在医生替孕妇隐瞒乙肝病情的举动成功后，产妇与生下的孩子不采取隔离措施，那有可能导致孩子和家人感染乙肝。家人得知实情后，必然会对医生、医院产生不信任，甚至导致医患纠纷。

从孕妇的角度来看，她不告知、隐瞒其乙肝病情，而且还要求医生替她隐瞒的行为，无疑是一种欺骗。她可能担心会受到家人的责备，也可能她在家中的地位较低，让丈夫及其家人知道会被嫌弃甚至更严重；她也会在是否选择母乳喂养上纠结：用母乳喂养继续隐瞒病情，可能使孩子也感染乙肝；而不母乳喂养，则会引起家人的怀疑。如果日后孩子的确感染了乙肝，她还可能自责、愧疚，内心不安。

在这个案例中，孕妇无论是出于自保还是害怕，她的欺骗行为，既是对自己、对医生的不尊重，也是对孩子的不负责任。一个病弱的孩子，可能对家庭的打击是摧毁性的，也会因此给婚姻和家庭带来危机，她本人也有可能因此失去家庭、孩子，同时还可能受到自己良心的谴责。因而，在这个欺骗的行为中，无论是孩子、家人，还是她自己，都将受到伤害。

(三) 梳理分析

1. 医疗疾病的告知

(1) 医务人员的医疗告知义务

从性质而言，医疗告知义务属于法定义务，而非诊疗合同的约定义务。《中华人民共和国民法典》第一千二百一十九条规定："医务人员在诊疗活动中应当向患者说明病情和医疗措施。需要实施手术、特殊检查、特殊治疗的，医务人员应当及时向患者具体说明医疗风险、替代医疗方案等情况，并取得其明确同意；不能或者不宜向患者说明的，应当向患者的近亲属说明，并取得其明确同意。医务人员未尽到前款义务，造成患者损害的，医疗机构应当承担赔偿责任。"

当前，所有重要的医疗和科研规范以及医疗机构的伦理准则都明确要求，在进行任何实质性干预之前，医生和研究者必须获得患者的知情同意。告知是构成知情同意的关键要素之一。知情同意的核心组成部分包括：行为能力，告知，理解，自愿，同意。一些学者认为，这些要素是定义知情同意的基础[1]。换句话说，当个体具备行为能力、获得充分的信息、理解所告知的内容、出于自愿采取行动并同意医疗干预时，该个体便已给予该医疗干预的知情同意。

在医疗实践中，医务人员须向患者或其家属充分而明确地传达病情、诊疗方案及相关

[1]比彻姆，邱卓思.生命医学伦理原则(第八版)[M].刘星，译.北京：科学出版社，2022.

的医疗风险等信息，以履行其医疗告知义务。医疗告知义务不仅体现了法律对患者知情权、选择权和自主决定权的尊重，也有助于建立医患之间的信任关系，从而减少因误解或信息不对称引发的医疗纠纷。

（2）患者对配偶的告知义务

《中华人民共和国民法典》中有关隐瞒疾病的条款提到："一方患有重大疾病的，应当在结婚登记前如实告知另一方；不如实告知的，另一方可以向人民法院请求撤销婚姻。"[1]通常而言，重大疾病是指治疗费用高昂，并在较长时间内严重影响患者正常工作和生活的疾病。考虑到重大疾病的范围可能随医疗技术进步及新型疾病的出现而变化，为保障《中华人民共和国民法典》的适用性与延续性，法律并未对重大疾病的具体范围作出明确规定。

根据《中华人民共和国母婴保健法》，婚前医学检查包括以下三类疾病：指定传染病；严重遗传性疾病；相关精神疾病。《中华人民共和国母婴保健法》进一步规定，经过婚前医学检查，若发现患有指定传染病且在传染期内，或者相关精神疾病处于发病期的，医生应提出建议准备结婚的男女暂缓结婚；若患有医学上认为不宜生育的严重遗传性疾病，应向双方说明情况并提出医学意见。指定传染病则包括《中华人民共和国传染病防治法》中列举的艾滋病、淋病、梅毒、麻风病以及医学上认为影响结婚和生育的其他传染病。遗传性疾病是指由于遗传因素先天形成导致部分或完全丧失生活能力，并且后代再现风险较高的遗传性疾病。精神疾病包括精神分裂症、躁狂抑郁症及其他重型精神病。

婚姻撤销的判决涉及不同疾病的情况，存在差异。关于严重遗传性疾病，如果一方在婚前明知自己有严重遗传性疾病但未告知另一方，另一方在知晓后的一年内请求撤销婚姻，法院通常会支持这一请求。关于传染病（艾滋病、淋病、梅毒、麻风病等），如果一方隐瞒这些疾病，另一方有权在婚后提出撤销婚姻，法院会支持。关于重大精神疾病，如果一方在婚前隐瞒重大精神疾病，另一方在不知情的情况下结婚，婚后请求撤销婚姻的，法院也会支持。严重抑郁症作为一种精神类疾病，严重抑郁症的隐瞒同样可以作为撤销婚姻的理由，法院会支持另一方的请求[2]。

需要注意的是，患有"重大疾病"的患病时间应限于结婚前，即患病一方在办理结婚登记手续前所患疾病应有医学诊断或进行过诊疗救治。若一方在婚后才患有重大疾病但未如实告知另一方的，因何时患病、是否患病难以预见，且婚后患病并不能影响到另一方是否决定结婚的真实意思，故婚后一方患有重大疾病且未告知另一方的，不符合本条规定，另一方不享有撤销权。

在法律上，婚前如实告知义务的核心在于当事人是否有意图隐瞒重要信息。如果一方在婚前并不知晓自己患有重大疾病，尽管其符合在登记前已患病这一条件，但由于缺乏隐瞒的故意，通常不会构成可撤销婚姻的理由。因此，另一方基于这一点请求撤销婚姻，法

[1]中国政府网.中华人民共和国民法典[EB/OL].（2020-05-28）[2024-11-12].https：//www.gov.cn/xinwen/2020-
　　06/01/content_5516649.htm.

[2]最高人民法院民法典贯彻实施工作领导小组.中华人民共和国民法典婚姻家庭编继承编理解与适用[M].北京：人
　　民法院出版社，2020：99-100.

院一般不会支持[1]。这反映了法律在处理婚姻撤销时的公平性，强调了故意隐瞒与无意不告知之间的区别。只有在一方明知自己有重大疾病却选择隐瞒的情况下，才可能构成违反婚前如实告知义务，从而导致婚姻的可撤销性。这种区分有助于保护无辜的一方，同时也考虑到患病一方的实际情况。

在一些特殊案件中，比如老年人提请的撤销婚姻，更要慎重甄别"重大疾病"的范围。实践中，由于老年人身体健康情况无法预计，不少老年人或多或少患有一些该年龄阶段常见的疾病，因此，对于一方当事人依据本条请求撤销婚姻的，人民法院要结合案件的具体情况，重点审查一方患有的"重大疾病"是否足以影响另一方当事人缔结婚姻关系的真实意思表示[2]。

从主流的道德观和法律价值观来看，婚姻的缔结应以双方感情为基础。然而，在选择婚姻伴侣时，除了感情因素，其他因素如品行、性格和健康状况也起着重要作用。一方如果患有疾病，不仅可能对另一方的生命健康产生风险，还可能影响婚姻关系的稳定和后代的健康。婚姻关系实际上是一种契约关系，而任何契约关系都存在一定的风险。因此，缔结婚姻的当事人在签订契约前通常会对所面临的风险进行评估，并衡量这些风险可能带来的后果。

如果缔结婚姻的对象患有重大疾病，这可能会对婚姻关系的稳定性产生影响，给未患病的一方带来短期和中期的风险，甚至可能对婚姻的长期存续产生影响，从而威胁到未患病一方的长远利益，因此未患病一方享有知情权。在患者的隐私权与配偶的知情权发生冲突时，配偶的知情权应当得到保护。当缔结婚姻时，一方对另一方健康状况的知情权是保障其生命健康权的基础。然而，在确保对方知情权得以实现的情况下，也不能完全剥夺患病一方的隐私权，告知义务的范围不应无限扩展[3]。

2. 医疗信息的保密

医疗信息的保密问题是医疗伦理学中的重要议题，涉及患者隐私权、医生责任以及公共健康等多个方面。患者在就医过程中向医生透露的个人健康信息，因其敏感性和私人性，必须受到严格保护，以避免对患者造成心理上的不安和社会上的负面影响。

根据希波克拉底誓言，医生有责任对患者的秘密保持保密，这不仅是道德义务，也是法律要求。现代医学伦理学强调尊重患者的自主权和医生的忠诚义务。如果医生未能遵循这一原则，可能导致患者对医生的不信任，从而影响患者提供重要的健康信息，这些信息对疾病的诊断和治疗至关重要。

然而，在实际操作中，医务工作者可能在无意中泄露患者信息。例如，在医院的公共场所、电话交谈中或由于病历记录的保护不足，敏感信息可能被不当传播。随着医疗信息化的发展，数据管理的便利性也带来了隐私泄露的风险，尤其是当第三方(如政府机构、保险公司等)对这些信息感兴趣时，患者和医生对敏感信息的控制权受到威胁。

---

[1]最高人民法院民法典贯彻实施工作领导小组.中华人民共和国民法典婚姻家庭编继承编理解与适用[M].北京：人民法院出版社,2020：99-100.

[2]最高人民法院民法典贯彻实施工作领导小组.中华人民共和国民法典婚姻家庭编继承编理解与适用[M].北京：人民法院出版社,2020：102.

[3]阎宇鑫.《民法典婚姻家庭编》重大疾病告知义务研究[D].烟台：烟台大学,2023.

在某些特定情况下，打破保密原则在医学伦理上是可以被接受的，但需严格遵循相应的规范与原则。例如，当患者的信息涉及他人的法律事务时，或当患者能从信息的披露中获益时，遵循有利原则可能允许医生违反保密义务。此外，为了保护他人的安全和公众健康，有时也必须打破保密原则，这充分体现了医疗伦理中"不伤害"原则的重要性。

医疗信息的保密既是对患者权利的尊重，也是医疗实践中的基本伦理要求。医务工作者在处理患者信息时，应始终权衡保密原则与其他伦理考量，以确保患者的隐私得到合理保护，同时也能在必要时为社会和他人提供保护。

3. 医疗信息保密与公共健康、安全

医疗信息的保密性在现代医疗体系中至关重要，它不仅涉及患者的隐私权，也与公共健康和安全密切相关。在某些情况下，从患者那里获得的某些信息，可能表明患者的某种疾病对他人构成威胁。例如，某些传染病的患者可能因为感染而对周围人群造成风险，因此法律要求医生向卫生机构报告这些病例。此外，癫痫和心脏病患者在驾驶时发作的风险也让他们的健康状况成为公共安全的关注点。在法庭审理中，可能会要求医生披露患者的健康信息，这一过程可能引发伦理争议。

许多法规要求医生报告特定情况，例如性传播疾病、枪伤、刀伤，以及对儿童、伴侣和老年人的可疑虐待。这些法规的根本目的是保护公共健康与安全，维护社会秩序。当医生认为某些事件符合法律规定的报告标准时，应遵循相应的法规进行报告，以确保及时采取必要的公共卫生干预措施。

在艾滋病检测方面，针对保密性的特殊法律旨在保护艾滋病人群免受歧视。法律规定，未经患者明确同意，不得在人群中进行艾滋病检测，且必须征得患者同意才能与他人或组织分享检测结果。然而，法律通常允许医疗专业人员在保护他人安全的前提下，了解相关检测结果。此外，一些国家为医生提供了自由裁量权，以通知艾滋病病毒患者的性伴侣。医务人员应了解和遵循相关法律规定，以确保在保护患者隐私的同时，也能维护公共健康和安全。

4. 保密和讲真话的权衡

尊重自主权的原则要求医务工作者充分和适当地告知患者有关诊断、治疗和预后的信息。然而，一些临床案例可能会导致说真话的伦理困境。特别是在某些文化、社会和宗教情况下，向所有相关方披露所有相关信息可能会产生有害影响。在预后严重令人不安或存在很大不确定性的情况下，是否披露真相可能成为更难做出的决定。除此之外，即使涉及类似的场景，也有许多不同的细微差别、道德冲突的各个方面以及决策中需要考虑的一系列影响因素。在这方面，任何与说真话相关的绝对主义都容易产生偏见，并且不太可能产生可行的解决方案来以适当的方式解决特定的道德冲突。此外，出生缺陷信息告知中还充斥着生命健康权与知情同意权的平衡、个人自主与家庭自主的冲突以及风险评估与胎儿最佳利益权衡等困境。要化解讲真话与保密的关系，就需要寻求二者平衡的可行路径。

以案例 2 为例，出于对胎儿的保护，从伦理角度进行告知时，医生应尊重产妇的隐私权，但同时也需要考虑新生儿和家庭的知情权。医生可以与产妇探讨隐瞒病情的后果，强调保护新生儿健康的重要性。医生需评估隐瞒病情可能导致的风险。如果隐瞒将使新生儿面临感染乙肝的风险，医生应明确告知产妇这一点，并建议采取相应的预防措施。医生可以向产妇解释乙肝的传染性和风险，与产妇共同制定一个科学合理的护理方案，确保在尊

重隐私的同时，最大程度地保护新生儿的健康。医生应遵循相关法律法规，确保在处理患者隐私和信息披露时的合规性，避免潜在的法律责任。

5. 乙肝涉及的婚育问题及解决方案

关于乙肝患者结婚问题。绝大多数乙肝患者可以生孩子，还有少数乙肝患者不可以生孩子，患者生孩子之前需要先做孕前检查后备孕，妊娠期定期复查，还要做好母婴阻断感染处理。对于肝功能不正常的慢性乙肝患者，不适宜妊娠；而肝功能长期稳定的患者则可以考虑妊娠，但仍需谨慎，因为这会存在一定风险。乙肝病毒感染主要对婚姻关系构成威胁，可能给双方带来一定障碍，尤其容易对基础不牢固的婚姻关系造成冲击[1]。

乙肝患者可以生孩子的情况如下：(1)仅有乙肝表面抗原阳性：检查结果仅有乙肝表面抗原阳性，其他项目都是阴性，病毒 DNA 检查在正常范围之内持续两年以上者，可以生孩子。此类患者病毒复制处于静止状态，传染性弱，但需要进行母婴阻断感染，以避免或减少母婴感染。(2)乙肝小三阳(乙肝表面抗原、乙肝 e 抗体以及乙肝核心抗体均为阳性，而乙肝 e 抗原为阴性)：此时患者病毒复制处于非活跃状态，只要肝功能正常，即可生孩子，需要体检后再进行备孕，分娩时也需要进行母婴阻断处理。(3)乙肝大三阳稳定期或小二阳(乙肝表面抗原、乙肝 e 抗原、乙肝核心抗体均为阳性；或乙肝表面抗原阳性和乙肝核心抗体阳性)：虽然有病毒复制活跃，传染性比较强，但只要肝功能正常，坚持遵医嘱使用抗病毒药物治疗至备孕前，使病毒复制得到控制且肝功能正常，也可以考虑生孩子，但在孕期和分娩后需要母婴阻断感染处理。需要注意的是，乙肝患者受孕后应加强保护。

(1)正确认识乙肝病毒感染及其危害是解决这些社会问题的基础

相关社会问题的产生，主要源于对乙肝病毒感染及其危害的误解。乙肝病毒感染主要通过母婴、血液、性生活及医源性途径传播。乙肝病毒表面抗原仅是病毒的一个标志物，具有无复制能力和非传染性，其存在并不对人体构成重大威胁。判断是否具有传染性，主要依赖于乙型肝炎 e 抗原和乙肝病毒基因的阳性与否。阳性结果表明具有传染性，而阴性则表示无传染性。乙肝病毒并不是通过呼吸道或正常消化道(水和食物)传播，因此在日常生活中不会对他人构成直接威胁。乙肝病毒在周围环境中广泛存在，关键在于个体的免疫保护力和是否接种了乙肝疫苗。感染乙肝病毒与实际发病是两个不同的概念，感染后患病的比例相对较低。

(2)尊重、关爱乙肝病毒感染者

"歧视比病毒更可怕"这句话深刻地反映了乙肝病毒感染者所面临的困境。除了身体上的疾病，他们还要承受来自社会的偏见和歧视，这种心理上的压力往往更为沉重。社会对乙肝感染者的误解和偏见，导致他们在工作、生活和交往中遭遇诸多困难，甚至影响到他们的身心健康。

为了改善这种状况，社会各界应积极倡导对乙肝感染者的理解与包容，消除歧视，使他们能够在一个公平、尊重和关爱的环境中生活。教育是关键，通过普及乙肝知识，消除误解，让公众认识到乙肝病毒的传播途径和预防措施，从而减少对感染者的恐惧和偏见。此外，政府、社区和社会各界也应采取有效措施，保障乙肝感染者的合法权益，为他们提供平等的就业机会和社会支持。只有在全社会共同努力下，我们才能够实现对乙肝感染者

[1]黄育华.乙肝病毒感染的社会伦理问题[J].中国医学伦理学,2003,16(3):42-43,45.

的真正关爱和尊重。

（3）坚持公平原则

在实现社会公平的过程中，特别需要关注弱势群体的权利保障。乙肝病毒感染者作为社会的一部分，理应享有与其他公民同等的权利，包括教育、就业、婚姻等方面的权利。每个人都应被视为社会的平等成员，不应因健康状况的差异而受到歧视或不公正的对待。

（4）利用法律切实保护乙肝病毒携带者

在我国，针对乙肝歧视的法律逐步发展[1]。2005年4月，《中华人民共和国公务员法》第二十九条规定（现修改为第三十一条）："体检的项目和标准应根据职位要求确定，具体办法由中央公务员主管部门会同国务院卫生健康行政部门规定。"[2]在随后制定的政府部门录用公务员全国统一体检标准中，明确规定乙肝病毒携带者可以担任公务员。这一法律措施为乙肝病毒携带者的权益提供了有效的保障。

2007年8月《中华人民共和国就业促进法》颁布，其中第三十条规定：用人单位招用人员，不得以是传染病病原携带者为由拒绝录用[3]。2007年11月，《就业服务和就业管理规定》第十九条明确规定，用人单位招用人员，除国家法律、行政法规和国务院卫生行政部门规定禁止乙型病毒性肝炎病原携带者从事的工作外，不得强行将乙肝病毒血清学指标作为体检标准。第六十八条进一步规定，若用人单位违反这一规定，将乙肝病毒血清学指标作为体检标准，劳动保障行政部门有权责令其改正，并可处以不超过一千元的罚款；同时，若因此对当事人造成损害，单位还应承担赔偿责任[4]。

2009年12月，原卫生部发布通报，表明将进一步明确取消入学和就业体检中的"乙肝五项"检查，禁止将乙肝病毒携带者作为限制入学和就业的条件。2012年5月，原卫生部发布的《托儿所幼儿园卫生保健工作规范》修订说明中，取消了原有规定中关于"乙型肝炎表面抗原阳性应调离工作"的条款[5]，这意味着乙肝病毒携带者将不再被拒绝进入相关工作岗位。尽管2011年2月10日实施的就业体检禁查乙肝的政策已执行一年，但调查显示，超过六成的大型国企在入职时仍然进行乙肝检测。为此，原卫生部办公厅在同年12月下发了《关于进一步规范乙肝项目检测的通知》，要求各级医疗机构在就业体检中一律不得提供乙肝项目检测[6]。

乙肝检测结果属于个人隐私，禁止各级单位及医疗机构进行乙肝项目检测，侵犯个人隐私的行为必须得到遏制。即使个人自愿进行乙肝检测，医疗机构也有义务保护患者的隐私权。只有确立乙肝病毒携带者的隐私权，才能从根本上消除对乙肝的歧视，真正实现对乙肝病毒携带者的保护。

---

[1] 耿芸，韦宝平. 从乙肝歧视谈隐私权保护的必要性[J]. 社科纵横，2013，28（12）：69-73.

[2] 国家法律法规数据库. 中华人民共和国公务员法[EB/OL].（2018-12-29）[2024-11-12]. https://flk. npc. gov. cn/detail2. html? ZmY4MDgwODE2ZjEzNWY0NjAxNmYyMGU0Mzk2YTE2ZmI%3D.

[3] 国家法律法规数据库. 中华人民共和国就业促进法[EB/OL].（2015-04-24）[2024-11-12]. https://flk. npc. gov. cn/detail2. html? MmM5MDlmZGQ2NzhiZjE3OTAxNjc4YmY3YjM0ZjA3ZGGY%3D.

[4] 就业服务与就业管理规定[N]. 中国劳动保障报，2007-11-07（002）.

[5] 托儿所幼儿园卫生保健工作规范[J]. 中国妇幼卫生杂志，2012，3（5）：239-256.

[6] 卫生部办公厅关于进一步规范乙肝项目检测的通知[J]. 中华人民共和国国家卫生和计划生育委员会公报，2011（3）：47.

在 2023 年 6 月，上海市松江区人民法院处理了一起关于乙肝歧视的案件。汪先生认为公司因其乙肝是"小三阳"状态拒绝录用他，构成了就业歧视，因此向相关行政部门进行了举报。经过审理，法院认为，被告公司在招聘过程中强制要求汪先生提供乙肝检测报告，并在得知结果为阳性后单方面取消录用，显然违反了相关法律法规，并侵害了汪先生的平等就业权，因此应承担相应的法律责任。法院指出，劳动者的民族、性别、户籍、年龄、外貌和疾病等因素不应成为不合理差别对待的理由，公司基于这些因素对汪先生的差别对待构成了就业歧视。在法官的解释和劝导下，公司意识到了自身的错误，愿意承担责任，并主动邀请汪先生重新入职。然而，考虑到事件的发展及已找到新工作的情况，他拒绝了公司的邀请，并要求公司赔偿其经济损失及精神损害抚慰金。经过法庭的调解，双方就赔偿金额达成了一致，公司当庭向汪先生道歉，并赔偿了他超过 3 万元的损失[1]。

对乙肝病毒携带者的歧视长期以来在我国就业领域中颇为常见。就业歧视不仅影响公平有序的劳动力市场形成，同时也侵犯劳动者的就业平等权。2003 年被称为"乙肝歧视第一案"的张某某诉芜湖市人事局取消公务员考试资格案，曾引发广泛的讨论[2]。此案之后，为加强对乙肝病毒携带者群体正当权益的保护，国家有关部门规定企业在就业体检中不得采取任何形式要求求职者接受乙肝项目检测。禁止对乙肝病毒携带者的歧视虽成为我国重点规制的内容，但部分用人单位对乙肝病毒携带者的歧视性偏见依然存在。现实中对此类群体的平等就业权保障依然任重道远。

第二节　遗传咨询服务中的诉求满足

典型案例 3、4

(一)案例呈现

1. G6PD 基因突变

一对丈夫为葡萄糖-6-磷酸脱氢酶(简称为 G6PD)基因突变的待孕夫妇，来做生殖遗传咨询时，向王医生提出诉求：如果做试管婴儿，就不想要携带有同样基因缺陷的胚胎。人体葡萄糖-6-磷酸脱氢酶缺陷症(以下简称 G6PD 缺陷症)是一种伴性的不完全显性遗传，突变基因位于 X 染色体上，男性发病率高于女性。患者如果进食蚕豆或蚕豆制品则易诱发溶血性疾病，这种疾病也因此俗称为"蚕豆病"。G6PD 缺陷症是 X 连锁不完全显性遗传，但 G6PD 缺陷并不影响胎儿的发育以及出生后的正常成长，只要胎儿在出生后避免食用蚕豆或者可能引发溶血的相关药物就不会引起溶血。因此，从遗传医学临床服务的角度来看，有 G6PD 缺陷的胚胎是不应该被舍弃的。

---

[1]人民法院报.因"小三阳"被公司取消录用，法院判了[EB/OL].(2023-06-09)[2024-11-12].https://rmfyb. chinacourt.org/content/202306/09/article_883382_1389520235_4909960.html.

[2]最高人民法院.70 年要案纵览：张先著诉芜湖市人事局取消公务员考试资格案[EB/OL].(2019-08-10)[2024-11-12].https://baijiahao.baidu.com/s? id=1641474776202074533&wfr=spider&for=pc.

2. Y 染色体微缺失

另一例待孕夫妇，丈夫经基因检测后发现为 Y 染色体微缺失，即生精因子区域（azoospermia factor, AZF）的缺失。二人在做试管婴儿时，要求剔除 AZF 缺失的胚胎。从医学的角度来看，AZF 缺失的男性胚胎发育成活后完全可以健康成长。因为 AZF 缺失的后果是导致男性少精或弱精，男孩子以后会面临不育，但身体其他方面是没有问题的。如果患者是 AZFc 区域缺失，那么他有 50% 的机会可以通过辅助生殖拥有自己的后代。但往往这种 AZF 缺失的患者，在遗传咨询中表示希望自己在生育的时候，不要男性的胚胎，只选择女性的胚胎，因为父亲 Y 染色体的异常不会遗传给女孩。

案例分析问题

1. 在遗传咨询服务中，针对不会严重影响个体发育的遗传病，医生该如何处理患者的相关诉求？

2. 在遗传咨询服务中，医生该如何履行告知义务？

3. 在遗传咨询服务中，如何平衡父母的意愿与预期胎儿的道德地位？

4. 在试管婴儿技术下，父母希望避免生育携带遗传疾病基因的胚胎的诉求是否该得到满足？医生在满足患者的这种诉求时需要考虑哪些伦理因素？

（二）专家评析（李伦，李梦圆）

姓名：李伦
职称：教授
单位：大连理工大学人文学院
研究领域：科技伦理与科技哲学研究
学术兼职：全国应用伦理专业学位研究生教育指导委员会委员、中国伦理学会科技伦理专业委员会主任、中国自然辩证法研究会科学技术与工程伦理专业委员会主任
姓名：李梦圆，博士研究生
单位：中南大学人文学院
研究领域：生命伦理学

以上两个案例都涉及遗传咨询、试管婴儿胚胎植入前遗传筛选等问题。根据中华人民共和国原卫生部发布的《产前诊断技术管理办法》，遗传咨询是在产前诊断中通过诊断、评估而获得生育建议的过程，医务人员对当事人介绍有关知识，给予咨询和指导，以降低遗传病患儿出生的概率。试管婴儿技术的发展为人类带来了许多机会和选择，其中之一就是胚胎筛选。通过这项技术，医生可以在胚胎植入前对其进行基因和染色体的检测，以便选择最健康、最适合患者需求的胚胎。胚胎筛选技术主要分为两种：第一种是胚胎植入前遗传学诊断（preimplantation genetic diagnosis, PGD），它可以用于检测染色体异常、单基因遗传病等；第二种是胚胎植入前遗传学筛查（preimplantation genetic screening, PGS），它主要用于检测染色体数目异常。胚胎植入前遗传学筛查主要通过检测胚胎的 23 对染色体结构、数目比对分析胚胎是否有遗传物质异常；胚胎植入前遗传学诊断则主要用于检查胚胎是否携带有遗传缺陷的基因，其可以检测一些单基因缺陷引发的特定遗传疾病。产前诊断、遗传咨询、优生指导等生殖遗传学技术的应用在帮助家庭做出生育决策、促进人类健康等方

面发挥着重要作用。在进行试管婴儿时，胚胎基因筛选可以筛选出染色体异常或基因缺陷的胚胎，将优生保健工作提前至"孕前"，从而提高试管婴儿成功率，避免家族遗传病和出生缺陷的风险。

1. 在遗传咨询服务中，针对不会严重影响个体发育的遗传病，医生该如何处理患者的相关诉求？

随着人们自主意识的不断增强，医患关系逐渐由医生主导转向病人自治，家庭在生育相关活动中拥有了更大程度的生殖自由。胚胎植入前遗传学筛查、胚胎植入前遗传学诊断等生殖技术的发展更是进一步拓展了人们在生殖领域的能力范围。然而生殖自由并非一项完全不受限制的自由，例如在试管婴儿中以剔除遗传病基因、帮助罹患严重遗传性疾病的待孕夫妇生育健康孩子为目的的产前诊断、胚胎筛选是被允许的，而出于非医学目的基因增强，或完全按照家庭意愿进行的胚胎设计是应该被禁止的。此外，针对具体遗传疾病进行遗传咨询服务时，由于不同遗传疾病对个体发育的影响程度不同，遗传咨询服务对家庭诉求的满足程度也会存在差异。正如第一个案例中，丈夫为 G6PD 基因突变的这对待孕夫妇不想要携带蚕豆病基因的胚胎，但从遗传医学临床服务的角度来看，G6PD 缺乏的胚胎是不应该被舍弃的。第二个案例中，丈夫为 Y 染色体微缺失的待孕夫妇要求在做试管婴儿时剔除 AZF 缺失的胚胎。但因为父亲 Y 染色体的异常不会遗传给女孩，所以一些患者在遗传咨询中会提出选择女性胚胎，这一诉求虽然可以理解，但仍存在伦理争议。从医学角度来看，带有 AZF 缺失的男性胚胎在发育成活后仍有健康成长的可能。因此，仅仅基于生育问题就剥夺该男性胚胎发育为新生儿的权利是不恰当的。这涉及到深刻的伦理考量，关乎生命价值及个体权利的尊重。

在遗传咨询服务中，针对不会严重影响个体发育的遗传病方面的诉求满足程度不尽相同。具体来说，待孕夫妇提出遗传病方面诉求的目的是防止"疾病"实现"健康"，但在不同时期或多元文化或社会背景之下，人们对于疾病与健康的理解和期望并不相同，具有极强的主观性和相对性，这使得在遗传咨询服务中对不同遗传病方面的诉求满足问题成为医疗、法律、伦理复杂交织的问题。在医疗专业领域，尚未形成明确区分严重与非严重遗传疾病，及针对不同遗传疾病相应诉求满足程度的统一规范。在法律层面，遗传咨询服务专业人员对咨询者诉求的响应程度也未有明确的义务要求。在伦理层面，个体生育自由的限度、父母生殖决策中的道德义务及政府对生殖自由的干预等都是需要进一步探讨的伦理问题。在当下的医疗实践中，针对待孕夫妇对不会严重影响个体发育的遗传病方面的诉求，医疗专业人员应面向具体的遗传疾病，结合胚胎实际状态与诉求家庭的现实情况对诉求满足程度做出深思熟虑的判断，综合考虑遗传咨询服务中涉及的伦理原则问题，努力达到追求健康与保护人的基本权利和尊严的平衡。

2. 在遗传咨询服务中，医生该如何履行告知义务？

现代医患关系逐渐摆脱"家长主义"模式，发展成为以契约关系为基础的利益信赖型模式，待孕夫妇拥有了更多关于生育事项的自我选择、自我决定的空间，医务人员的说明义务也由此产生。《中华人民共和国民法典》第一千二百一十九条明确规定了"医务人员在诊疗活动中应当向患者说明病情和医疗措施。需要实施手术、特殊检查、特殊治疗的，医务人员应当及时向患者具体说明医疗风险、替代医疗方案等情况，并取得其明确同意；不能或者不宜向患者说明的，应当向患者的近亲属说明，并取得其明确同意"。在遗传咨询过程中专业咨询师应充分尊重患者个人与家庭，在进行遗传咨询时履行告知义务，对相关遗传性疾病基因进行充分具体的说明，提供尽量多的信息。具体来看，遗传咨询服务中专业遗传咨询师应严格遵守相应的规范、流程，充分尊重待孕夫妇的知情同意权与自主决定权，主动告知患者疾病的遗传特性、疾病风险评估结果、可治疗的具体方案及不同治疗方案的治愈率、并发症、副作用等信息，通过提供这些准确信息使待孕夫妇对遗传疾病形成正确的认知，并在深思熟虑之后提出诉求。专业咨询师则应结合待孕夫妇的社会文化背景、受教育程度、经济能力、情感和经历等信息对可能的选择进行讨论，帮助患者家庭根据自己的情况做出合适的决定。

但是在具体的咨询和决策过程中，在不同的文化背景下不同的医生针对不同严重程度的遗传疾病所采取的建议意见可能是不同的，这一问题尚存在争论，我国也尚无相关的法律规定。一些专家认为在遗传咨询过程中遗传咨询师应遵循"非指导性原则"，不偏不倚地陈述信息，充分尊重患者家庭选择，避免强制性的处理措施。但对于会严重影响个体发育的遗传病，一些专家则认为本着降低患者家庭和社会负担的考虑，在咨询中应更多地采用有明确倾向的"指导性原则"。在具体医疗实践中，遗传咨询师可以根据具体情况结合临床后果进行分类和区别指导，针对不会严重影响个体发育的遗传病，可以应用"非指导性原则"，与待孕家庭进行充分交流，保证其在知情同意的情况下基于自主原则做出合理的选择。针对会严重影响个体发育的遗传病，遗传咨询师则可以尝试使用"指导性原则"对家庭进行指导，在保证提供信息全面的前提下采用通俗语言举例说明各种选择可能存在的利弊风险，帮助其做出符合自身利益的最佳决定。

3. 在遗传咨询服务中，如何平衡父母的意愿与预期胎儿的道德地位？

在生殖技术被广泛应用的背景之下，父母希望生育健康孩子这一愿望本身没有错误，但即便携带遗传疾病基因片段的胚胎的出生会给其父母和社会都带来不可估量的忧虑和负担，预期胎儿的道德地位仍是不容忽视的。父母意愿是基于其价值观和对善的理解而形成的，且不受任何不合理干预的限制，但这并不意味着父母的生殖自由是完全不受限制的，胎儿的最根本的利益对此种决定具有道德约束力，这也突出了对预期胎儿的生命权利保护等伦理问题的讨论。对于胎儿有无生命权的讨论可以根据不同的论据做出不同的回答，但不管是从生命平等性的角度出发，还是对胎儿与成人之间连续性的考虑，胎儿都应该拥有生的权利，即使是有某种遗传疾病的胎儿，也应该在生命权上得到平等的对待。在对预期胎儿的道德地位进行论证时，不伤害原则始终是一个关键因素[1]。当父母意愿会直接影响预期胎儿的健康利益甚至生命时，可以根据个体自由权利的界限是不对他人造成伤害这一理由来保护胎儿的生命权利。此外，一些观点则认为生命具有连续性，从人类受精卵、胚胎、胎儿到将来出生的人类，均是生命阶段的组成部分，对其保护不应有差异，对胎儿生命的不尊重可能会逐渐破坏我们对人的生命的态度[2]。

基于对预期胎儿的尊重与保护，不能借由一些并不必要的理由就随意破坏或剔除胚胎，但这种生命的权利也并非绝对的。我们不能因此而否定生殖辅助医疗技术的研究与发展，基因检测对疾病健康或相关性状的预测在预防出生缺陷中发挥着重要的作用，家庭生

[1]MILL J S. On liberty and other writings[J]. Cambridge：Cambridge University Press, 1989, 8：15-22.
[2]曾淑瑜. 生命科学与法规范之调和[M]. 台北：翰芦图书出版有限公司, 2003.

育决策不仅会影响家庭内部利益，也会关系到未来社会成员的福祉，当对预期胎儿生命权利的保护所造成的未来可预期伤害越大时，对胎儿生命权保护的道德权重便会越低。可以说，通过遗传咨询在进行试管婴儿过程中筛选健康胚胎植入母体，不仅是对父母自主权的尊重，亦是一种"社会合意"。基于此，胚胎筛选的过程应以父母自由决定的意愿为依据，同时通过对预期胎儿道德地位的考虑，对其生命权利给予一定保障。

4. 在试管婴儿技术下，父母希望避免生育携带遗传疾病基因的胚胎的诉求是否该得到满足？ 医生在满足患者的这种诉求时需要考虑哪些伦理因素？

在第一个案例中，丈夫的 G6PD 基因突变，这对待孕夫妇提出的诉求为"如果做试管婴儿，就不想要携带蚕豆病基因的胚胎"。如案例所言，蚕豆病患者在进食蚕豆或蚕豆制品时易诱发遗传性溶血性疾病，但蚕豆病不属于严重的遗传疾病，如果谨慎避免食用和接触蚕豆制品，该病症并不会影响胎儿的发育以及出生后的正常成长，G6PD 缺乏的胚胎从遗传医学临床服务的角度来看也不应该被舍弃。在这个案例中，该夫妇诉求不应该被直接满足。首先需要明确的是，蚕豆病的遗传概率并不高，且这一疾病的遗传具有一定的方式和规律，在进行遗传咨询服务时，遗传学医生可以及时向待孕夫妇详细介绍该疾病的遗传方式和规律，降低他们对此疾病的过度担忧。此外，在进行试管婴儿的胚胎筛选过程中，医生应注意技术规范的严格明确，遵守相关伦理规范和准则筛选具有发育潜能的胚胎，并通过 PGS/PGD 基因筛选技术进行胚胎检查，剔除存在严重影响个体发育的遗传疾病的胚胎，在保证胚胎移植成功率的前提下合理考虑待孕夫妇针对携带蚕豆病基因的胚胎的诉求，但不能将其作为首要考虑的胚胎筛选条件。

在第二个案例中，丈夫为 Y 染色体微缺失，这对待孕夫妇提出的诉求为"在做试管婴儿时剔除 AZF 携带的胚胎"。如案例所言，Y 染色体微缺失导致的不育不属于严重遗传性疾病，男性胚胎发育成活后完全可以健康成长，虽然会因少精或弱精而面临不育风险，但仍有 50% 的机会可以通过辅助生殖技术拥有自己的后代，因此完全剔除 AZF 携带的胚胎是不合理的。在这个案例中，该夫妇希望可以选择女性胚胎，这一诉求是否应该被满足也存在较多争议，需要结合临产具体情况进一步考虑。在第三代试管婴儿技术中，可以基于医学原因根据疾病的遗传方式（如传男不传女或传女不传男的性别特征）选择胚胎性别，帮助待孕夫妇生育最健康的后代。但需要注意的是，临床上不允许纯粹基于性别的胚胎选择，因为遗传风险就决定性别筛选存在伦理上的考量，需要针对明确的医学指征，通过详细的遗传咨询了解所有可能的选择和后果，在合法合规的医疗框架下，结合技术可行性和家庭意愿审慎决策。

自从产前诊断、遗传咨询、优生指导等生殖遗传学技术在临床应用后，就一直存在诸多伦理争议。生殖技术的应用让人类能够在新生命孕育出生之前经由人为方式评价其优劣并进行基因筛选，含有致病可能或携带遗传疾病基因片段的胚胎将被丢弃[1]，这种对人类生命进行操作的过程颠覆了数千年来人类生命之价值观。区别于非医学目的的基因增强技术，这种基于医学目的帮助患有遗传疾病的父母生育健康孩子的技术在运用的过程中已获得了广泛的社会认同。世界卫生组织早在 2002 年就针对医学基因检测在全球范围内开

---

[1] 徐娟. 基因编辑婴儿技术的社会风险及其法律规制[J]. 山东大学学报（哲学社会科学版），2020(2)：98-107.

展了专项的研究[1]，在这一研究中受检者的安全性是医学检测关注的核心；知情同意、对遗传信息予以保密并保护受检者免受不正当的歧视等问题也是人们重点关注的内容。此外，值得注意的是，基因诊断存在一定的不确定性，检测手段所揭示的信息都存在无可避免的理论和测量误差，基于可能性将可能有遗传疾病基因胚胎剔除不无疑义；诊断结果对待孕夫妇内心的压力、自责与罪恶感的影响也是值得考虑的问题，这对医务人员关于检测结果信息解读的专业性也提出了更高的要求。

遗传咨询服务中涉及的伦理原则也进一步凸显了正确、合理使用孕前遗传检测、辅助生殖等技术的重要性。生殖遗传学技术的应用不能脱离伦理道德的引导和规范，在基因技术飞速发展的过程中，需要以医学伦理和生命伦理为思维框架，以善为基因技术的价值尺度，善待生命并确保尊重人的基本权利和尊严，加快技术操作规范的制定和发展。遗传咨询专业工作者应以不伤害其他个体、关注人类整体和人类未来发展为原则，充分理解待孕夫妇的诉求并进行充分的沟通交流，审慎对待咨询者的诉求，对预期产生的后果和决策风险进行综合评估，在深思熟虑后再决定对待孕夫妇遗传病相关诉求满足的程度。

典型案例5

(一)案例呈现

染色体平衡易位(balanced translocation)是一种染色体异常，其中染色体的部分结构被重新排列，但没有丢失或增加任何遗传物质。这种状态通常涉及两条非同源染色体之间的交换，导致每条染色体都保留了正常的遗传信息。虽然这种易位在某种程度上可以被视为"平衡"，但它仍可能导致一些生育和健康问题。平衡易位携带者在习惯性流产夫妇中的检出率比一般群体约高10倍。其可形成正常配子、染色体平衡易位携带的配子以及不平衡的配子，前两者均可正常生存，但后者往往是导致流产的主要原因。即便如此，医生筛选胚胎时不会剔掉携带者胚胎，但患者及其家属却不接受这样的结果，希望能直接筛选出完全正常的胚胎。

染色体平衡易位的夫妇希望能通过第三代试管婴儿的辅助生殖技术选择完全健康的胚胎，遗传咨询专业工作者面对这种与医学伦理相冲突的诉求该如何满足和解决？

案例分析问题

1. 如何在遗传咨询中平衡父母的意愿与预期胎儿的道德地位？

2. 遗传咨询服务中涉及哪些伦理原则？

(二)专家评析(李义庭)

姓名：李义庭

职称：教授

单位：首都医科大学

[1]World Health Organization. Genomics and world health：report of the advisory committee on health research[EB/OL]．(2002 −10−16)[2024−11−10]．https://www.who.int/publications/i/item/9241545542.

研究领域：医学伦理、科技伦理

学术兼职：国家科技伦理委员会医学伦理分会委员、国家卫健委医学伦理专家委员会专家、中华医学会医学伦理学分会第六届委员会主任委员

对染色体平衡易位的研究、治疗与咨询，既要充分理解待孕夫妇的诉求并进行充分的沟通交流以为其提供准确的信息，也要明确国家法律法规的要求。2021 年，我国颁布的《中华人民共和国民法典》第一千零九条提到了从事人体基因、人体胚胎等有关的医学和科研活动时的义务："从事与人体基因、人体胚胎等有关的医学和科研活动，应当遵守法律、行政法规和国家有关规定，不得危害人体健康，不得违背伦理道德，不得损害公共利益。"目前，我国没有相关的法律法规允许对染色体平衡易位进行基因编辑，在伦理上也得不到辩护。中共中央办公厅、国务院办公厅 2022 年印发的《关于加强科技伦理治理的意见》，是我国首个国家层面的科技伦理治理指导性文件，也是继国家科技伦理委员会成立之后，我国科技伦理治理的又一标志性事件。它进一步明确"任何单位、组织和个人开展科技活动不得危害社会安全、公共安全、生物安全和生态安全，不得侵害人的生命安全、身心健康、人格尊严，不得侵犯科技活动参与者的知情权和选择权，不得资助违背科技伦理要求的科技活动。"[1]

那么，在遗传咨询过程中，我们怎么做到既尊重父母意愿，也考虑预期胎儿的道德地位？遗传咨询服务中涉及哪些伦理原则？

1. 尊重与知情同意原则

染色体平衡易位的夫妇希望能通过第二代试管婴儿的辅助生殖技术选择完全健康的胚胎，遗传咨询专业工作者面对这种与医学伦理相冲突的诉求该如何满足和解决？

尊重咨询对象的意愿和决定，确保任何决策的选择均不受任何压力的胁迫和暗示，尊重来咨询者的宗教信仰和社会背景而产生的不同态度及观点。知情同意原则的基本内容是：为咨询对象作出诊断和治疗方案后，必须提供包括诊断结论、治疗决策、病情预后及诊治费用等方面真实、充分的信息，尤其是诊疗方案的性质、作用、依据、损伤、风险、不可预测的意外及其他可供选择的诊疗方案及其利弊等信息，使人经深思熟虑自主作出选择，并以相应方式表达其接受或拒绝此种诊疗方案的意愿和承诺；在得到患方明确承诺后，才可最终确定和实施由其确认的诊治方案。遗传咨询过程中，应确保咨询对象对于所有涉及自身及家庭成员的健康状态及疾病风险、遗传学检测可能出现的临床意义不明的基因变异、不同诊疗计划的利弊均有充分的理解，并完全自主地进行医疗方案的选择。

第三代试管婴儿技术是在常规试管婴儿技术的基础上发展出来的，精卵在体外形成胚胎后，胚胎植入前遗传学诊断(preimplantation genetic diagnosis, PGD)和胚胎植入前遗传学筛查(preimplantation genetic screening, PGS)技术会对胚胎的染色体进行筛选，挑选出健康的胚胎进行移植。该技术比产前诊断更早一步，避免了产前发现胎儿遗传异常需要流产或

[1]中共中央办公厅　国务院办公厅印发《关于加强科技伦理治理的意见》[J]. 中华人民共和国国务院公报, 2022 (10)：5-8.

引产的痛苦。目前,第三代试管婴儿的平均成功率大概为50%[1]。第三代试管婴儿技术适合有染色体异常问题、有家族遗传疾病的夫妻自主选择。

2. 公平与无倾向性原则

理想的状态是所有遗传学服务(包括咨询与检测)应该被平等地提供给所有需要的人。

在遗传咨询的选择中,没有绝对正确的方案,也没有绝对错误的方案,医务人员的角色是帮助来咨询者了解不同方案的利弊,而不是替来咨询者做出选择。非指令性原则一直是医学遗传咨询遵循的原则,同时也被世界卫生组织遗传咨询专家委员会认可。2002年原卫生部颁布的《产前诊断技术管理办法》中明确提出医师可以提出医学建议,患者及其家属有选择权。

3. 保密和尊重隐私原则

保守秘密是遗传咨询的一种职业道德。在未经许可的情况下,将遗传检查结果告知除了亲属外的第三者,包括雇主、保险公司和学校等都是对这一原则的破坏。遗传学检测有可能发现某些家庭的隐私(如亲缘关系不符等),遗传咨询中应依照来咨询者的意愿,保护其隐私。

4. 保护后代与社会公益原则

保护后代的原则是遗传咨询的重要原则,要充分考虑到后代的权益,后代的福祉、生命的价值与意义,有益于社会的进步与发展。

(三) 梳理分析

1. 遗传咨询的发展

遗传咨询(genetic counseling),也称为遗传商谈,是咨询医师与咨询者之间进行的互动过程,旨在探讨和解答特定遗传疾病在家族中的发生原因、诊断方法、遗传模式、预后情况以及再发风险等。通过遗传咨询,医生可以对患有遗传疾病的人或其亲属进行婚姻指导和生育指导,也可以通过产前诊断,及早发现并终止妊娠,防止患有遗传疾病的孩子出生。

1979年,美国最早开始发展遗传咨询这一职业[2]。根据2006年美国国家遗传咨询师协会(National Society of Genetic Counselors,NSGC)的定义,"遗传咨询是帮助人们理解和适应遗传对疾病的医学、心理和家庭影响的过程"。遗传咨询的主要步骤包括:首先,通过分析家族史和疾病史,评估遗传病的发生及再发风险;其次,提供有关疾病遗传方式、实验室检测、治疗或控制方案、疾病预防等方面的教育,并引导咨询者获得与疾病相关的各种支持渠道、诊疗方向以及最新的研究进展;最后,促进咨询者对所患疾病及其再发风险的知情选择和逐步认知[3]。

随着基因和遗传技术的不断进步,遗传咨询的内容也在不断扩大。目前,遗传咨询的内容主要涵盖以下五个方面:(1)优生咨询。这是传统遗传咨询的主要内容,医生根据家

[1]中国新闻周刊.试管婴儿赛道能否迎来爆发[EB/OL].(2024-01-23)[2024-10-10].http://www.ce.cn/xwzx/gnsz/gdxw/202401/23/t20240123_38877494.shtml.

[2]HEIMLER A. An oral history of the national society of genetic counselors[J].J Genet Couns.1997,6(3):315-336.

[3]ABACAN M,ALSUBAIE L,BARLOW-STEWART K,et al.The global state of the genetic counseling profession[J].Eur J Hum Genet,2019,27(2):183-197.

族史和既往史,为咨询者提供结婚、生育、避孕、绝育、领养孩子、遗传学检查、人工流产等咨询。(2)复杂性疾病风险预警与评估。包括复杂性疾病的遗传基础与遗传度、易感性评估、疾病风险评估等。(3)针对高风险疾病给出基因组指导下的健康管理工作建议。(4)对已患疾病的咨询者就其亲属疾病的转归、复发情况进行科学预测。(5)预测或给出患有复杂疾病风险咨询者亲属的发病概率[1]。

由于职业定义、咨询者培训及资质要求的差异,不同国家在遗传咨询的实践上存在显著的差异。遗传咨询师是经过国际认可,具备基因组医学和咨询技能的高素质医疗专业人员[2][3]。目前,全球约有7000名遗传咨询师,至少在28个国家执业,在美国和加拿大,遗传咨询主要由专职的遗传咨询师提供,这些咨询师通常需要完成相关的硕士学位培训。美国目前约有4000名遗传咨询师,39个硕士培训项目;加拿大约有350名遗传咨询师,5个硕士培训项目;超过11个欧洲国家建立或发展了遗传咨询专业[4]。在英国,约有300名遗传咨询师,绝大部分在英国国家卫生服务体系内从事临床工作[5]。古巴约有900名遗传咨询师,1个硕士培训项目,古巴是拉丁美洲唯一拥有遗传咨询师职业的国家[6][7]。

目前,中国的遗传咨询服务尚处于发展阶段,临床遗传咨询多集中在妇幼保健机构或综合性医院的生殖医学中心、儿科或妇产科,由具备遗传及相关医学专业背景的医务人员在取得卫生行政主管部门的资质认定后提供相关服务。寻求遗传咨询的患者通常是为了进行遗传检测、确诊疾病,或者进行产前遗传检测以避免疾病的再发。根据原卫生部的要求,只有经过卫生行政部门许可的国家级和省级医疗保健机构才能开展产前诊断和遗传咨询服务。

为规范临床遗传咨询,原卫生部于2003年出台了《产前诊断技术管理办法》,其中附件四详细列出了遗传咨询的技术规范。目前,我国的遗传咨询仍处于多元化探索阶段。2015年2月9日,中国遗传学会的遗传咨询分会(The Chinese Board of Genetic Counseling,CBGC)正式成立。该分会是由从事遗传学教育和研究的专业人士自愿组成的,属于非营利性社会组织。遗传咨询分会成立后,主要负责制定标准化的遗传咨询流程、培训和考核遗传咨询师,以及推广与遗传相关的新检测技术。同时,分会还向通过考核的遗传咨询师颁

[1]王延光.遗传咨询伦理[J].医学与哲学(A),2018,39(11):34-36.

[2]ORMOND K E. From genetic counseling to "genomic counseling"[J]. Mol Genet Genomic Med, 2013, 1(4):189-193.

[3]MIDDLETON A, HALL G, PATCH C. Genetic counselors and genomic counseling in the United Kingdom[J]. Mol Genet Genom Med, 2015, 3(2):79-83.

[4]ABACAN M, ALSUBAIE L, BARLOW-STEWART K, et al. The global state of the genetic counseling profession[J]. Eur J Hum Genet, 2019, 27(2):183-197.

[5]MIDDLETON A, TAVERNER N, MORETON N, et al. The genetic counsellor role in the United Kingdom: position on behalf of the Association of Genetic Nurses and Counsellors (AGNC), endorsed by the Genetic Counsellor Registration Board (GCRB) and Academy for Healthcare Science (AHCS)[J]. Eur J Hum Genet, 2023, 31(1):13-15.

[6]LANTIGUA-CRUZ A, GONZÁLEZ-LUCAS N. Development of medical genetics in Cuba: 39 years in the training of human resources[J]. Rev Cuba Genet Comunit, 2009, 3(2):3-23.

[7]LANTIGUA-CRUZ A. An overview of genetic counseling en Cuba[J]. J Genet Couns, 2013, 22(6):849-853.

发合格证书，所有遗传咨询师必须持证上岗[1]。截至 2019 年上半年，中国遗传咨询分会通过委员制度认可了 71 位委员和 18 位顾问，并每期培养 250 名学员，形成了全国各级的遗传咨询师团队，但这仍远远不能满足临床对中高级专业人员的实际需求。

为促进遗传咨询的快速发展，推动建立权威、科学、规范的遗传咨询师国家职业标准，国家卫生健康委员会于 2019 年 5 月 10 日启动了"遗传咨询专项能力建设工程"。在 2019 年 6 月至 8 月间，相关部门对我国医疗卫生服务基层机构进行了调研，了解基层遗传咨询的现状，并建立遗传咨询师国家职业标准专家委员会，着手进行遗传咨询师职业标准的制（修）订、教学大纲编写等工作，以期进一步探索建立权威、科学和规范的遗传咨询师国家职业标准，推动我国遗传咨询逐步走向正规化、标准化和职业化[2]。

2.遗传咨询相关法律政策

在出生缺陷防治工作开展过程中，国内外的法律法规也在不断健全和完善，出生缺陷三级预防策略不仅强调法律的"强"约束性，同时也十分重视伦理的"软"规制，在出生缺陷二级预防阶段，重点要求遵循以下几个方面的伦理原则：

第一，在产前筛查和诊断过程中要遵循知情同意原则。2019 年修订的《产前诊断技术管理办法》第十六条强调，对一般孕妇实施产前筛查以及应用产前诊断技术坚持知情选择[3]。2019 年，国家卫生健康委办公厅印发的《关于加强孕妇外周血胎儿游离 DNA 产前筛查与诊断监督管理的通知》中提到，医疗机构要遵循医学伦理学原则，尊重孕妇知情权和选择权，做好检测前咨询及知情同意[4]。

第二，在产前筛查和诊断过程中要遵循隐私保密原则。《中华人民共和国母婴保健法》第三十四条要求从事母婴保健工作的人员应当严格遵守职业道德，为当事人保守秘密[5]。各医疗机构要各尽其责，加强信息安全管理，严格保护孕妇隐私。

第三，在产前筛查和诊断过程中要遵循尊重自主原则。1998 年世界卫生组织人类、遗传学项目组发布《医学遗传和遗传服务中伦理问题的国际准则》，明确提出产前诊断只对需要这种检查的夫妇提供这种服务，但不得强迫他们接受这种检查，当胎儿患有某种遗传缺陷时，不得根据产前诊断的结果强迫其父母继续或终止妊娠。妇女是有关生育的所有问题中最重要的决策者[6]。

［1］中国遗传学会遗传咨询分会.中国遗传学会遗传咨询分会正式成立［EB/OL］.（2015-02-09）［2024-11-12］.https：//www.cbgc.org.cn/news/releases/2015/0312/214.html.

［2］王晨霁，杨芳，罗桂英.全面"二孩"背景下我国遗传咨询服务法治保障探微［J］.南京医科大学学报（社会科学版），2020，20（5）：418-424.

［3］国家卫生健康委员会.产前诊断技术管理办法［EB/OL］.（2019-02-28）［2024-11-12］.http：//www.nhc.gov.cn/wjw/c100022/202201/cc1b3e0cfc0c4e138b2fe4cb986eecc9/files/120b0eef6b364041953ef87dd9657e90.pdf.

［4］国家卫生健康委员会网站.国家卫生健康委办公厅关于加强孕妇外周血胎儿游离 DNA 产前筛查与诊断监督管理的通知［EB/OL］.（2019-11-19）［2024-11-12］.https：//www.gov.cn/zhengce/zhengceku/2019-11-26/content_5455826.htm.

［5］中国人大网.中华人民共和国母婴保健法［EB/OL］.（2017-11-04）［2024-11-12］.https：//www.gov.cn/guoqing/2021-10/29/content_5647619.htm.

［6］董玉君，朱平.医学遗传和遗传服务中伦理问题的国际准则（WHO 医学遗传学伦理学会议报告）——世界卫生组织人类遗传学项目组 1998［J］.中国优生与遗传杂志，2001，9（02）：10-15.

第四，在产前筛查和诊断过程中要遵循公平可及原则。《全国出生缺陷综合防治方案》主张要坚持政府主导，将出生缺陷防治融入所有健康政策，促进公平可及、人人享有。总目标为"构建覆盖城乡居民，涵盖婚前、孕前、孕期、新生儿和儿童各阶段的出生缺陷防治体系，为群众提供公平可及、优质高效的出生缺陷综合防治服务，预防和减少出生缺陷，提高出生人口素质和儿童健康水平。"[1]《中国出生缺陷防治报告》也认同常规孕产期保健服务的广泛开展，有效提高了出生缺陷防治服务的可及性[2]。

第五，关于产前筛查和诊断过程中的性别鉴定问题，明确禁止非医学指征的性别鉴定。《中华人民共和国母婴保健法》第三十二条提出，严禁采用技术手段对胎儿进行性别鉴定，但医学上确有需要的除外[3]。《中华人民共和国人口与计划生育法》第三十九条提出，严禁利用超声技术和其他技术手段进行非医学需要的胎儿性别鉴定；严禁非医学需要的选择性别的人工终止妊娠[4]。《禁止非医学需要的胎儿性别鉴定和选择性别人工终止妊娠的规定》第三条指出，禁止任何单位或者个人实施非医学需要的胎儿性别鉴定和选择性别人工终止妊娠。禁止任何单位或者个人介绍、组织孕妇实施非医学需要的胎儿性别鉴定和选择性别人工终止妊娠[5]。

总之，根据国内外颁布的与出生缺陷、产前筛查与产前诊断相关的法律法规，其涉及的伦理规范内容主要包括知情同意、自主选择、保密、信息安全以及公平可及等原则。

3. 胚胎植入前遗传学诊断/筛查

胚胎植入前遗传学诊断（preimplantation genetic diagnosis, PGD）是在体外受精-胚胎移植（in vitro fertilization and embryo transfer, IVF-ET）技术的基础上，利用分子生物学技术对具有遗传疾病风险夫妇的卵母细胞或者植入前的胚胎进行检测，而后选择无遗传疾病的胚胎进行移植[6][7][8]。胚胎植入前遗传学筛查（preimplantation genetic screening, PGS）是运用与PGD相同的技术手段检测胚胎染色体的非整倍性，是辅助生殖技术与遗传学分析

[1]国家卫生健康委员会.全国出生缺陷综合防治方案[EB/OL].（2018-08-20）[2024-11-03].http：//www.nhc.gov. cn/fys/s3589/201812/9644ce7d265342779099d54b6962a4e0.shtml.

[2]国家卫生健康委员会.中国出生缺陷防治报告（2012）[EB/OL].（2012-09-12）[2024-11-03].http：//www.nhc. gov.cn/wsb/pxwfb/201209/55840/files/0af7007b1a68469397531b154d9425f9.pdf.

[3]中国人大网.中华人民共和国母婴保健法[EB/OL].（2017-11-04）[2024-11-12].https：//www.gov.cn/guoqing/ 2021-10/29/content_5647619.htm.

[4]中华人民共和国中央人民政府.中华人民共和国人口与计划生育法[EB/OL].（2021-08-20）[2024-11-12].http：//www.npc.gov.cn/npc/c2/c30834/202109/t20210903_313395.html.

[5]国家卫生健康委员会.禁止非医学需要的胎儿性别鉴定和选择性别人工终止妊娠的规定[EB/OL].（2016-05-01）[2024-11-12].https：//www.gov.cn/zhengce/2016-03/28/content_5713803.htm.

[6]杨霞，岳丰，张学红.单细胞高通量测序技术在胚胎植入前遗传学诊断中的应用[J].国外医学（医学地理分册），2018，39（1）：72-74，81.

[7]海溧，王晓红.胚胎植入前遗传学筛查技术在高龄妇女助孕中的应用[J].中国计划生育和妇产科，2016，8（11）：9-13.

[8]苏诗萌，郭帅帅，孙晓，等.胚胎植入前遗传学诊断/筛查的应用研究进展[J].保健医学研究与实践，2019，16（1）：90-93.

技术相结合的一种植入前检测技术[1]。这种技术允许有遗传疾病或染色体异常风险的夫妇生下不受该疾病影响的孩子。与怀孕后对胎儿进行遗传学检测的产前诊断技术相比，胚胎植入前遗传学诊断的对象是种植前的胚胎，比产前诊断更早，这样可以选择正常的胚胎进行移植，避免遗传学异常的胚胎植入，减少人工流产或自然流产对患者带来的身体和精神的伤害[2]。

然而，胚胎植入前遗传学诊断本身具有一系列复杂的道德或其他方面挑战性。首先，体外受精程序对通常具备生育能力的女性来说既烦琐又有风险；其次，PGD费用高昂，可能对个人或社会造成负担；第三，胚胎活检增加了操作的侵入性，尽管当前没有严重的安全问题，但仍需关注其对后代健康的潜在影响；第四，PGD涉及大量人类胚胎的创建和丢弃，引发伦理讨论，尤其是在早期胚胎的道德地位问题上。最后，PGD被认为是一种选择性生育方式，可能传达对生活在相关疾病中的人的歧视性看法，并担忧其可能导致对非健康特征的选择，进而引发"设计婴儿"的伦理争议[3]。

为了应对上述问题，许多国家提出对PGD技术设定限制。在某些欧洲国家（如德国、瑞士和奥地利），PGD在严格条件下才被允许，这一变化相对较晚。与美国的情况相比，大多数提供PGD的欧洲国家有立法限制该技术的使用范围，限制到社会或政治上被视为可接受的应用范围。至少，这些限制将PGD绑定到被称为"医学模式（medical model）"的范畴：PGD用于防止遗传疾病的传播或避免因染色体异常导致的反复流产。例如，比利时2007年颁布的医学辅助生殖法排除了"旨在选择或增强人类物种非病理性遗传特征"的应用[除了为了人类白细胞抗原（human leukocyte antigen，HLA）分型的PGD——旨在产生可以作为"救助兄弟姐妹"角色的孩子的PGD，在符合条件的情况下被允许]。将医学模型作为可接受PGD指征的限制，是为了应对上述最后一种伦理挑战：如果PGD仅限于与健康相关的条件，就不必担心朝向有问题的"优生学"形式的"滑坡"风险[4]。

更进一步，其他一些欧洲国家通过立法进一步限制可接受PGD指征的范围。例如，在丹麦、法国、德国、荷兰、挪威、瑞典和英国，PGD仅在存在"显著"或"高"风险生下患有"严重"遗传疾病的孩子的情况下被允许。在遵循这一标准的国家中，一些国家（如德国和挪威）要求每个PGD案例都必须获得多学科伦理委员会的事先批准。另一些国家（如荷兰和英国）则有国家委员会或权威机构，在更一般的层面上确定哪些条件被视为足够的"高风险"和"严重"，以被接受为PGD指征。在其他一些国家，则由各个中心和从业者自行决定

[1]苏诗萌，郭帅帅，孙晓，等.胚胎植入前遗传学诊断/筛查的应用研究进展[J].保健医学研究与实践，2019，16(1)：90-93.

[2]南京鼓楼医院生殖医学科.PGD/S患者怀孕后为什么还要行产前诊断？[EB/OL].(2018-06-26)[2024-11-12]. https：//mp. weixin. qq. com/s？_ _ biz = MzAxNzEwMTk1Ng = = &mid = 2650159695&idx = 1&sn = b1d13e6f0266ea9d48b627f44d91ee36&chksm=83e83fa4b49fb6b2d568d193a5873d8fd44c69fb8bd30bbee0eb5678109513b a54c28ffb94e2&scene=27.

[3]DONDORP W，DE WERT G. Refining the ethics of preimplantation genetic diagnosis：a plea for contextualized proportionality [J]. Bioethics，2019，33(2)：294-301.

[4]DONDORP W，DE WERT G. Refining the ethics of preimplantation genetic diagnosis：a plea for contextualized proportionality [J]. Bioethics，2019，33(2)：294-301.

哪些 PGD 请求符合这些标准[1]。

在中国,根据《中华人民共和国母婴保健法》第三十八条的规定,遗传性疾病是遗传因素导致的先天性疾病,患者因该疾病全部或部分丧失自主生活能力,并且其后代再现风险高,医学上认为不宜生育。对于这一条款的理解和应用,在产前诊断和胚胎植入前遗传学诊断等方面具有重要意义。严重遗传性疾病的患者在生活中可能需要依赖他人,影响其日常生活和自我照顾能力。这一标准在实际操作中可能会因个体差异而存在一定的模糊性。此外,这些疾病通常具有较高的家族聚集性,后代再现的风险显著高于普通人群。针对严重遗传疾病,医学界通常建议不宜生育,以避免将遗传性疾病传递给后代。

对于非严重遗传病,根据症状出现时间和对生活质量的影响,可以将其分为三类:(1)早期表型,轻度影响。表型在幼儿期就会有所表现但对生活质量的影响相对较小,例如白化病和色盲。(2)早期表型,中度影响。这些疾病在生长发育的某个时期发病,对生活质量产生一定的影响,例如鱼鳞病。(3)晚期表型。这些疾病在成年期才会出现症状,但对生活质量产生较大的影响,例如成人多囊肾。一些疾病可能具有家族聚集倾向,但其发病不仅仅是由遗传因素引起的,因此不被列为遗传性疾病,例如高血压、糖尿病和子宫腺症等。这类疾病通常受多种因素影响,包括环境、生活方式等,不能单纯归结为遗传因素。

若因一些非病理性原因通过 PGD 选择性别或挑选特定表型的孩子(例如为白血病姐姐选择适合骨髓移植的弟弟或妹妹),可能导致正常胚胎被剥夺出生机会,这可能被视为对胚胎利益的侵犯。在这种情况下,是否符合不伤害和尊重的伦理原则引发了广泛争议。一方面,PGD 主要针对特定的基因或遗传异常进行,不能全面反映胚胎的遗传状态。这意味着正常的胚胎可能会因为检测结果不准确而被剥夺出生机会。若在妊娠后发现漏诊,孕妇可能面临引产等痛苦的决策,这显然与不伤害原则相悖。另一方面,在某些案例中,父母可能因为医疗需要选择特定的胚胎。虽然这种选择可能出于善意,但也可能引发对被选择胚胎的尊重不足的问题。总之,如何善用产前诊断和 PGD 检测等这些发展中的技术,规避风险,需要进一步的伦理监督和伦理讨论[2]。

4. 遗传咨询服务的伦理原则

(1)知情同意原则

知情同意的概念涵盖了患者的知情权、选择权、同意权和拒绝权。只有通过医患之间的有效沟通与协商,双方才能共同参与决策,患者才能真正理解、接受并落实知情同意。这一过程有助于消除患者的顾虑与不安,从而实现医患之间的默契合作,朝着共同的医疗目标迈进。从医学伦理和孕妇权益保护的角度出发,《产前诊断技术管理办法》等相关政策通知,均强调了知情选择、全面告知、隐私保护和权益维护的重要性。这些规定和要求,不仅为医务人员提供了明确的指导,也为保障孕妇的合法权益提供了坚实的制度保障。在未来的医疗实践中,我们应继续深化对这些原则的理解和应用,以更好地服务于孕妇群体,促进母婴健康。

---

[1]DONDORP W, DE WERT G. Refining the ethics of preimplantation genetic diagnosis: a plea for contextualized proportionality [J]. Bioethics, 2019, 33(2): 294-301.

[2]陆小澂. 非严重遗传病产前诊断及 PGT 的伦理思考[J]. 医学与哲学, 2020, 41(20): 26-28, 44.

知情权具体体现在以下六个方面：①诊断和病情说明。医生有责任向患者及其家属解释疾病的诊断结果、病情的严重程度以及痊愈的可能性。②诊断措施的告知。医生须告知患者关于其疾病的诊断措施，包括可供选择的方法及各方法的性质、内容、预期效果及潜在风险。③病情及治疗选择。医生应向患者及其家属说明病情的严重程度、可能受影响的范围，以及可供选择及其预后情况。④风险告知。医生需要告知患者相关诊断和治疗、发生概率及预防措施，例如手术的并发症、药物的不良反应。⑤选择权与签字。可以根据医生提供的诊断和治疗方案进行选择，并在同对相关特殊检查或手术进行签字确认。如果患者拒绝某些特殊检查手术，也应签字表示。⑥费用透明。医生告知患者相关医疗诊断及治疗的大致费用，以便患者知情的财务决策。通过以上六个方面的落实，患者能够理解自身的医疗状况，从而更好地参与到治疗过程中[1]。

患者知情同意权肇始于美国，纽约州地方法院的法官卡多佐（Benjamin Nathan Cardozo）在舒伦多夫诉纽约医院协会（Schloendorff v. Society of New York Hospital）案的判决中首次明确地提出了患者的自己决定权这一概念："所有具有健全精神状态的成年人，都有决定对自己身体作何处置的权利。医生如不经患者同意而对其进行手术，则构成伤害，应承担损害赔偿的责任"[2]。知情同意在医疗服务过程中是一个不可或缺的环节，强调了对患者自我决定权和个人自主权的尊重，旨在维护患者对医疗过程的知情权和选择权。这两者是紧密相连的：知情是同意的前提和保障，而同意则是知情的价值体现。知情同意的真实含义在于为具有健全心智的自主个体提供足够详细且易于理解的信息，使其能够在"出于自己的自由意志"的基础上自愿选择是否"同意"接受某项医疗服务。因此，知情同意的最主要前提是患者必须清楚地"知晓事情"。只有在充分了解相关信息后，患者才能做出明智的决定，从而体现出其自主权和尊严[3]。

1996年《以色列患者权利法》（第13条）以及《北美和南非国家卫生法》（2003年；第2章第6节）要求外科医生负责根据医学伦理原则行事，这些原则强调患者在术前应获得的完整和准确信息的重要性，以便他们做出有关手术的知情决策。披露需要有关诊断的充分、相关、更新的信息；预后；程序；其目标；其好处；其后果；风险和成功率；副作用，包括疼痛、不适、替代疗法。这种相关知识的局限性也将传达给患者[4]。

需要注意的是，知情同意是一把双刃剑，知情告知后，患者有同意权，当然也有拒绝权，医生不能代替患者做决定。产前诊断是优生优育非常重要的一个检查手段，其优势是能及早发现胎儿的发育异常，对可治性疾病选择适当时机进行宫内治疗；对于患有不可治愈性疾病，或者影响生活质量疾病的胎儿，能够做到知情选择存留或者放弃。但其存在的主要问题是对于缺陷胎儿去留的选择过于残酷，也涉及胎儿保护及反复引产带给母体的心理与身体伤害等。目前，我国尚无可以参照的明确的伦理指南，对于多大的胎儿属于有生

[1]戴钟英.知情、知情选择和医疗纠纷的防范[J].实用妇产科杂志,2010,26(6):406-408.

[2]Faden R R, Beauchamp T L. A history and theory of informed consent[M]. Oxford: Oxford University Press, 1986.

[3]赵麒然,郭鹏鹏,赵华,等.胚胎植入前遗传学检测技术应用的伦理争议与现状[J].医学与哲学,2022,43(7):17-21.

[4]GABAY G, BOKEK-COHEN Y. Infringement of the right to surgical informed consent: negligent disclosure and its impact on patient trust (surgeons at public general hospitals—the voice of the patient)[J]. BMC Medical Ethics, 2019, 20: 1-13.

命的问题，也尚无定论。因此，生命从什么时期开始也还有争议，这也会影响到遗传咨询师的告知倾向，更会影响到怀孕夫妇对胎儿的去留选择[1]。

（2）非指导性原则

世界卫生组织（WHO）在2005年发布的《遗传疾病的控制》中提到，遗传咨询过程的核心是其教育性、志愿性和非指导性[2]。非指导性咨询在产前诊断前的遗传咨询中具有重要意义，尤其是在帮助准父母理解潜在的遗传风险、选择合适的检测方案以及做出知情的生育决策方面。其核心在于尊重咨询者的自主权，允许他们在充分了解相关信息的基础上自行做出决策。

首先，咨询医师在进行非指导性咨询时，必须保持中立，不偏向于某种选择或决策。这意味着不对咨询者的选择施加压力，也不暗示或推荐特定的婚育对策。其次，咨询师的主要职责是提供科学、准确的信息，包括再发风险、病程、预后等。这种信息的传递应当是全面的，确保咨询者能够了解所有可能的选项及其后果。再次，在非指导性咨询中，咨询者被鼓励基于所获得的信息进行自我反思和决策。这种方式有助于增强咨询者的自主权和责任感。同时，咨询师应采用启发式的方法提供信息，鼓励咨询者思考和探索不同的选择，而不是简单地告知他们应选择什么。总之，尽管咨询师保持中立，所提供的信息依然需要是有影响力和负责任的。咨询者往往在遗传学方面缺乏专业知识，因此咨询师的解释和信息传递方式对咨询者的决策会产生重要影响[3]。

（3）尊重自主性原则

世界卫生组织（WHO）在《遗传疾病的控制》中提到，遗传咨询对于保护个人或夫妇的自主权以及满足他们获取关于疾病和可用选项的完整信息的权利至关重要。遗传咨询的主要目标是使面临遗传风险的个体能够根据自己的价值观做出知情决策，并为这些选择提供支持。因此，遗传咨询如果要鼓励自主决策，就必须对男女在社会中的角色保持敏感[4]。

自主性是指个体在选择和遵循自己生活计划方面所拥有的道德权利。在临床实践中，尊重患者的自主性意味着医疗提供者（包括医生和医疗机构）应当理解并支持患者在诊疗过程中追求个人目标的愿望和行为。自主原则强调患者及受试者的主体地位，要求对施加于他们的任何医疗措施进行真实和全面的说明，以便他们能够自主做出决策，并在做出决定后应当得到尊重[5]。

需要指出的是，尽管尊重自主性的观念在全球范围内得到普遍认可，各国的文化背景却导致对这一原则的重视程度和实现方式存在差异。在北美，尤其是美国，个人自主性受到高度重视，患者的自主意愿在医疗决策中占据最高优先级，是医疗提供者应优先考虑的

［1］陆小溦.非严重遗传病产前诊断及PGT的伦理思考[J].医学与哲学，2020，41（20）：26-28，44.

［2］WHO. Control of genetic diseases［EB/OL］.（2005-04-21）［2024-11-12］. https：//apps. who. int/gb/archive/pdf_files/EB116/B116_3-en. pdf.

［3］王延光.遗传咨询伦理[J].医学与哲学（A），2018，39（11）：34-36.

［4］WHO. Control of genetic diseases［EB/OL］.（2005-04-21）［2024-11-12］. https：//apps. who. int/gb/archive/pdf_files/EB116/B116_3-en. pdf.

［5］蔡杰.生命伦理学的基本原则及其对"三生教育"的启示[J].现代商贸工业，2012，24（8）：161-162.

因素。相比之下东亚国家的文化更加强调个人在集体中的归属感和协作意识，在重要医疗决策时，往往需要患者的家庭、家族以及其他与患者有特定关系的社会团体共同参与[1]。因此，医务工作者在临床中需关注患者的文化背景和价值观差异，以及这些差异如何影响患者对医疗决策的态度和方法。在出生缺陷预防的实践中，应贯彻尊重自主性原则，各类出生缺陷预防服务和决策应在育龄人群或监护人充分知情的基础上，由他们自主选择预防措施。这一点在涉及妊娠选择、遗传、严重出生缺陷儿的治疗与处置等方面尤为重要，包括科学备孕、婚前或孕前医学检查、孕期用药和产前检查等内容。

特别在有关出生缺陷儿的认定、治疗处置时，决策应基于缺陷患儿父母或家庭经过理性思考后的自主选择。出生缺陷预防主要关注遗传、环境与疾病表现之间的概率联系，这种预测的性质及其不确定性，以及二级预防措施的安全性和风险，尤其是与家族性遗传疾病相关的信息，都需要在实施前获得当事人或其法定代理人的充分知情和自由同意，甚至包括其他家庭成员的同意。因此，各级出生缺陷防治服务、检查和决策都应确保育龄人群或其监护人充分知情，并由他们自主决定，尤其是在妊娠选择、遗传检测及出生缺陷儿的治疗和处置等方面。

5. 遗传咨询中的胚胎筛选诉求

产前超声用于医学性别鉴定，可预防与性别相关的遗传疾病的发生，如红绿色盲、血友病等 X 连锁隐性遗传病，男性的发病率明显高于女性，因此，通过超声进行性别鉴定可以避免遗传疾病的持续遗传。但是现实生活中受传统"重男轻女"观念的影响，一些人利用超声波来识别性别，只是为了达到人为选择后代的目的，比如若是女孩，就选择堕胎等。非医疗目的的性别鉴定会造成严重的社会后果。一方面，它导致了社会中男女比例的失衡，进一步导致了其他社会问题；另一方面，它导致堕胎的滥用，进而导致或增加了胎儿畸形的发生率。因此，应用超声进行非医学性别鉴定，违背了男女的自然比例，势必会给家庭和社会带来严重的威胁和损害，也是对伦理道德原则的违背[2]。2005 年，我国已经把利用 B 超非法鉴定胎儿性别和选择性别的人工终止妊娠手术作为打击非法行医行动的重点。相关法律条文明确规定了严禁采用超声波技术及其他技术手段进行非医学目的的胎儿性别鉴定及基于性别选择的人工终止妊娠行为，旨在全面保障妇女与儿童的合法权益，有效调控出生人口性别比例，并促进社会和谐与稳定[3]。

产前诊断的目的是防止严重缺陷生命出生。基因筛查技术自 20 世纪 90 年代初就开始使用，当时其主要目的是在体外受精周期中移植之前识别携带遗传疾病的胚胎。该程序涉及胚胎活检和基因分析，可用于检测单基因疾病，如囊性纤维化或镰状细胞病，也可用于确定染色体类型（X 或 Y）和数量。该技术在过去十年中不断发展，准确度和精密度都有显著提高。该测试现在可以传递详细的遗传信息，而不仅仅是染色体的重复或缺失。但是，在这项技术的应用过程中，特别是在产前诊断性别确定技术的应用中，由于受生育男孩或

[1]谢静，李姝，朱玲，等.尊重患者自主性原则及其实践方式知情同意的临床伦理分析[J].协和医学杂志，2022，13（1）：147-151.

[2]史坤珅.健康人生的早期安检[M].北京：人民军医出版社，2010.

[3]中华人民共和国中央人民政府.中华人民共和国人口与计划生育法[EB/OL].（2021-08-20）[2024-11-12].http：//www.npc.gov.cn/npc/c2/c30834/202109/t20210903_313395.html.

女孩的意愿的影响，这项技术的应用产生了许多负面影响，其后果是存在社会人口中男女比例失衡的隐患。虽然确定性别并不是这项技术的初衷，但美国的许多中心将性别选择作为体外受精和胚胎植入前遗传学筛查的一部分，这被称为非医学性别选择，因为这些夫妇并没有患他们希望避免传给后代的遗传疾病。非医学性别选择的适应证包括"家庭平衡"（生育前代异性的孩子）和个人偏好（选择生男孩或女孩，以获得养育同性孩子的独特体验）或其他。

关于性别选择的辩论引发了各种伦理问题，包括性别刻板印象、对女性的歧视、个人和父母的生殖自主权、堕胎等。出于非医学原因的孕前性别选择是当今生命伦理学中最具争议的问题之一。对社会性别选择最有力的反对意见是基于这样的假设，即它可能严重扭曲自然性别比例并导致社会破坏性的性别失衡。

第三节　健康宣教与健康模式改变

典型案例 6

（一）案例呈现

"多指"是一种较为常见的先天性结构畸形，可能属于单基因遗传病，也可能与其他环境因素有关。先天性多指畸形（也称为多指症），是常见的畸形，常与短指、并指等畸形同时存在，可以是单指、多指或双侧多指。

如果孕妇在接受四维彩超筛查结构畸形时发现胎儿多指，其他的检查都是正常的，这是不影响孩子的正常成长发育的；孕妇积极进行孕期检查与复查即可。在宝宝出生后，可根据患儿多指症的情况以及严重程度进行治疗。如果多指情况比较轻，只是软组织相连，在胎儿出生后的三到六个月，可进行手术将多指切除。

案例分析问题

1. 在遗传咨询过程中，对于家长想放弃患有轻微出生缺陷的胎儿，应该如何提供相关指导？

2. 在当前医疗水平下，如何合理区分疾病与健康的概念？如何平衡个体的主观体验与社会环境对健康观念的影响？

3. 现行健康宣教模式是否需要进一步改进其可及性、易懂性和适用性？

（二）专家评析（刘星，吴影）

姓名：刘星
职称：教授
单位：中南大学湘雅医院
研究领域：生命伦理学、神经伦理学
学术兼职：中华医学会医学伦理学分会青委副组长、湖南省生物科学科技伦理专家委员会委员、湖南省医学会医学伦理学专业委员会常委兼秘书长

姓名：吴影，博士研究生

单位：中南大学人文学院

研究领域：生命伦理学

1.在遗传咨询过程中，对于家长想放弃患有轻微出生缺陷的胎儿，应该如何提供相关指导？

在遗传咨询过程中，如何指导那些胎儿有轻微缺陷的孕妇成为众多从事遗传咨询服务的专业人员面临的伦理挑战。对此，必须从法律、道德和社会三个层面进行分析。

首先，《中华人民共和国母婴保健法》第十八条明确规定，在面对严重遗传性疾病、严重缺陷，或继续妊娠可能危及孕妇生命安全或健康时，胎儿父母可以提出终止妊娠的请求[1]。然而，轻微缺陷的胎儿并不符合这些规定，因此夫妇双方不应要求医生进行不符合规定和违背伦理的随意处置。胎儿虽然还未被视为严格意义上的人，但其特殊的生命状态应当受到特殊的保护和尊重，这也是夫妇双方应尽的道德责任。

另一方面，轻微缺陷的胎儿在成长过程中可能会面临社会歧视。《残疾人残疾分类和分级》指出，单手拇指以外的其他四指全缺失属于肢体残疾四级[2]。对于肢体残疾儿童而言，最大的挑战并不是身体的不便，而是来自社会的歧视。这种来自社会的排斥会导致残疾儿童产生自我认同问题和低自我满意感，进一步影响他们的社交活动[3]。此外，尽管残疾家庭的社会保障力度和覆盖面都在迅速增加，但这些措施尚不足以缩小有残疾儿童的家庭和正常儿童家庭之间的收入差距[4]。我国残疾儿童福利制度正在积极完善。例如，《"十四五"特殊教育发展提升行动计划》提出到2025年高质量的特殊教育体系初步建立的主要目标[5]。公众对残疾的态度会影响产前诊断后终止妊娠的选择。研究表明，公众通常对残疾人持有消极的态度[6]。基于上述各方面的原因，普通家庭在发现胎儿有轻微缺陷时，也可能选择终止妊娠。

根据国际遗传咨询原则，医务人员应遵循非指导性咨询原则，客观陈述信息供咨询对象参考[7]。因此，医生不会给出指导性的答案，只能提供建议，最终决策应该由患者自行做出。然而，在实际医疗环境中，遗传咨询的非指令方法常会遇到问题。临床专家指出，如果缺乏完善的福利制度，先天性缺陷儿童的出生可能给家庭带来沉重的负担。在一些情

[1]中国人大网.中华人民共和国母婴保健法[EB/OL].(2017-11-04)[2024-11-12].https：//www.gov.cn/guoqing/2021-10/29/content_5647619.htm.

[2]中华人民共和国民政部.残疾人残疾分类和分级：GB/T 26341-2010[S].北京：中国标准出版社，2011.

[3]万百慧.轻度肢体残疾儿童同伴交往能力提升的小组工作介入研究：基于J医院小儿康复中心的实践[D].南昌：江西财经大学，2022.

[4]LOYALKA P，LIU L，CHEN G，et al. The cost of disability in China[J]. Demography，2014，51(1)：97-118.

[5]国务院办公厅.国务院办公厅关于转发教育部等部门"十四五"特殊教育发展提升行动计划的通知[EB/OL].(2021-12-31)[2024-11-12].https：//www.gov.cn/gongbao/content/2022/content_5674303.htm.

[6]WILSON M C，SCIOR K. Implicit attitudes towards people with intellectual disabilities：their relationship with explicit attitudes，social distance，emotions and contact[J]. PLoS One，2015，10(9)：e0137902.

[7]上海市卫生和计划生育委员会.上海市遗传咨询技术服务管理办法[EB/OL].(2018-08-29)[2024-11-12].https：//www.shanghai.gov.cn/nw12344/20200813/0001-12344_56771.html.

况下，卫生专业人员会公开提供指导性建议。

总的来说，对于轻微缺陷胎儿，妇幼卫生工作人员应根据现有的法律法规和医学水平，提供全面、准确的诊断和治疗意见，并充分尊重孕妇及胎儿相关家属的自主选择和决策权。

2.在当前医疗水平下，如何合理区分疾病与健康的概念？如何平衡个体的主观体验与社会环境对健康观念的影响？

目前来看，如何区分疾病和健康的概念仍然是一个复杂的问题。迄今为止，关于疾病与健康并没有一个公认的定义[1]。公众通常认为，身体感觉舒适即为健康，不舒服即为病，并将疾病和健康对立起来，认为有病就是不健康，健康即没有病[2]。然而，根据1946年世界卫生组织（WHO）的定义，健康不仅仅是没有疾病或虚弱的状态，而是身体、精神和社会全面健康的状态[3]。这一定义强调了健康的多维度特性，健康不仅包括生理健康，还涉及心理健康和社会适应能力。

一方面，四指缺失的胎儿被归类为肢体残疾四级，这说明在生理层面，他们确实存在一定的缺陷。然而，这并不能完全概括其整体健康状况。另一方面，轻微缺陷的胎儿在成长过程中可能面临来自社会其他方面的歧视，这种负面的社会环境可能严重损害他们的心理健康。公众通常对残疾人持有内隐的歧视态度，这种态度可能进一步加剧他们的社会适应困难和心理压力。因此，从生理和心理两个维度来看，有轻微缺陷的胎儿并未达到完全健康的状态。生理上的缺陷可能导致一定程度的功能限制，而社会歧视和心理压力则可能进一步对其精神健康产生负面影响。

这个现象提醒，健康的评估需要考虑多重因素，而不仅仅是生理层面的疾病或缺陷。只有在生理、心理和社会各个方面都达到良好的状态，才能真正实现全面的健康。因此，疾病与健康的区分不仅需要基于医疗和生物学的标准，还应综合考虑心理和社会性综合因素。

更重要的是，应承认健康的多样性和个体差异，避免将健康简单地定义为没有疾病。应注重个体的主观体验和生活质量，同时考虑社会环境对健康的影响。这种区分应当基于科学证据，但也须尊重患者的个人感受和生活方式。

3.现行健康宣教模式是否需要进一步改进其可及性、易懂性和适用性？

首先，当前的健康宣教信息往往集中在特定的医疗机构或特定的传播渠道上，可能导致一些人群（如边远地区居民、低收入家庭等）无法获得相关信息。需要拓展信息传播渠道，如利用社交媒体、社区健康工作者、移动应用等，对于偏远地区可能需要下乡到家家户户进行普及，使信息更广泛地传播。不同地区的医疗资源和信息资源分布不均，须加强对弱势群体的关注，确保他们能平等地获得出生缺陷相关的健康教育。应鼓励社区参与健康宣教的设计和实施，确保内容符合当地居民的具体需求和文化习惯，使宣教活动更具实

［1］GREEN E D, GUNTER C, BIESECKER L G, et al. Strategic vision for improving human health at The Forefront of Genomics ［J］. Nature, 2020, 586(7831)：683-692.

［2］薄世宁.医学通识讲义［M］.北京：中信出版社，2019：11.

［3］WHO. WHO remains firmly committed to the principles set out in the preamble to the Constitution［EB/OL］.（1946-07-22）［2024-11-12］. https：//www.who.int/about/governance/constitution.

效性。

其次，现有的健康宣教材料往往使用专业术语，普通大众难以理解。应简化语言，使用通俗易懂的表达，并考虑不同文化背景的需求，提供多语言版本的材料。通过图表、视频和互动式教学等形式，使信息传递更具吸引力和可理解性，帮助人们更好地吸收和理解相关知识。出生缺陷的风险和影响因个体差异而异，健康教育应更加个性化，根据不同人群(如孕妇、计划怀孕的家庭等)的需求和状况提供针对性的信息。

最后，现行模式缺乏对健康教育效果的系统评估，需建立反馈机制，收集受众的意见和建议，不断改进宣教内容和形式，以满足不断变化的社会需求。改进出生缺陷健康宣教模式的可及性、易懂性和适用性，不仅有助于增强公众的健康意识，也能有效减少出生缺陷的发生率，增进家庭和社会的整体福祉。

(三)梳理分析

1.发展中的疾病与健康概念

在学术争论中，人们对健康和疾病定义的必要性给出了各种理由。从广义上来讲，健康和疾病的定义可以帮助描述具体实践的目的或目标，并且可以作为"行动指导"，因为它们强调被认为重要的某些方面和价值观。更具体地说，健康和疾病的定义指导临床实践——它们的作用是区分那些需要医疗护理的人和不需要医疗护理的人。在社会领域，健康和疾病的定义发挥着重要的社会和经济作用。疾病的定义对于评估一个人获得经济利益的权利、社会义务的免除和道德责任也可能是必要的[1]。这些问题在关于"灰色病例"的争论中可能最为明显，"灰色病例"是指疾病状态存在争议或直观上不明确的情况[2]。

北京大学第三医院的医生薄世宁曾进行了一项题为"什么是疾病，你怎么看待疾病"的公众调查。调查结果显示出多样化的观点，可以归纳为以下两种主要看法：(1)将疾病与身体感觉相联系，认为身体感到舒适即意味着没有疾病，而感到不适则说明有病；(2)将疾病与健康视为对立的概念，认为生病意味着不健康，而健康则是指没有疾病的状态[3]。

对于第一类将疾病直接等同于疼痛的观点，人们往往容易产生共鸣，因为我们常常将疾病的概念与不适和痛苦相联系。然而，这种直接的等同关系实际上存在问题。首先，疼痛并不总是意味着存在疾病。例如，尽管许多孕妇在怀孕过程中经历各种艰辛与不适，但怀孕并不被视为一种疾病。其次，疾病并不一定伴随疼痛。在早期癌症患者中，只有少数患者会感到疼痛，大部分患者通常在中晚期才会体验到明显的疼痛。

对于第二类观点，即健康被视为没有疾病，这一看法也并非普遍认同，存在不同的声音。在这一框架下，疾病被视为健康的对立面，健康通常被理解为一种"消极"的概念。与此相对的是，世界卫生组织(WHO)将健康视为一种"积极"的概念。WHO定义的健康不仅仅是没有疾病或衰弱，而是身体、精神和社会适应方面的全面良好状态(state of complete

[1]NORDENFELT L. On the relevance and importance of the notion of disease[J]. Theoretical Medicine, 1993, 14: 15-26.

[2]VAN DER LINDEN R, SCHERMER M. Health and disease as practical concepts: exploring function in context-specific definitions[J]. Medicine, Health Care and Philosophy, 2022, 25(1): 131-140.

[3]刘颖. 探索疾病概念的现实意义与哲学研究[J]. 医学与哲学, 2024, 45(7): 1-5, 11.

well-being）。定义隐含健康是个体实现自我潜能、自我成就的最佳状态[1]。

事实上，尽管医学哲学内部存在长期争论，但对健康和疾病概念的定义尚未达成共识。数十年的学术工作催生了众多理论论述的发展，代表了许多不同的思想流派。健康和疾病的定义似乎非常复杂，"健康"和"疾病"之间的关系也可以用不同的方式来描述。此外，由于医学、技术和社会的发展，健康和疾病的格局正在迅速变化，对一些传统定义提出了挑战。因此，即使经过几十年的学术研究，对二者明确定义的需求仍然迫切[2]。

Powell 和 Scarffe 认为[3]，疾病概念的定义应该根据该概念在其所部署的机构环境中所扮演的角色进行调整。他们解释："概念是与机构相关的，并由特定的务实、认知或道德目标塑造。"此外，他们认为这些目标在不同机构之间可能有所不同。然而，他们的论文中并没有直接明确这些目标到底是什么。Powell 和 Scarffe 指出："理论统一是一项有价值的科学追求，由于人类医学可以合理地被视为生物科学的一个子集，因此有人可能会认为我们应该致力于统一医学和生物学领域的概念。然而，在兽医学或林业科学等领域有用的疾病概念可能不太适合人类医学的严格规范目标。此外，疾病概念的道德制度维度不仅限于医疗保健分配问题。"

1946 年，世界卫生组织定将健康定义为"身体、精神和社会适应方面的全面良好状态"[4]。这一定义受到批评主要是因为它无法用于科学测量，而且过于宽泛。此外，关于全面良好状态的高标准也被认为是理想主义和遥不可及的。因此，Hube 等人尝试制定新的健康定义[5]，该定义被表述为"面对社会、身体和情感挑战时的适应和自我管理能力"。作者明确指出了健康概念应发挥的不同功能："健康的一般概念对管理和政策很有用，它也可以支持医生与患者的日常沟通，因为它侧重于增强患者的能力（例如，通过改变生活方式），医生可以解释这一点，而不仅仅是通过药物消除症状。然而，为了测量目的、研究和评估干预措施，需要操作定义。"

总的来说，健康的概念或定义是动态的，会随着社会发展和时代需求而不断更新。从最初的"身体、心理和社会福祉的完整状态"，逐渐演变为强调个体在面对各种挑战时的适应能力和自我管理能力。这一转变反映了对健康理解的深化，关注不仅限于疾病的消除，还包括增进个体的整体福祉和提升生活质量。这种更新的健康定义适应了现代社会对健康管理、政策制定和临床实践的多样化需求。

2. 健康宣教方面的法律指导

我国在 2019 年发布的《国务院关于实施健康中国行动的意见》中，明确了实施健康中国行动的基本原则。(1)普及知识、提升素养。将健康素养的提升视为增进全民健康的基

[1]WHO. WHO remains firmly committed to the principles set out in the preamble to the Constitution[EB/OL]. (1946-07-22)[2024-11-12]. https://www.who.int/about/governance/constitution.

[2]VAN DER LINDEN R, SCHERMER M. Health and disease as practical concepts: exploring function in context-specific definitions[J]. Medicine, Health Care and Philosophy, 2022, 25(1): 131-140.

[3]POWELL R, SCARFFE E. Rethinking "disease": a fresh diagnosis and a new philosophical treatment[J]. Journal of Medical Ethics, 2019, 45(9): 579-588.

[4]WHO. WHO remains firmly committed to the principles set out in the preamble to the Constitution[EB/OL]. (1946-07-22)[2024-11-12]. https://www.who.int/about/governance/constitution.

[5]HUBER M, KNOTTNERUS J A, GREEN L, et al. How should we define health? [J]. BMJ. 2011; 343: d4163.

础。根据不同人群的特点,针对性地加强健康教育与促进,确保健康知识、行为和技能成为每个人普遍具备的素质和能力,从而实现人人具备健康素养。(2)自主自律、健康生活。倡导个体作为自己健康的第一责任人,激发居民对健康的热爱与追求。鼓励养成符合自身和家庭特点的健康生活方式,包括合理膳食、科学运动、戒烟限酒和保持心理平衡,以实现健康生活和减少疾病的发生。(3)早期干预、完善服务。针对主要健康问题及其影响因素,尽早采取有效的干预措施,完善防治策略,推动健康服务的供给侧结构性改革。提供系统连续的预防、治疗、康复和健康促进一体化服务,强化医疗保障政策与健康服务的衔接,以实现早期诊断、治疗和康复。(4)全民参与、共建共享。加强跨部门合作,鼓励和引导单位、社区(村)、家庭和个人积极参与,形成社会广泛动员、人人尽责尽力的良好局面[1]。

国家卫生健康委员会于 2021 年发布的《关于统筹推进婚前孕前保健工作的通知》第五点强调了"推进宣传教育和知识普及常态化",以卫生健康节日纪念日为契机,加强大众及重点人群出生缺陷防治知识宣传,结合服务项目推动个性化教育,加快科普推广与资源库建设,并强化婚育健康宣传教育平台,提高公众知晓率[2]。具体来说,可以分为以下几个方面:(1)常态化宣传教育与知识普及。要推进健康宣传教育的常态化,借助"预防出生缺陷日""世界地贫日"等卫生健康活动,进行大众知识宣传。(2)重点人群健康教育。结合婚前和孕前保健以及基本公共卫生服务项目,加强对重点人群的健康教育,确保相关知识得到有效传播。(3)纳入公共卫生服务。指导基层医疗卫生机构将出生缺陷防治知识纳入国家基本公共卫生服务项目的健康教育内容,以提高相关知识的覆盖率。(4)健康科普作品的推广。重视健康科普作品的创作与推广,充分利用优秀的科普作品,提升公众对出生缺陷防治知识的认知。(5)宣传教育前移。坚持宣传教育的关口前移,建设和利用便民的婚育健康宣传教育平台及婚姻家庭健康咨询室,广泛开展对婚育人群的宣传教育和咨询指导。

3. 信息宣传和健康教育方面的资源配置现状

国内各省(区、市)在婚前和孕前保健服务方面都采取了积极措施,以增强公众的健康意识和提升知识水平。北京市加大了健康核心信息的推广和传播力度,提高了公众对婚前及孕前保健服务的意识和婚前孕前健康知识的知晓率。以服务婚育人群为出发点,针对重点疾病和人群,加强了孕前优生健康的宣传与咨询指导。福建省提出了《福建省免费孕前优生健康检查项目实施方案》,呼吁各地区加强与民政、妇联等部门的协调配合,利用免费婚前医学检查和孕前优生健康检查等多种方式,组织叶酸发放,加强对育龄妇女的健康教育,提高目标人群对叶酸知识的知晓率和服用率,确保目标人群的叶酸服用率达到90%以上;2018 年,福建全省目标人群为 20.5 万对,各地的检查覆盖率需达到 80%以上。广东省则推广了广东母子健康 e 手册微信小程序,以及互联网+孕妇学校和家长学校的平台,积极开展出生缺陷防治知识的宣传和教育。

———————————

[1]国务院.国务院关于实施健康中国行动的意见[EB/OL].(2019-07-15)[2024-11-12].https://www.gov.cn/zhengce/zhengceku/2019-07/15/content_5409492.htm.

[2]国家卫生健康委员会.国家卫生健康委办公厅关于统筹推进婚前孕前保健工作的通知[EB/OL].(2020-12-20)[2024-11-12].http://www.nhc.gov.cn/fys/s3589/202101/c98e1d8ff4b74e02866835c61c2649e9.shtml.

宁夏回族自治区则落实出生缺陷的三级防治知识普及和出生缺陷防控咨询，提供婚姻登记、婚育健康宣传教育、婚前医学检查和生育指导的"一站式"服务，确保婚前医学检查制度的落实，进一步加强婚前孕前保健。在西藏自治区，县级的免费优生健康检查和出生缺陷预防项目的目标人群参检率已达到80%以上，出生缺陷防治知识的知晓率达到70%以上，并且参检夫妇的建档率达到了100%。新疆维吾尔自治区将出生缺陷预防知识纳入生命早期1000天的宣传教育内容。

4. 一级预防资源分配的政策建议

公共卫生伦理的核心目标是促进公共健康，这无疑是一种公共利益。社群在保障公共健康方面发挥着重要作用，因为公共健康是"作为一个社会的我们共同努力以确保人们拥有健康生活条件"的体现。因此，强调个体的社会性、追求公共利益并支持国家的干预，理所当然地成为公共卫生伦理的重要理论基础[1]。

在出生缺陷的一级预防中，伦理的取向倾向于社群主义者的观点，也就是说，在个人权利与公共利益之间的冲突中，流行病学伦理选择了优先考虑公共利益。卫生政策的制定需要在最大限度上发挥有限医疗资源的社会效益以及保障每个人对健康权利的平等追求之间寻求平衡。这一两难困境不仅反映了社会卫生问题的现实，也是制定和实施卫生政策的逻辑前提。

制定出生缺陷的一级预防相关卫生政策，首先要明确公共卫生政策与伦理学之间的关系。卫生政策的制定受伦理选择的影响，制定者必须考虑政策对社会成员健康利益的影响。如何从个人健康权利的角度思考政府的责任，以及如何解决不同价值观之间的冲突，都是当代生命伦理学面临的重大问题。因此，探讨卫生政策的伦理维度不仅仅源于理论研究的需要，更是基于我国当前医疗卫生工作的实际需求。从广义上来看，卫生政策不仅涉及对医学研究的控制和伦理困境的决策，还关系到整个医疗卫生体系的宏观制度。在任何层面和阶段，卫生政策的制定不可避免地包含伦理的考量。卫生政策的制定和实施，既受国家政治制度和社会价值观的影响，也受到社会变迁等多重因素的制约，政策的改变是由一系列历史事件共同促成的。选择的导向性决定了卫生政策承载伦理维度。保障公众健康权利的公正性诉求是卫生政策应承载的伦理维度，也是公平与公正社会功能在医疗领域的具体体现，因此，卫生政策应优先遵循公平、公正原则[2]。

伦理调节是卫生政策的制定和实施过程中不可避免的道德活动。卫生政策作为维护和促进社会成员健康权利的行动，应承认健康权利的存在意味着当个人的卫生保健需求能满足时，政府有义务提供适当的解决方案。然而，当今卫生保健资源的有限性与人们对理想健康状态需求的无限性之间的矛盾，不仅引发社会对公正的质疑，还提出了许多亟待思考解决的生命伦理问题。

其次，出生缺陷一级预防政策制定既强调伦理价值，也必须结合公益性目标与公正性诉求。出生缺陷一级预防政策的伦理目标在于提升全社会成员健康权利，使每个人都能公平享有有限的卫生保健资源。这些卫生政策的制定与实施遵循公益性目标与利益诉求相结合的原则。目前，出生缺陷一级预防公共卫生事业的公益性目标具有以下特点：首先，个

---

[1]曾汉君，熊进.卫生政策制定与实施中的伦理关涉研究[J].学术前沿，2016(23)：104-105.

[2]曾汉君，熊进.卫生政策制定与实施中的伦理关涉研究[J].学术前沿，2016(23)：104-105.

人的医疗支付能力和疾病风险应与国家的经济发展水平相适应，体现大众性和普遍性；其次，不同地区和社会群体的出生缺陷一级预防目标、内容和措施存在地域性和差异性；最后，公益性标准具有阶段性和动态性。这些特点为出生缺陷一级预防政策的制定和实施提供了重要的理论依据[1]。

卫生政策一方面要关注现实的可行性，另一方面也重视伦理规范性。第一，政策的有效性应体现在能够切实提高公众的素养上；第二，政策的必要性应明确对社会发展的作用；第三，政策风险与需求保持平衡，确保实施带来的收益与可能产生的伤害和负面影响平衡；第四，政策必须公正无偏地执行，确保所有区域和群体享有平等待遇。

最后，坚持政府在出生缺陷一级预防事业中的责任。公共卫生政策的制定与实施未能有效解决卫生矛盾、平衡卫生资源的公平分配，并缺乏适当的规范性分析框架，主要原因在于经济发展、科学研究与伦理价值之间的关系未能协调。这导致人们常常面临健康合理诉求与满足这些诉求之间的矛盾。因此，在制定公共卫生政策时，必须妥善协调经济发展、科学研究与伦理价值之间的关系，这是确保政策合理性的关键。加强出生缺陷综合防治是提升国家人口素质、建设人力资源强国战略任务，是政府的责任所在。政府应深入推进《中国妇女儿童发展纲要》等法律法规和政策措施，强化出生缺陷综合防治体系建设，提高服务能力；完善政府主导、部门合作和社会参与的工作机制，重点关注出生缺陷高发地区和高危人群，全面推进出生缺陷的综合防治工作[2]。

建立一个由政府主导、部门协作和社会参与的出生缺陷防治工作机制。各级政府须将出生缺陷防治纳入经济社会和卫生事业发展规划，强化政府领导，密切各部门协作，加大财政投入，确保出生缺陷防治经费的保障。同时，继续实施免费增补叶酸以预防神经管缺陷等有效措施，支持贫困地区提供免费婚前医学检查、产前筛查、产前诊断和新生儿疾病筛查服务。政府还应逐步将出生缺陷患儿的治疗与康复纳入基本医疗保障。此外，鼓励和支持社会力量参与出生缺陷防治工作，调动各方资源，共同推进相关工作。政府须加强宣传教育，动员全社会的力量，充分利用广播、电视、报刊等媒介，广泛宣传国家的相关政策和法律法规，普及相关科学知识，提高干部和群众对提升人口素质重要性的认识及自我保健能力。

在此过程中，妇幼健康和计划生育技术服务机构应积极传播预防出生缺陷的科学知识，实施生殖健康促进计划，加强婚育咨询与指导，通过新婚培训、人口学校等多种形式广泛开展宣传和咨询活动，强调婚前医学检查的重要性。对于出生缺陷防治，还须统筹资源。针对危害严重且发病率高的出生缺陷疾病，实施成熟的预防、筛查、诊断或治疗技术，利用公共卫生服务推动防治措施的落实，逐步建立普惠制度，实现服务均等化。而对于危害严重但发病率较低或罕见的出生缺陷疾病，应提供个性化的干预措施，政府须支持科技创新，开发相关技术产品，提升服务的可行性，加强行业管理，完善标准规范和质量监管，确保服务的规范性，并建立多方筹资机制和医疗保障，以提高服务的可获得性。

[1]曾汉君,熊进.卫生政策制定与实施中的伦理关涉研究[J].学术前沿,2016(23)：104-105.

[2]曾汉君,熊进.卫生政策制定与实施中的伦理关涉研究[J].学术前沿,2016(23)：104-105.

第三章

出生缺陷二级预防案例伦理分析

本章旨在对出生缺陷的二级预防中涉及的伦理问题进行深入分析，涵盖多个重要方面，以揭示在实际操作中可能面临的伦理挑战与复杂性决策。首先探讨心智障碍孕妇的生育权，包括该群体生育权的发展历程、国家政策的影响，以及在生育控制中所面临的道德抉择与伦理审查的困境。随后，重点分析患有遗传性疾病胎儿的知情告知，讨论知情同意的必要性、角色差异、隐私权与保密性挑战，并提出相应的告知对策。接着，将探讨缺陷儿终止妊娠的伦理考量，分析相关法律法规、堕胎的争议，以及基于宗教信仰和文化多样性所引发的拒绝治疗的问题。此外，缺陷胎儿出生的决定权部分将讨论胎儿在法律和道德上的地位，以及父母在此过程中所需平衡的权利与责任。为确保孕妇与胎儿权益的平衡，将进一步探讨产前诊断中的自主性原则、产妇的自主权及胎儿的患者地位，强调孕妇利益与胎儿利益的协调。最后，围绕医疗决策，将分析医患共同决策、夫妻决策及家庭成员参与等问题，以及代理决策的相关伦理考量。本章通过对 10 个关键案例的分析，旨在揭示出生缺陷二级预防中存在的伦理问题，提供决策中的伦理指导，以促进更具科学性和伦理性的医疗实践。

第一节　心智障碍孕妇的生育权

典型案例 7

(一) 案例呈现

一名智力障碍的孕妇前往医院进行产前检查，该孕妇此前从未做过任何产检，当时胎儿月龄已经较大，超声检查未发现明显异常，但遗传检查提示胎儿可能存在智力障碍。鉴于孕妇的智力障碍状况，医生告知家属，胎儿可能会有智力方面缺陷，建议家属慎重考虑是否引产。

但医生在与孕妇家属沟通后得知：该孕妇及其家属居住在农村且男方年龄大，其与孕妇结婚的目的就是传宗接代。家属表示：只要有个孩子就可以，并不在乎孩子智力问题。最终，家属并未听取医生的建议而是选择继续妊娠。在胎儿出生后，后期医疗机构随访调查发现，孩子确有智力发育问题。

案例分析问题

1.患有精神疾病的女性有生育权吗？

2.生育权具体包括哪些内容？

3.在医学专家的建议与孕妇及其家庭的意见不一致时应如何处理？

(二)专家评析(李义庭)

我们知道，生育权是人们最基本的权利之一，任何组织或个人都不能剥夺法律赋予的生育权，而且生育权是维系婚姻关系、维持亲情纽带的重要组成部分，对生育权的绝对尊重，就是对人权的基本保障，但是患有精神疾病的女性有生育权吗？

这是必须明确的首要问题。生育权是指公民享有生育子女及获得与此相关的信息和服务的权利。1968年联合国际人权会议通过的《德黑兰宣言》提出："父母享有自由负责决定子女人数及其出生时距之基本人权"[1]。我国的宪法、民法典、母婴保健法、劳动法、《女职工劳动保护特别规定》等法律和行政法规中，对公民享有的生育权利都做了具体规定。如《中华人民共和国妇女权益保障法》第三十二条规定："妇女依法享有生育子女的权利，也有不生育子女的自由"[2]。夫妻生育权是指基于合法婚姻关系的夫妻在一定历史条件下所享有决定是否生育、何时生育以及如何生育子女的权利。生育权是已婚妇女和其他妇女决定是否生育子女和如何生育子女的人身权利。生育权是任何公民，不论男子还是女子，不论是已婚还是未婚，不论是成年人还是未成年人，都平等享有的一项人格权。生育权是指具有合法婚姻关系的男女依照法律规定享有决定是否生育、何时生育和生育子女数量的权利。综上所述，精神病女性是有生育权的，而且国家要保障其生育的权利。精神病的种类很多，除了一小部分器质性精神疾病和智能不足有明确的遗传情形，其余都是体质、心理和环境等多重原因造成的。所以，只要不是先天性的并且有遗传性质的精神病患者，都享有生育权。而患有先天性遗传精神病的人只要符合国家要求，通过医院检查后采取干预措施、避免遗传给后代，也可以享有生育权。

生育权包括：

其一，生育知情权和选择权。生育知情权是指女性作为生育权主体对与自身生育相关的信息所具有的了解知晓的权利，比如避孕节育、优生优育、生殖保健等方面的科学知识。生育知情权是实现其他生育权的前提和基础，直接影响到其他生育权的行使和效果。不知情就不能或不能正确地决定是否生育、何时生育、选用何种生育方式和生育调节方式等。医疗卫生机构应将相关医学检查结果、医院相关处置措施及其风险告知生育主体；政府相关部门应将生育的相关法规和政策告知生育主体，由生育主体进行自主选择。

其二，生育决定权。生育决定权是生育权的核心，最能体现生育自由这一生育权的实质。生育主体有权请求对方帮助或同意自己进行生育，这是生育主体决定生育与否的内心想法表现于外的活动。它包括以下几方面内容：(1)生育方式选择权。生育方式选择权指

[1]OIC Member States. Tehran Declaration[EB/OL].(2010-12-21)[2022-05-05]. https://www.oic-oci.org/docdown/?docID=3021&refID=1111.

[2]中国人大网.中华人民共和国妇女权益保障法[EB/OL].(2022-10-30)[2024-11-12]. http://www.npc.gov.cn/npc/c2/c30834/202210/t20221030_320091.html#top1.

女性有权选择采用何种方式进行生育。随着科技的发展，除了通常的两性结合的生育方式，公民还可以选择人工受孕、试管婴儿等其他方式。(2)生育数量决定权。当生育与性爱相分离，成为一项技术上的问题时，女性便可以决定自己想要生孩子的数量，但这个权利的行使要符合国家的计划生育政策，在保障人口质量、优生优育的前提下进行，使个人生育权同他人社会利益之间实现价值平衡，保障生育权和其他权利同时实现。(3)生育质量选择权。随着现代医学、生物化学、分子生物学以及影像学技术的发展，女性可以借助医疗和医学技术，在怀孕前规避遗传病的发生，孕育健康胎儿，防止遗传性疾病的传播；在怀孕时，对于那些有健康缺陷如遗传性疾病、脑瘫、残疾的胎儿，父母可以选择放弃。

我国《产前诊断技术管理办法》第二十四条规定：发现胎儿异常的情况下，经治医师必须将继续妊娠和终止妊娠可能出现的结果以及进一步处理意见，以书面形式明确告知孕妇，由孕妇夫妻双方自行选择处理方案，并签署知情同意书。对于上面的案例，经遗传检查提示胎儿可能存在智力障碍，医生仍然充分尊重了患精神疾病的孕妇及其家属的生育知情权、生育选择权和生育决定权。鉴于孕妇的智力障碍状况，医生告知家属胎儿可能会有智力方面缺陷，建议家属慎重考虑是否引产，尽到了说明的义务，把握了干预程度，由患精神疾病的孕妇及其家属最后决定。一般情况下，医学专家的意见应该是一致的，在孕妇及其家属与专家给出的意见不同的情况下，应由患精神疾病的孕妇和其丈夫最终决定。

(三) 梳理分析

智力障碍是指起源于18岁之前的认知功能和适应性行为(概念、社交和实践技能)存在重大限制的残疾[1]。精神疾病，也被称为精神病，是一种由于生物学、心理学和社会坏境因素的相互作用导致大脑功能失调的疾病。这种疾病会导致认知、情感、意志等精神活动和个体行为出现不同程度的障碍，从而产生特定的临床表现。智力障碍可导致精神残疾，因此国际上对残疾人的界定包括那些有长期身体、精神、智力或感官缺陷的人[2]。

1. 心智障碍者生育权的发展

1968年，联合国国际人权大会通过的《德黑兰宣言》首次提出了生育权是基本人权[3]，1975年的《墨西哥宣言》再次重申了每个自然人均享有生育的权利[4]；1979年联合国大会通过的《消除对妇女一切形式歧视的公约》首次将生育权写入国际公约，对生育权的保护逐渐发展起来[5]。

尽管智力障碍者同样拥有生育权这一基本权利，但这并不意味着他们在行使这项权利

[1]WILKINSON J E, CERRETO M C. Primary care for women with intellectual disabilities[J]. The Journal of the American Board of Family Medicine, 2008, 21(3): 215-222.

[2]NGWENA C G. Reproductive autonomy of women and girls under the Convention on the Rights of Persons with Disabilities[J]. International Journal of Gynecology & Obstetrics, 2018, 140(1): 128-133.

[3]OIC Member States. Tehran declaration [EB/OL]. (2010-12-21)[2022-05-05]. https://www.oic-oci.org/docdown/?docID=3021&refID=1111.

[4]United Nations Digital Library System. Report of the World Conference of the International Women's Year [EB/OL]. (1975-06-19)[2022-05-05]. https://digitallibrary.un.org/record/586225? v=pdf.

[5]United Nations. Declaration on the Elimination of Discrimination Against Women [EB/OL]. (1967-11-07)[2022-05-05]. https://digitallibrary.un.org/record/586225? v=pdf.

时可以不受任何合理限制。生育权的行使需考虑到个体的全面福祉、子女的权益以及社会的长远利益，因此，必要的支持和合理的规范措施是不可或缺的。1971年联合国大会《心智障碍者权利宣言》对生育权的限制作出如下规定："心智障碍者因有严重障碍而不能明确行使各项权利时，或必须将一部分或全部权利加以限制或剥夺时，用以限制或剥夺权利的程序务须含有适当的法律保障，以免发生流弊。这种程序必须以合格专家对心智障碍者所具社会能力的评估为根据，并应定期加以检查。还可向更高级的主管单位诉请复核。"[1]

但是，在很长的一段时间里，智力障碍者享有的生育权并没有得到落实。加拿大艾伯塔省和不列颠哥伦比亚省颁布了对"精神缺陷者"进行绝育的立法，该立法一直持续到1972年。在英国，1976年海尔布伦大法官裁定，对患有索托综合征的10岁女孩进行绝育，这将剥夺她的基本生育权；1987年，上议院议员授权对患有严重智力残疾和癫痫的17岁女孩进行绝育，认为这符合她的最佳利益，随后，他们还裁定，在缺乏同意的情况下，终止严重智力残疾女性的妊娠并不违法[2]。在20世纪70年代和80年代，冰岛要求有智力残疾的妇女绝育，作为离开她们所居住的机构的先决条件。尽管在大多数西方国家，对智障妇女进行非自愿绝育已不再正式实行，但国际研究表明，智障妇女有时在不知情或未经允许的情况下接受长期避孕[3]。

随着公民对个人权利认知的不断提升，心智障碍群体的婚姻自主权与生育权利问题正日益成为社会各界广泛关注的焦点，引发了深入的讨论与关注。自21世纪以来，我国学术界针对这类特殊人群的生育权问题展开了深入的重新审视与研究，逐渐达成了共识：这类人群同样应当获得社会的广泛认同与尊重，他们拥有自主选择是否生育的基本权利。同时，《中华人民共和国残疾人保障法》第三条"残疾人在政治、经济、文化、社会和家庭生活等方面享有同其他公民平等的权利"，也表明了残疾人享有和非残疾人同等的婚姻生育权利，心智障碍患者作为残疾人的一种，同样也享有这类权利[4]。同时，心智障碍患者生育权问题也成了一项不可或缺、必须论及的话题。2018年12月，由北京城市学院社工实务研究中心（益宝·心智宝）与北京市海淀区融爱融乐心智障碍者家庭支持中心牵头，在北京银杏公益基金会、北京保研公益基金会的资助下，多家心智障碍康复机构共同推出的《中国心智障碍者保障现状及其保障需求调研报告》在北京正式发布。就心智障碍患者生育权实现的条件而言，社会福利机构的存在为他们生育子女及后续抚养提供了重要的支持与帮助，确保了他们在这一过程中的权益得到有效保障。

依据中国残疾人联合会所颁布并实施的《中国实用残疾人评定标准（试用）》，智力障

[1] United Nations. Declaration on the Rights of Mentally Retarded Persons [EB/OL]. (1971-12-20) [2022-05-05]. https://docs. un. org/en/A/RES/2856(XXVI).

[2] ROY A, ROY A, ROY M. The human rights of women with intellectual disability [J]. Journal of the Royal Society of Medicine, 2012, 105(9)：384-389.

[3] STEFÁNSDÓTTIR G V. Sterilisation and women with intellectual disability in Iceland [J]. Journal of Intellectual and Developmental Disability, 2014, 39(2)：188-197.

[4] 中国人大网. 中华人民共和国残疾人保障法 [EB/OL]. (2008-07-01) [2024-11-12]. https://www.gov.cn/guoqing/2021-10/29/content_5647618. htm.

碍者是指自然人的智力明显低于一般人的水平，并显示出适应行为障碍[1]。从临床角度将智力障碍者划分为轻度、中度、重度和极度智力障碍者。我国当前法律体系对于智力障碍者的生育权尚未有明确的专项规定。轻度和中度智力障碍者依法享有结婚与生育的自由，不受法律直接限制。因此，智力障碍者的生育权既需得到全面保护，也需根据他们独特的生理条件和社会伦理考量进行适当限制。为实现这一目标，法律框架内亟须制定针对性规则与政策，以确保智力障碍者的生育权在平等与合理的基础上得到充分的尊重与保障[2]。

2. 与生育权有关的国家政策

为实现出生缺陷干预"降低出生缺陷发病率、降低缺陷儿出生率、提高出生缺陷干预水平"的总体目标，我国政府从 20 世纪 90 年代起做了大量的实效工作，《中华人民共和国国民经济和社会发展第十个五年计划纲要》对出生缺陷防治做了相关阐述，颁布了一系列的法律法规和条例文件。《中华人民共和国国民经济和社会发展第十二个五年规划纲要》依旧是在"加强计划生育服务"中提到，"加大出生缺陷预防力度，做好健康教育、优生咨询、高危人群指导、孕前筛查、营养素补充等服务工作，降低出生缺陷发生率和农村 5 岁以下儿童生长迟缓率"。"十二五"以来，我国卫生计生部门通过实施免费孕前优生健康检查、增补叶酸预防神经管缺陷、贫困地区新生儿疾病筛查等项目，积极普及优生知识，鼓励开展婚前医学健康检查，推进孕前优生健康检查，不断扩大产前筛查和产前诊断人群覆盖面，出生缺陷防治工作取得明显进展和成效。《中华人民共和国国民经济和社会发展第十三个五年规划纲要》提出，"加强出生缺陷综合防治，建立覆盖城乡居民，涵盖孕前、孕期、新生儿各阶段的出生缺陷防治免费服务制度。全面提高妇幼保健服务能力，加大妇女儿童重点疾病防治力度，提高妇女常见病筛查率和早诊早治率，加强儿童疾病防治和预防伤害"。2022 年国家卫生健康委员会发布的《国家卫生健康委关于贯彻 2021—2030 年中国妇女儿童发展纲要的实施方案》提出，"坚持出生缺陷综合防治策略，落实三级防治措施，促进服务衔接。加强出生缺陷防控咨询，推广婚姻登记、婚前医学检查、生育指导'一站式'服务，推进落实婚前孕前保健服务"，加强对出生缺陷的综合防治。

3. 生育控制中的道德抉择

对于轻微出生缺陷胎儿，医务人员往往会通过产前诊断或治疗的处置方式尽可能地保证胎儿的健康和健全。在面对一个存在严重缺陷的胎儿时，是应当让其自然降生，还是采取医疗手段终止妊娠，这一抉择往往令人陷入两难的境地，关乎医学伦理的权衡。王小艳、周启昌认为对出生缺陷胎儿的决策，取决于胎儿畸形的严重程度、是否有纠治的方法、家庭的经济状况和胎儿出生后的生活质量及胎儿父母的意愿和宗教信仰[3]。

出生缺陷胎儿可以根据其严重程度分为两类：重大缺陷和轻微缺陷。重大缺陷指的是需要内外复杂矫正手术来治疗的缺陷，而轻微缺陷则不需要进行复杂的治疗。在临床实践中，二分法过于笼统，往往将出生缺陷分为四类：(1)缺陷不会影响或轻微影响新生儿未来的身体或智力能力；(2)缺陷对新生儿未来的身体或智力能力有一定的影响，但当他们达

[1]中国残疾人联合会网站.中国残疾人实用评定标准(试用)[EB/OL].(2006-12-02)[2024-11-12].https：//www.gov.cn/zttzl/gacjr/content_459939.htm.

[2]吴兰.论我国特殊主体生育权的立法制度[J].兰州教育学院学报，2017，33(2)：148-149.

[3]王小艳，周启昌.产前超声检查的相关伦理学思考[J].医学与哲学(B)，2007，28(2)：59-60.

到一定年龄时，他们有一定的工作能力和自理能力，智力可以达到一定的水平；(3)缺陷严重影响新生儿的身体或智力能力，他们将来不能自理或智力极低；(4)缺陷对新生儿是致命的，如果不能治愈，他们就会死亡[1]。关于出生缺陷胎儿处置问题，研究人员有以下意见。郁凯明认为在产前诊断涉及处理患病胎儿的道德选择问题上遵循四个基本原则：一是尊重夫妻双方的选择；二是不伤害个人和家庭；三是产前结果可靠；四是产前诊断和遗传咨询的自愿性[2]。肖立、厉碧荣认为在胎儿畸形的产前诊断和干预处理中，医务工作者应尽力遵循人道主义精神，并遵守两个最基本的伦理学原则：病人利益至上的原则和尊重病人自主选择的原则[3]。黄钢、章小雷认为新生儿的父母是代替新生儿行使死亡选择的权利最佳代理人，在绝大多数情况下，其双亲的意愿最能代表患儿的意愿，能代表患儿的最佳利益[4]。所以在对严重缺陷新生儿的处理过程中，尊重患儿双亲的意见是极其重要的。

4.心智障碍者生育权实现中伦理审查的困境

(1)认知困境

在心智障碍患者生育权实现过程中，伦理审查所面临的认知困境主要涉及两个方面：患者自身的认知不明确以及社会中某些人对患者的偏见。由于心智障碍患者的智力发育相对较慢，他们无法像正常人一样对自己的行为做出明智的判断和决策，这也包括生育权的实现。社会对于心智障碍患者的偏见显著地受到认知主体差异的影响。一般来说，受过高等教育的人群，由于他们对心智障碍有更为科学、全面的了解，往往能以更加开放和包容的态度接纳这类患者。然而，对于那些思想较为保守或是对此类疾病缺乏正确认知的人而言，他们往往会在日常生活中对心智障碍患者持有偏见，以偏见的眼光审视他们，错误地认为这类人群的生育行为是对自己及后代的不负责任。这种社会认知偏见深刻地影响了心智障碍患者的社会融入与参与，导致他们在社会中被边缘化，甚至其基本权利如生育权也难以得到应有的保障和实现。这种现象不仅阻碍了心智障碍患者平等参与社会的进程，也反映了社会对多元性和包容性理解的不足[5]。

(2)制度困境

生育权作为公民不可或缺的基本权利之一，其重要性日益受到社会各界的重视。随着社会的不断进步与发展，越来越多的社会组织和公益团体开始将目光投向心智障碍患者这一特殊而需要关爱的群体。同时，党和政府也展现出高度的责任感与前瞻性，积极制定和完善相关政策法规，旨在全方位支持心智障碍患者的健康成长与全面发展，确保他们的基本权利得到充分尊重与保障。我国现行的《中华人民共和国母婴保健法》等相关法律规范中有对心智障碍患者生育权的限制性规定，其目的是优生优育、提高人口质量，但不同患者的情况是各不相同的，因此在生育权的实现方面也应该有针对不同患者的不同规定。当前这方面的相关规定是比较缺乏的，少数的几个规定又过于笼统，不加区分地限制了患者

[1]王丹虹，陈平洋.残疾及有缺陷新生儿救治的伦理思考：案例分析[J].医学与哲学(A)，2010，31(9)：17-18，34.

[2]郁凯明.遗传测试和遗传咨询[J].生命科学，2012，24(11)：1277-1282.

[3]肖立，厉碧荣.关于出生缺陷临床干预的决策与思考[J].医学与哲学(临床决策论坛版)，2007，(03)：11-12+21.

[4]黄钢，章小雷.严重缺陷新生儿处理的伦理思考[J].中国卫生事业管理，2002，18(12)：745-746.

[5]张云德，郭倩蓉，万顺梅.心智障碍者生育权的伦理保护初探[J].中国医学伦理学，2020，33(6)：667-671.

生育权的实现。尽管通过伦理审查，我们可以帮助部分受到限制的人获得合法的生育资格，但是伦理审查的依据和社会支持证据的获取都面临着巨大的困难。一方面，由于缺乏明确且充分的法律和政策依据，伦理审查过程中难以达成较为统一的意见；另一方面，医疗方和伦理审查委员会由于缺乏相应的调查权，无法获得可靠的社会支持证据，或者即使获得了证据，也无法预测未来孩子出生后这些社会支持系统是否能够真正发挥作用。这无疑会影响和限制伦理审查工作的效果，甚至可能导致伦理审查陷入尴尬的境地[1]。

第二节　患遗传性疾病胎儿的知情告知

典型案例 8

(一)案例呈现

一孕妇在怀孕 4 个月做产前检查时，B 超提示胎儿双耳发育异常。医生在诊疗过程中，发现其丈夫的面相略显异常，根据专业知识以及诊断需要，接诊医生建议该孕妇的丈夫接受进一步检查。丈夫在后续检查中被诊断患有"鸟面综合征"——一种常染色体显性遗传性疾病。医生告知孕妇实情：胎儿的发育异常属于基因变异导致的遗传性疾病，大概率遗传自孩子父亲；如果再次怀孕，依然有 50% 的概率遗传给孩子。该孕妇在得知情况后非常震惊，在诊室中当场质问丈夫为何从未告知过遗传疾病的问题。该孕妇的丈夫则表示，自己从未进行过遗传疾病相关的检查，二人也未进行婚前检查，并且丈夫表示他本人以及身边的人从未发觉过异常。

医生在后期的随访中了解到，该孕妇已进行了引产，并与丈夫离婚。当事医生很自责，认为夫妻二人婚姻破裂可能与自己直接告知女方患儿的疾病遗传自男方有关；但如果选择不直接告知女方，优先告知男方，医生又担心男方会选择对女方隐瞒，不利于优生优育，并且也会对女方造成伤害。

案例分析问题

1. 接诊医生的做法有无不妥？为什么？

2. 该病为遗传性疾病，经治医生是否有告知女方的义务？

3. 夫妇双方对诊断结果是否应负道德责任？为什么？

(二)专家评析(刘俊荣)

姓名：刘俊荣

职称：教授

单位：广州医科大学

研究领域：医学人文研究

---

[1]张云德，郭倩蓉，万顺梅.心智障碍者生育权的伦理保护初探[J].中国医学伦理学，2020，33(6)：667-671.

学术兼职：教育部高校医学人文素养与全科医学教学指导委员会委员、国家卫健委医学伦理学专家委员会委员、中华医学会医学伦理学分会主任委员

1.接诊医生的做法有无不妥？为什么？

接诊医生的做法欠妥当。接诊医生在了解到孕妇的丈夫确实患有遗传性疾病后，最好先向孕妇的丈夫解释并说明情况，并告知其胎儿双耳发育异常可能来自其常染色体显性致病基因。作为致病基因的携带者，其丈夫有权要求对个人的患病信息加以保密，医务人员也有为其保密的义务。《中华人民共和国民法典》第一千零三十二条规定："自然人享有隐私权。任何组织或者个人不得以刺探、侵扰、泄露、公开等方式侵害他人的隐私权。隐私是自然人的私人生活安宁和不愿为他人知晓的私密空间、私密活动、私密信息。"第一千零三十四条规定："自然人的个人信息受法律保护。个人信息是以电子或者其他方式记录的能够单独或者与其他信息结合识别特定自然人的各种信息，包括自然人的姓名、出生日期、身份证件号码、生物识别信息、住址、电话号码、电子邮箱地址、行踪信息等。个人信息中的私密信息，同时适用隐私权保护的有关规定。"第一千二百二十六条规定："医疗机构及其医务人员应当对患者的隐私和个人信息保密。泄露患者的隐私和个人信息，或者未经患者同意公开其病历资料的，应当承担侵权责任。"同时，《中华人民共和国个人信息保护法》第二条规定："自然人的个人信息受法律保护，任何组织、个人不得侵害自然人的个人信息权益。"尽管该疾病信息关涉到患者后代和其妻子的利益，但作为经治医师，只能建议孕妇的丈夫主动向妻子如实说明胎儿双耳发育异常的原因，以及以后再次怀孕仍有可能生育不健康的孩子的情况，而不应该自己直接告知患者妻子，至少这种做法不是最佳的选择，它既违背了医务人员的保密义务，也不利于患者家庭和谐。

2.该病为遗传性疾病，经治医生是否有告知女方的义务？

在医疗活动中，医务人员的义务表现在两个方面：一方面是对患者的义务，包括承担诊治的义务、解除患者痛苦的义务、向患者解释说明的义务等；另一方面是对社会的义务，包括预防保健的义务、提高人类生命质量的义务、发展医学科学事业的义务等。在该案例中，经治医师发现男方患遗传性疾病后，有责任将实情告知其本人，并向其提出合理化建议以及健康遗传咨询信息。这不仅是对患者负责，也是对其家庭和社会负责，是医生应尽的义务。作为男方的妻子，孕妇对其丈夫的疾病信息虽有知情的权利，但是告知其真实情况的第一责任人应该是其丈夫，而不是经治医生。即使经治医生拟告知孕妇，在丈夫所患疾病不会直接影响其妻子健康的情况下，也应当事先征得其丈夫的同意，只有在征得其丈夫同意后告知孕妇才能得到伦理辩护。当然，从某种意义上说，在该案例中存在着经治医生对患者保密的义务与其对社会负责的义务的伦理冲突之困境，面对这样的伦理困境需要医务人员妥善处理。一般说来，在处理伦理困境时应当遵循以下准则：根本权益优先准则、多元价值优选准则、变通性操作准则、规范与智慧并重准则。就此案例而言，经治医生履行告知义务时，需要充分考虑告知行为可能涉及的诸多利益和价值诉求，在坚持维护患者及其家庭和谐这一根本利益的前提下，运用变通与智慧的沟通技巧，尽到告知的义务。

3.夫妇双方对诊断结果是否应负道德责任？为什么？

该案例中的夫妇婚后之所以孕育一个带有遗传缺陷基因的胎儿，与其婚前未自觉接

受婚前医学检查有一定的关系。《中华人民共和国母婴保健法实施办法》第十条规定：
"在实行婚前医学检查的地区，准备结婚的男女双方在办理结婚登记前，应当到医疗、保
健机构进行婚前医学检查。"婚前检查是结婚前对男女双方进行包括询问病史、体格及相
关检查，以便发现疾病，保证婚后的婚姻幸福，婚前检查对于男女双方都有着重大意义。
《中华人民共和国母婴保健法》第九条规定："经婚前医学检查，对患指定传染病在传染
期内或者有关精神病在发病期内的，医师应当提出医学意见，准备结婚的男女双方应当
暂缓结婚。"当事人依据医生的医学意见，可以暂缓结婚，也可以自愿采用长效避孕措施
或者结扎手术。依此，如果该夫妇在婚前能够自觉接受相关检查，就有可能避免出现案
例中的情况。

当然，按照《中华人民共和国母婴保健法实施办法》第二十一条的规定，如果案例中的
孕妇所孕胎儿有符合国务院卫生行政部门规定的"严重遗传性疾病""严重缺陷"或"孕妇继
续妊娠可能危及其生命健康和安全的"，夫妇双方可以提出终止妊娠的要求，但如果不符
合相关规定，夫妇双方也不应该要求医生对胎儿进行不符合规定和违背伦理的医学处置。
这是因为胎儿虽然还不属于一般意义的人，但它也不同于一般的物，是一种孕育着人的生
命的特殊存在，应当对其予以特殊的保护和尊重。这也是夫妇双方应负的道德责任。

(三) 梳理分析

1. 知情同意与告知

知情同意是指在治疗前向患者提供有关患者权利的信息和提供作出知情决定所需的治
疗信息的过程[1]。作为重要的医疗伦理原则，知情同意被描述为"在患者或研究对象全面
知晓并理解即将进行的诊断、调查程序、内科治疗或外科手术所伴随的风险与益处后，基
于其自主意愿而做出的明确同意"。这一原则的核心要素可概括为"前提条件""信息"及
"同意"三个方面。适当知情同意的前提条件包括患者的能力和自愿。所提供的信息必须
充分且易于理解，同时患者同意授权将要进行的诊断。

比彻姆和邱卓思提出医疗"知情同意"的伦理概念包括两个规范要素[2]。第一要素
是，它强调医生在启动任何治疗或检测程序之前，必须获得患者的明确同意，这一要求根
植于尊重患者自主权的伦理原则之中。患者应当被赋予成为自己健康决策主体的权利，即
成为自己生命故事的作者。若患者因故无法行使此权利，如处于无行为能力状态，则需由
其亲属(代理人)或法律指定的代表在可行的情况下代为决策。但此时代理人的角色并非
完全自主，而是需基于患者的最佳利益进行考量，并尽可能融入患者已知的个人观点与偏
好。从伦理层面来看，这种代理同意紧密关联于有利原则，而间接关联于尊重患者自主权
的原则。

另一关键要素是"知情"的限定条件，它指出有效的同意必须建立在充分理解的基础之
上。这意味着患者或其代表需对拟议治疗的内容、潜在的风险、益处、局限性以及与其他

---

[1] HUDGINS C, ROSE S, FIFIELD P Y, et al. Navigating the legal and ethical foundations of informed consent and
    confidentiality in integrated primary care[J]. Families, Systems & Health: The Journal of Collaborative Family Healthcare,
    2013, 31(1): 9-19.
[2] 比彻姆, 邱卓思. 生命医学伦理原则(第八版)[M]. 刘星, 译. 北京: 科学出版社, 2022: 129.

可行替代方案的比较等有清晰的认识。根据"知情同意"的规范，医疗专业人员有责任提供这些信息，但并非要求事无巨细地罗列所有细节，以免信息过载而妨碍了有意义同意的达成。相反，提供的信息应针对患者或其代表的实际需求，旨在辅助其做出明智的决策。判断信息是否充分的基准是"理性人"标准，特别是在面对可能产生深远影响的决策时，专业人员应鼓励患者根据个人价值观、理想和偏好，提出对额外信息的特定需求。

一些机构和法律部门将向患者告知信息的义务视为知情同意的唯一主要条件。告知通常在同意过程中发挥着非常重要的作用。如果医疗专业人员未能提供信息，那么许多患者和受试者的决策将缺乏充分的依据。目前对于告知指导规范的探索发现，可用来指导告知信息的标准中有两种互为冲突的标准最为突出，即专业实践标准和理性人的标准，此外，还存在第三种标准，即主观标准。(1)专业实践标准，应当以一个专业团体的习惯性做法来决定告知是否充分；(2)理性人的标准，待告知的信息应参照假设的、理性的人来确定；(3)主观标准，通过参考个人的具体信息需求，而不是假设的理性人，来判断信息的充分性。

2.遗传病告知中的角色差异

(1)家庭内部告知

当医师发现或疑似育龄夫妻患有严重遗传性疾病时，有责任提供专业医学意见。若因当前医疗技术局限而无法确诊，医师应向当事人明确说明这一情况，以便其做出知情的决策。针对此类情况，育龄夫妻有权选择采取避孕、节育或不孕等适宜的医学措施，以减少遗传病对后代的潜在影响。鉴于遗传病信息可能带来的社会后果，如影响子女的社会融入、就业选择及婚育决策等方面，患者及其家庭往往承受着巨大的心理压力。在这种情境下，出于对家庭未来及子女福祉的考虑，遗传病患者更可能倾向于对家庭成员保持缄默，避免透露这一敏感信息[1]。

由患者本人主动向直系亲属等核心家庭成员透露遗传病及其相关信息，是成本效益最高的告知途径。这种在家庭层面的直接交流，不仅能够有效控制信息的传播范围，最大限度地维护患者及其家庭成员的隐私权，还能促进家庭内部的情感联结与理解。这种方式也能够将相关的由遗传病产生的不良情绪及家庭矛盾在家庭内部消化，降低遗传病管理的社会负担。此外，鉴于父母与子女间深厚的情感基础和较高的信任度，这种沟通方式更能促进彼此间的支持与协作，减少在应对问题时产生的心理抵触，有效防止家庭成员因压力而采取消极应对行为，共同为患者的健康与家庭的和谐贡献力量[2]。

然而，家庭成员间的遗传病信息告知并非毫无挑战。首要障碍在于，遗传病患者往往不具备医学专业知识，对疾病的本质、遗传风险及应对策略的理解有限，这可能导致他们在向家人传达信息时难以做到全面而准确，进而造成告知的不充分或相对缺失。其次，人们深受我国传统文化影响，家庭观念根深蒂固，尤其强调家族和谐与后代福祉。在这样的背景下，个人在被确诊为遗传病患者时，出于保护家庭特别是避免给后代带来潜在风险的考虑，他们可能会选择对病情进行隐瞒。这种行为虽出于善意，却也可能阻碍家庭成员间

[1]严予若,万晓莉,陈锡建.沟通实践与当代医患关系重构：一个哈贝马斯的视角[J].清华大学学报(哲学社会科学版),2017,32(3):171-177.

[2]周贺微.论遗传病的告知义务与知晓权[J].医学与法学,2018,10(5):15-20.

的有效沟通与理解。此外,我国现行的法律法规,如《中华人民共和国母婴保健法》等,对涉及遗传性疾病的婚育问题有所规定,这些规定在保护社会整体利益的同时,也可能无形中增加了患者的心理负担,使其在面对家庭告知时更加犹豫不决。

(2)医生告知第三者

医方的专业性和权威性,决定了医生告知患者及相关人员遗传病患者遗传病信息的有效性、权威性。但是这种有效性却也因系列障碍而在现实中难以实现[1]。《中华人民共和国民法典》第七编第六章"医疗损害责任"中对医患之间的告知有规定[2]。但是如其所述,相关的告知义务与知晓权利仍然是以医患关系为前提,医生对患者近亲属的告知仅限于"不宜向患者说明的"情形,这种不宜说明的情况一般为重大、紧急或患者具有重大疾病等场合,一般的遗传疾病并不被理解为在此范围内。而且从一般的医生告知义务角度来讲,对于突破医疗合同特定范围之外的人,医生也不负有义务。况且,患者的病情及相关信息属于患者的隐私,在没有特殊规定的前提下,医生是不被允许和认可告知他人该患者的患病信息的。如果医生将该信息告知病人以外的第三者,有侵犯病人隐私之嫌。再者,中国当前的医患关系紧张,导致患者与医生之间的信任度较低,医生作为个人具有趋利避害的本性,"多一事不如少一事"的心态自然降低了医生告知的积极性,其在告知时,尤其是在告知患者之外的第三者方面可能会选择保守告知。

美国的"Tarasoff 诉加州大学董事会案"涉及关于告知第三方但是违反保密协议。1969年,美国发生一起谋杀案,被害者是一位名叫 Tarasoff 的女大学生,凶手 Poddar 是加州大学的一名印度研究生。他曾告诉学校的心理治疗师他打算杀死 Tarasoff,虽然在会谈中从未提起她的真实姓名,但识别出是 Tarasoff 并不难。之后,他杀死了她。再之后,Tarasoff 的父母起诉治疗师及加州大学相关责任人,因为他们没有向 Tarasoff 及她的家人发出任何危险警告。治疗师认为自己不需要对 Tarasoff 负责,因为她不是自己的病人。但法院驳回了这一主张,法院认为治疗师保护公众的需要比治疗师和来访者之间的保密协议更为重要。这个案件直接影响了美国的法律。1976年,加州最高法院裁定:心理治疗师在得知自己的病人有发出威胁,或以其他方式表现出"对他人施加严重危险暴力行为"的计划时,有义务将事情告知受害者、执法人员或采取一切可能的措施,来保护潜在受害者。1985年,加州立法机关规定:只有在治疗师十分确定或预测来访者会对他人造成严重人身伤害,且受害者的真实身份可被合理识别的情况下,治疗师才有保护或警告第三方的责任。Tarasoff 法律如今已经被美国33个州采用,并指导了世界各国的类似立法。然而,由于违反保密协议,这一法律四十几年来一直饱受争议。

在这个案件中,美国加州最高法院认为,医生得知患者将要杀害第三者这一信息之后,有义务告知第三人,甚至这种告知应当是直接地告知第三人。这也就意味着,医生的告知义务在特殊情况下可突破以医患合同为基础的约束机制。在遗传病场合也是如此,遗传病不仅关乎患者个人的生命和健康问题,也涉及人口健康这一公共利益问题。特别是,有些遗传性疾病给人类带来的痛苦和负担难以承受。而且独立的告知义务有利于遗传病患

[1]周贺微.论遗传病的告知义务与知晓权[J].医学与法学,2018,10(5):15-20.

[2]中国政府网.中华人民共和国民法典[EB/OL].(2020-06-01)[2023-10-01].https://www.gov.cn/xinwen/2020-06/01/content_5516649.htm.

者直系亲属在得知相关信息之后，拥有自决权这一基本自由。因此，医方对遗传病患者的直系亲属的独立告知义务，无论是基于个人发展还是人类的整体利益，都具有非常重要的价值[1]。

国外部分学者主张，在特定情境下，如患者面临高度疾病风险且存在潜在干预手段时，医生应被赋予一定的自由裁量权，以决定是否向患者家属披露其检测结果。然而，这一裁量权的行使目前缺乏具体明确的指导原则或操作指南，医生只能依据"利益最大化与伤害最小化"这一宽泛原则进行权衡与决策。这意味着，在实际操作中，医生需要综合考虑患者的健康状况、家庭情况、心理承受能力以及披露信息可能带来的各种后果，以做出最为恰当的判断。此外，由于这类情况并不多见，对其利弊分析的经验调查十分匮乏。在确保患者个人隐私与其家人的最佳利益间如何权衡以达到最佳的平衡状态是长久以来并将继续是一个伦理和社会的开放性问题。

美国人类遗传学协会曾于1998年发表声明，就医生在家属与患者之间遗传信息告知与保密的自由裁量做出说明：医生有义务告知患者遗传疾病的家族含义，最起码应该告知患者其基因检测结果对其自身和家庭成员的风险[2]。作为初始义务，医生应该遵守保密性的一般规定。仅当下列条件满足时，允许作为保密义务的例外情况：无法通过劝说让患者自己告知亲属相关信息；所造成的伤害极有可能发生且是严重、迫切并可以预见的；明确知道处于风险中的亲属是谁并且疾病是可避免、可治疗或现有医学标准表明早期检查将减少遗传风险。医生只有在确认披露信息所带来的潜在益处大于保护患者隐私可能造成的风险时，才应打破保密义务进行解释说明。

虽然传统的专业实践标准广受认可，但比较之下主观标准是信息告知更为可取的道德标准，因为其重视尊重自主性的理念。随着社会公众生活水平的提高、医学科学本身的迅猛发展以及医药卫生体制改革等因素的影响，医患关系已经由传统模式逐渐转变为新型的多元化、平等化模式。新模式将医生与患者摆在平等地位上，医生在诊疗过程中，要将患者平等看待，将服务放在首位，尊重患者的知情同意权和生命健康权，理解患者的痛苦和难处，鼓励患者增强战胜病魔的勇气和信念，从思想上和观念上真正地转变为"以患者为中心"的观念，告知也应发生相应改变[3]。

3.遗传病告知中的隐私权与保密性挑战

在遗传咨询过程中，信息保密和隐私权的问题尤为重要。由于许多遗传疾病具有家族性，遗传咨询往往涉及敏感的伦理议题，关乎家庭成员的健康和未来。因此，作为遗传咨询领域的专业医师，必须严格遵循国家法律法规，不仅要具备扎实的遗传学知识和咨询技巧，还需通过正规渠道获得必要的执业资质，以确保所提供的服务既专业又符合伦理标准，从而保障患者的权益和咨询服务的质量。

然而，许多医院在遗传咨询门诊方面缺乏相应的保密规定或措施，导致诊室内人员混

[1]周贺微.论遗传病的告知义务与知晓权[J].医学与法学，2018，10(5)：15-20.

[2]ASHG statement. Professional disclosure of familial genetic information：the American society of human genetics social issues subcommittee on familial disclosure[J]. Am J Hum Genet, 1998, 62(2)：474-483.

[3]李宇航，丁维光.医方知情告知义务履行中的伦理冲突及解决对策[J].锦州医科大学学报(社会科学版)，2019，17(3)：25-28.

杂。医生在询问家族病史时，往往需要详细了解多个家庭成员的健康状况，但由于其他患者及其家属急于就医，可能在诊室内造成拥挤环境，使得咨询者不得不在众人面前分享那些自己不愿公开甚至难以启齿的病史。此外，细胞遗传和分子遗传的检测结果与普通化验单混在一起，任何人都可能查阅，这无意间侵犯了当事人的保密权和隐私权。

很多咨询门诊并未为每位从事遗传咨询的临床医师提供独立的诊室，通常情况下，几位医师共用一个工作空间。这种安排使得患者的个人隐私难以得到充分保护，也不利于遗传信息的保密。此外，部分医师的保密意识较为薄弱，可能在无意中泄露患者的隐私信息。因此，为了提高遗传咨询的伦理标准和服务质量，医院应当加强对遗传咨询的保密规定，提供独立的咨询空间，并提升医务人员的保密意识，确保患者的隐私权得到有效保障。

1997 年联合国教科文组织公布了《世界人类基因组与人权宣言》[1]，对人类遗传信息的研究和利用提出了若干原则：不论遗传特征如何，应尊重每个人的尊严和权利，遗传数据必须采取必要的保密措施。按照传统隐私保密的观点，个人隐藏于之中的遗传信息应受到保护，未经本人同意，他人不得出于其他目的而使用、或将信息提供给可能对本人不利的第三方[2]。但是，本人的检测结果并非与其他人完全无关。就基因检测和筛查的用途及影响而言，检测和筛查的结果不仅关乎个人，同样也可能关乎他人，例如后代、家人和其他社会部门，并在一些情况下可能直接影响第三方的利益[3]。医学及其他社会机构在通过临床检测及公共卫生筛查的途径获取个人及人群的遗传信息后，应该如何保存或利用这些信息、这些信息在多大程度上是保密的，明确这些义务和责任范围不仅对被检测的个体及整个社会意义重大，同时也将反馈性地影响检测诊疗技术的发展和应用。通过临床及公共卫生筛查的途径获得的遗传信息至少可能在如下三个层面引发隐私的问题[4]：

第一，就个体层面而言，个人应享有对其自身遗传信息的不知情权。信息自决权大致可分为知情权和不知情权两个层面，不知情权并非只是一种消极的防御权，也是人格权与自我决定权的体现，它关涉到人的自我理解以及个体对其自身的一种积极性的生命塑造[5]。在某些情境下，无论是自我检测还是他人筛查所揭示的遗传信息，可能潜藏着对个人当前生活轨迹造成不可逆转负面冲击的风险。这种信息的暴露可能严重干扰个人依据自身意愿规划生活的自由与自主性，同时，也触及了个人隐私权的敏感边界，构成了对个人私密空间的不当侵入。遗传信息不知情权面临着潜在挑战：非针对性的临床检测或筛查可能会发现原本未计划的遗传信息，例如全基因组测序和全外显子测序可能会在所有数据中发现意外的结果；血缘群体的检测或筛查可能会发现对非检测个体具有重要意义的遗传信息。考虑到临床检测和公共卫生筛查中的数据和样本可以用于医学科学研究，后续研究可能会产生与受检者健康利益相关的重要发现。因此，在科研利用知情同意和信息反馈方面应遵守

[1]MAYOR F. The universal declaration on the human genome and human rights[J]. Comptes Rendus Biologies, 2003, 326(10 -11)：1121-1125.

[2]HALLOWELL N, FOSTER C, EELES R, et al. Balancing autonomy and responsibility：the ethics of generating and disclosing genetic information[J]. Journal of Medical Ethics, 2003, 29(2)：74-79.

[3]PARKER M. Confidentiality in genetic testing[J]. American Journal of Bioethics, 2001, 1(3)：21-22.

[4]王赵琛.医学情境下基因检测的伦理学探究[D].北京：北京协和医学院，2014.

[5]甘绍平.信息自决权的两个维度[J].哲学研究，2019，(03)：117-126+129.

何种原则？此外，与遗传学研究相关的报道也可能影响个人的不知情权利。面对遗传学的进展和检测筛查的广泛应用，不知情权的主张引发了一系列理论和现实层面的问题：在认识论层面上，在何种情况下存在不知情权？换句话说，人们如何意识到他们有不知情的权利？在现实层面上，需要明确不知情权是否总是合理的。当不知情权与个人利益发生冲突时，是否仍然应该坚持这种主张，还是应该根据检测结果的不同含义进行权衡考虑？在什么情况下可以允许打破这一主张并履行告知义务？履行告知义务还需要进一步考虑哪些因素？

第二，就家庭层面而言，个人的遗传检测结果往往与家庭成员的福祉紧密相连。在这种情况下，若受检者出于保护个人隐私的考虑，选择不向家庭成员透露其检测结果，那么个人隐私权的维护便可能与家庭成员的知情权及潜在利益需求产生冲突。这种冲突体现了家庭内部不同成员间权利与利益的微妙平衡，需要谨慎处理以维护家庭和谐与成员间的相互尊重。

第三，就人群层面而言，个人在求职、入学、申请健康保险等社会活动过程中，可能会面临来自社会公共或私人机构要求提供医学或健康检测结果的情况。这些机构往往基于其社会职能和利益考量，对遗传信息表现出高度关注。然而，个人检测结果的提交却可能成为引发不公待遇的源头，不仅侵犯了个人隐私权，还可能导致基因歧视现象的发生。这种情况下，个人的基因信息被不恰当地用作评估其能力、健康状况或未来风险的依据，进而限制了其平等参与社会生活的机会。

4. 遗传病的告知对策

(1) 实施人性化告知策略

医生在履行知情告知义务的过程中，可能会引发患者的强烈负性情绪和心理问题。不同患者的心理承受能力存在差异，因此他们对告知信息的需求也有所不同。因此，了解患者的知情意愿并尊重他们的自主决定权在医生履行知情告知决策中至关重要。医生在告知病情时必须关注患者的实际情况，考虑患者家属的影响因素，并综合评估患者的病情分期、家庭状况、受教育程度、年龄等客观条件。重点评估患者的心理承受能力，预测可能出现的心理应激反应，并制定针对每位患者的个性化预防措施和护理方法，真正做到"以人为本"的告知策略。通过巡诊和与患者家属的沟通，了解患者对病情知晓的意愿情况。如果患者愿意了解病情，医生应将真实的诊断结果反馈给患者，即使癌症已经转移或预后不佳；如果预估患者心理承受能力不足或不希望了解病情，医生应与患者家属沟通，选择部分告知或不告知患者诊断结果。如果患者在知晓诊断结果后出现严重的心理应激反应，医生和患者家属需要谨慎对待，提供心理上的关怀、情感上的帮助和支持，引导患者摆脱负性情绪反应。

在确认患者具备知晓自身病情诊断的意愿后，医护人员的首要任务是进行必要的心理疏导，帮助患者建立面对病情严重性的心理准备。随后，应以温和、理解的态度向患者及其家属清晰地传达病情诊断结果，并通过具体的医学案例来解释病情，以减轻患者的紧张感。在针对重症患者的告知过程中，医护人员应特别注意避免使用复杂难懂的医学术语，而是应采取逐步深入的方式，分批次、有重点地提供病情信息。这样做既能确保患者逐步理解和接受，又能避免一次性信息量过大造成的恐慌和混淆。同时，医护人员应时刻关注患者的反应和接受程度，必要时通过生动的例子进行说明，以增强沟通效果。患者得知诊断信息后，会产生不同程度的负面心理问题。医生和患者家属不能忽视这些心理问题，首先应及时作出反应并给予关心和照顾，其次应引导患者将负面情感发泄出来，避免给患者造成二次伤害。与此同时，医生应提供必要医疗手段帮助患者重拾信心，保持乐观积极的心态，为后续治疗做好充足准备。此外，医生不能忽视家属在患者疾病治疗期间的积极作用。医生应通过巡诊交流的机会与患者家属建立相互信任、相互依赖的良好关系，从而了解患者对待疾病治疗的真实想法，更有必要指导家属掌握相关疾病的有效康复措施。并且告知家属应对疾病治疗过程中患者产生的心理应激情绪的有效方法，让患者家属充分了解到，虽然医生履行告知义务会使患者产生不良情绪，但经过多方的共同努力，患者会有较好的心理调整且积极配合治疗，并对治疗结果抱有期望。因此，患者家属的积极作用，对于医生更好地履行知情告知义务以及完成整体治疗方案都有极好的辅助效果。

（2）规范知情告知流程

医生在履行知情告知义务的过程中，尊重患者的自主决定权至关重要。然而，尊重患者的权利并不意味着消极对待，而是应该采用适当的告知形式和技巧来积极引导患者。由于医患之间信息的不对等，医生应秉承职业道德精神，发挥医疗主导作用，积极沟通并了解患者的家庭背景、经济来源、受教育程度等生活背景信息。在此基础上，结合患者的病情信息，医生应给予患者治疗建议和医疗方案。

告知过程中医生的语言应尽量通俗易懂，语速要适中，避免使用专业术语，不要使用专业简称，对诊断结果和治疗方案中的关键性信息要做适当的重复，同时向患者准确表达信息内涵，避免使用模糊的语言掩盖信息。告知语气、态度应亲切随和，避免让患者感受到冷漠或隔阂，良好的态度有利于医患之间的信息交换。如果疾病较难治愈，患者容易产生消极的心理情绪，医生应主动关怀，给予患者心理支持和帮助，运用适当的沟通方式了解患者产生消极情绪的理由并帮助患者走出心理困境。对于病情分期较晚，预后情况不佳等情况，注意遵循保护性医疗原则，避免患者产生抗拒心理和出现不良后果，医生应预先做好告知计划，选择恰当的时间和地点，分段告知患者病情，让患者及患者家属逐渐地接受和适应。

在告知技巧上医生不但要具备较强的沟通交流能力、病情诊断说明能力，而且还应适当地启发患者主动地倾诉。在与患者交流中可以运用提问的形式找寻一些共感的内容，避免使用刺激性语言，发挥非语言沟通的作用，达到科学合理的引导性告知目的。发挥情感交流的作用，减轻患者的心理包袱，减少患者负面情绪，消除恐惧思想，增强患者战胜病魔的勇气和信心。

在临床实践中，医生亲切的关怀和问候不仅可以让患者产生信任感，以顺利了解患者的病情信息，还能让患者得到精神上的慰藉，放下对医生的戒备，消除对治疗手段的猜疑，有助于治疗的顺利开展。在本案例中，医生告知孕妇胎儿的遗传疾病相关情况，旨在为孕妇提供（医学）信息的支持；并且，孕妇来做产前诊断，医生也需要对孕妇解释胎儿疾病的原因。总的来说，该医务人员正是出于保护孕妇的知情权的考虑，而未能履行好对孕妇丈夫的信息保密的义务。这样做虽然关注了孕妇的知情权，但产生了负面结果。

（3）提供人文关怀

知情同意中出于善意的人文关怀和良性沟通，更有利于出生缺陷患者父母或家庭的决策。医务人员应做好关怀和友爱的工作，具体表现在以下几个方面：

提供道德支持。在面对胎儿异常的诊断时，一些父母可能会选择继续妊娠而非终止。这一决定伴随着诸多挑战，包括照顾患有残疾的胎儿或儿童的实际困难，以及在医疗专业人士面前维护自身决定所引发的心理和情感斗争。理想情况下，产前检查过程中，卫生专业人员应强化其作为家庭支持提供者的角色。无论父母是在面临胎儿畸形或疾病风险时选择终止妊娠，还是决定不这样做，他们都应当获得来自医护人员的道德支持与实际援助。这确保了每个家庭都能得到尊重和必要的帮助，以应对他们所做出的个人决定所带来的各种挑战。通过这种方式，卫生专业人员不仅能够提供关键性的医疗指导，还能为这些家庭提供重要的情感支撑。

提供准确和无偏倚的信息，尊重个人的决定。在实践过程中，咨询师需要谨慎处理疾病传递规律和个人责任的问题。特别是对于 X 连锁遗传疾病，在传达遗传信息时，应尽量减轻个人责任的负担，鼓励家庭成员共同承担责任，以保护女性和维护家庭的完整。

缓解心理压力。孕妇在面临侵入性手术前，其增强的焦虑反应可能显著影响胎儿脐动脉的血流量状况。因此，医护人员需熟练掌握与孕妇沟通的技巧，在手术准备阶段努力缓解并平复孕妇的焦虑情绪，通过有效的心理支持来降低其手术前的紧张感。在手术实施过程中，医护人员应持续关注孕妇的情绪变化，适时给予安抚与鼓励，以减少因情绪波动可能引发的产前诊断并发症。此外，手术完成后，医护人员同样不可忽视与孕妇的沟通与交流。通过详细解释术后注意事项、恢复指导及可能的预期效果，医护人员能够进一步减轻孕妇的心理压力与负担，为其创造一个更加有利于康复的心理环境。这些措施不仅有助于促进孕妇的身体恢复，还能提升其对医疗过程的满意度与信任感。

（4）支持孕妇自主选择中的道德决策

个人自主选择原则要求医务人员或研究人员在进行诊断和干预治疗前必须获得孕妇的知情同意。知情同意包括以下三个要素：①在决定接受诊断和干预治疗之前，孕妇应了解其性质、持续时间、目的、方法和可能带来的不便和危害，以及对其健康和个人可能产生的影响；②孕妇已准确理解医生建议的多种诊断和干预治疗方案的利与弊；③孕妇基于自身价值观和信仰自主决定选择哪种方案。例如，当一个胎儿在宫内被发现有畸形时，如果孕妇已经决定流产，那么这个胎儿就不再被视为病人。因此，从产科伦理学的角度来看，中期堕胎是完全合乎道德和被允许的。如果孕妇选择继续妊娠，应该告知她未来可能面临的状况，以便她能够为胎儿的未来做出计划和安排。尊重孕妇的自主权意味着医生应避免对孕妇终止妊娠或继续妊娠的决策动机进行主观推测或价值评判。同时，也应该充分理解孕妇在做决定时所面临的来自丈夫、公婆甚至整个家族的压力。应该告知孕妇她拥有优先决定权，无论她的亲属意见如何，仍应积极鼓励孕妇本人做出最终决定。亲属除代理作用外，也有其他作用，诸如提供感情上、生活上甚至经济上的支持。医生应该寻求亲属的支持和鼓励，加强合作关系；当家属提出了一些有关患者治疗的问题时，医务人员应该尽可能地寻求他们的理解，并且协调患者与亲属及医务人员之间的关系。

（5）坚持讲真话

讲真话是医患沟通的核心。随着以患者为中心的护理方法的扩展，说真话的态度和实践随着时间的推移发生了重大变化，转向何时以及如何在临床实践中向患者说真话。决策过程包括考虑医生和患者之间共享的权利和控制，以及医生应该与患者共享信息的程度。在产前筛查和产前诊断过程中，医患双方存在着医疗信息分布和掌握的不对称，这种情况直接影响着医患信任的建立和患者对医疗效果的评价。

讲真话的辩论是当代生物医学伦理学的核心。在文化因素的影响下，医学中自主与有利之间的微妙相互作用导致了说真话的差异。诚实沟通是尊重患者自主决策的重要组成部分，尤其是在传达坏消息时，这一过程往往既痛苦又艰巨。尽管患者通常更倾向于接受真相，但在面对坏消息时，医生的说真话行为可能成为一项困难甚至危险的任务。缺乏足够的技巧或谨慎操作，可能导致严重后果。

传递坏消息不仅仅是简单地说真话，它还涉及如何管理患者情绪、运用适当的沟通技巧，以及预测所披露信息对患者及其家人的影响等多个方面。最近的一项综合研究显示，在面对突发坏消息时，医生需要考虑微观和宏观系统中的各种因素，包括与患者的关系、患者的家庭背景、医疗机构的环境以及文化背景。尽管如此，说真话仍然是传递坏消息的核心要素。这是一项复杂的任务，需要多方面的沟通能力、理解力和共情技巧。

（6）注重患者的信息保密与隐私权

基因检测中的隐私保护问题。系谱分析和家系调查是确定遗传规律的必要步骤。然而，由于遗传病患者及其亲属往往心理创伤较重，他们通常不愿意向他人透露有关病残和涉及婚育家庭的问题。因此，在进行系谱分析和家系调查时，必须遵循保密原则。基因检测是一种利用基因分析来鉴定个体是否携带致病突变基因的方法。通过基因诊断技术，可以帮助致病基因携带者生下健康的孩子。然而，个人遗传信息也存在泄露或被误用的风险。因此，基因隐私必须得到严格保密，因为这些人本身可能就是遗传病患者或缺陷基因携带者。

隐私保密原则。隐私包括两方面：一是患者的身体，二是有关患者的隐私信息。其一，医生对他所知道的患者身体的情况应该保密；其二，患者有些隐私信息，往往涉及一些个人隐私问题，医生也应该为患者保密。

疾病是患者的个人隐私，医务工作者应对患者透露的病情信息保守秘密。在产前诊断中还涉及孕妇的隐私保护问题，前来咨询或进行产前诊断的孕妇的个人信息、辅助检查报告等均应严格保密。医疗机构应设立独立的咨询室及产前诊断手术室，确保孕妇及胎儿的隐私得到保护，对于诊断结果的告知，也应做好保护孕妇及胎儿隐私的工作。在进行家系调查时，医师应与咨询者在专门的房间内单独谈话。咨询时，除必要的医护工作人员外，避免无关人员进入。

第三节　缺陷儿终止妊娠的伦理考量

典型案例 9

（一）案例呈现

一孕妇在孕 25 周产检时发现胎儿左侧鼻骨发育不良，1 周后（此时孕周 26 周）到省级医院复查。接诊的省级医院 B 超专科医生在为孕妇做胎儿 B 超时，告知孕妇胎儿鼻骨发育不良，唐氏儿也会伴随类似的面部缺陷，因此孕妇非常忐忑和担心并表示不太敢要这个胎儿。孕妇拿到省级医院的检查结果后回到当地，再次到产检医院就诊并告知接诊医生自己不太想要这个胎儿。接诊医生告知鼻骨发育不良，在3岁以后可以修复，建议不能轻易选择流产。但该孕妇唐筛风险是临界风险，所以医生建议先去做羊水穿刺，确定有无染色体异常，等结果出来再做决定。

此后，孕妇与家人商量，一方面认为即便孩子不是唐氏儿，但出生后鼻骨发育不良，要等到3岁以后才能修复，必会受到别人的指指点点；另一方面，家人也考虑到，羊水穿刺结果要2~4周才能出来，那时孕周将超过28周。孕妇此前流产1次，剖宫产1次，胎儿月份太大实施清宫术带来的身体伤害也比较大。一家人左右为难，很难抉择，但最后家人商量后选择了引产。

案例分析问题

1.如何看待两位医生在告知过程中提供的具有不同倾向性的非指导性意见？
2.在什么条件下的流产可以得到伦理辩护？

(二) 专家评析 (张新庆，王笑农)

姓名：张新庆
职称：教授
单位：北京协和医学院
研究领域：生命伦理学、医学人文
学术兼职：中国伦理学会健康伦理专委会副主任、中国医学科学院伦理审查委员会委员
姓名：王笑农，人文医学研究生
单位：北京协和医学院
研究领域：生命伦理学、医学人文
学术兼职：无

1.如何看待两位医生在告知过程中提供的具有不同倾向性的非指导性意见？

我国对于孕14周以上非严重畸形胎儿终止妊娠的相关法律规定含糊不清、亟待梳理和明确的混乱现状，是案例中两位医生的发言具有不同倾向性且处置方向不一甚至相左这一情况出现的重要影响因素。

我国法律法规对于孕14周以上终止妊娠的，仅对允许的情形作出了三类明文规定。一是《中华人民共和国母婴保健法》第十八条规定，经产前诊断，有下列情形之一的，医师应当向夫妻双方说明情况，并提出终止妊娠的医学意见：①胎儿患严重遗传性疾病的；②胎儿有严重缺陷的；③因患严重疾病，继续妊娠可能危及孕妇生命安全或者严重危害孕妇健康的。二是孕14周以上的妇女不符合法定生育条件(政策外怀孕)或符合法定生育条件因离异、丧偶要求施行人工终止符合法定妊娠手术的。三是兜底条款"法律法规规定的或医学上认为确有必要终止妊娠的其他情形"。

在司法实践中，对于不符合上述法定情形的，是否有权自主选择终止妊娠是医疗、法律、伦理复合交织的未解之谜。在医疗技术方面，严重与非严重缺陷鉴定分辨困难、胎儿未来成长轨迹难以预测、如何处理辅助技术所诊断出的胎儿畸形等等，一直都是产科医生所面临的困境；在法律制度建设上，缺乏明确的法律规范、协助终止妊娠的医生是违反法

定义务抑或只是违背"医者仁心"、终止妊娠权利行使及救济途径不清等问题亟待回答；司法实务上，判例又普遍认可"生育选择权（或优生优育选择权）"作为不当出生的侵权客体。

在本案中，检查医生充分了解严重畸形胎儿允许终止妊娠的法律规定，他的发言是出于对胎儿可能患有唐氏综合征的考虑，但缺乏事实依据，缺乏对患者的同理心；当地医院医生的发言从珍重每一条生命的"医者仁心"出发，分析了胎儿降生后的每一种可能——我们不能因为存在严重畸形的可能性而放弃一条可治愈的生命。省级医院医生的发言虽然考虑了相关法规的规定，但执行略显机械僵硬，缺少对法规制定意义的理解。

作为医务工作者，面对缺陷胎儿的出生抉择，应在本职工作中兼顾专业与关怀，向患者提供包含指导性意见与非指导性意见的有温度的医学建议。指导性意见是问诊的基础与重心，作为一位医务工作者，应该向患者提供所有诊疗相关的信息，由具有能力和一定医学知识的患者为自己和家人做出最好的决定。同时，也应和患者分享自己的非指导性意见，即以患者为中心，设身处地、将心比心地考虑患者的艰难处境，以相似处境者的身份，间接引导患者做出更加科学、有益的医疗决策。面对缺陷胎儿，提倡医疗保健优生优育、尊重个人选择是医生应负的责任。

总之，医生对待人工流产的问题应该采取中立的态度，不能帮助夫妻做出生育决定，应该交由孕妇或孕妇夫妻做决定。在遗传咨询的时候，医生在考虑孕妇夫妻的利益时也要考虑胎儿的生命权利。因为唐氏儿病症有轻重之分，有些病情重，严重影响了生命质量，家庭要有足够的精力和能力，此时，医生先要充分告知孕妇及其家人这些关乎自身利益与胎儿权利之间的冲突和无奈，再让孕妇自愿选择。

2. 在什么条件下的流产可以得到伦理辩护？

国际社会对于该不该人工流产的伦理争论此起彼伏，莫衷一是。其中的一个根本原因是人们持有不同形态的宗教或世俗的生命观，而这些难以调和的生命观又直接关乎了争论各方对人类胚胎或胎儿的基本属性、生命价值、生命权利、生命关怀等方面的价值观念、立场和观点的判断和取舍。为此，在该不该对胎儿实施人工流产问题上就出现了两种对立的观点：一种是坚决反对堕胎，一种是有条件限制地允许特定人堕胎。这是一种交织了生殖医学、法学、伦理学与社会文化诸多因素的复杂的生命文化现象。需要指出的是，在那些支持有条件堕胎的人群中，人们给出的支持性理由也是各式各样的，给出的例外情形也不尽相同。

在本案中，做 B 超检查的医生的临床思维逻辑如下：这个胎儿存在鼻梁骨缺失，而唐氏综合征的临床表现也有鼻梁塌陷；唐筛风险是中等风险，因而这个胎儿有可能是唐氏儿。孕妇与家人在得知此临床信息后，决定选择人工流产，理由有 2 条：一是生下来的孩子鼻梁塌陷，可能会造成身心伤害；二是如果胎儿确实为唐氏儿，孕周超过 28 周实施清宫术对孕妇的身体伤害太大。那么，该孕妇及其家人选择人工流产的做法能否得到伦理辩护呢？

我们的基本观点是，该孕妇及其家人医疗决策所依据的信息是不确定的，所做的堕胎决定也是草率的。首先，孕妇应该按照医院医生的建议去做一个羊水穿刺来查看染色体是否有异常，以便确认是否为唐氏儿。如果排除了唐氏儿的可能性，加之新生儿鼻梁塌陷问题又可以在出生后三年内修复，那么，该孕妇仅因担心自己的孩子在三年内可能受到社会歧视的顾虑，不足以成为堕胎的重要理由，胎儿的生命同样珍贵。如果确认是唐氏儿，在充分评估利弊后，并在严格遵循相关政策法规的要求的基础上，该孕妇可以选择流产，其行为也可以得到伦理辩护。正如已故美国生命伦理学家卡拉汉所说，胎儿有一定的道德地位，但一个妇女也是有责任的人，她要对自己、家庭和社会负责，在必要的情况下，妇女的这些责任要求可以超越不得流产的显见义务。

典型案例 10

(一)案例呈现

一孕妇在胎儿 13 周时进行产前检查，结果提示胎儿脐膨出。在胎儿 18 周时再次产检，提示胎儿肝脏膨出。在胎儿 27+周时进行产前检查，结果提示"胎儿脊柱发育异常(脊柱侧弯，呈"成角"畸形)、胎儿脐疝、胎儿单脐动脉(右支缺如)、副胎盘可能、宫腔粘连皱褶光带可能"，多家医院建议该孕妇终止妊娠。

但孕妇及其家属出于宗教信仰，表示拒绝医生提出的终止妊娠建议。最终剖宫产生下一女婴，出生诊断发现，胎儿患有多发畸形，副胎盘，宫腔粘连，羊水过少，脐带扭转。治疗两天后，经与医院充分沟通，孕妇及其家属决定不在该医疗机构继续治疗，要求带患儿出院。

案例分析问题

1. 在案例中医生建议孕妇终止对缺陷胎儿继续妊娠的依据是什么？可能的主要伦理考量有哪些？

2. 面对有宗教信仰的孕妇及其家属，如何处理尊重自主和宗教信仰之间的矛盾？

(二)专家评析(刘俊荣)

1. 在案例中医生建议孕妇终止对缺陷胎儿继续妊娠的依据是什么？可能的主要伦理考量有哪些？

《中华人民共和国母婴保健法》第十七条规定："经产前检查，医师发现或者怀疑胎儿异常的，应当对孕妇进行产前诊断。"第十八条规定："经产前诊断，有下列情形之一的，医师应当向夫妻双方说明情况，并提出终止妊娠的医学意见：(一)胎儿患严重遗传性疾病的；(二)胎儿有严重缺陷的；(三)因患严重疾病，继续妊娠可能危及孕妇生命安全或者严重危害孕妇健康的。"本案例中，在胎儿 27+周时产前检查结果提示"胎儿脊柱发育异常(脊柱侧弯，呈"成角"畸形)、胎儿脐疝、胎儿单脐动脉(右支缺如)、副胎盘可能、宫腔粘连皱褶光带可能"，这表明"胎儿有严重缺陷"，作为经治医师应当向孕妇提出终止妊娠的医学意见。

当然，孕妇及其丈夫是否听取或采纳医生的建议，他们有最终的选择权，经治医生应当进行综合的评判。首先，胎儿不同于一般之物，是一种孕育着人的生命的特殊存在，具有发育成为人的潜能，它承载着夫妇双方的希望和寄托，具有生命的神圣性，需要予以特殊的保护和尊重。其次，胎儿具有其本身的内在价值和外在价值，这不仅源自胎儿的特殊性，也源自人类的情感体验和种族延续。再次，胎儿生命的神圣性和价值与其生命质量有一定的关联性。尊重生命的神圣性是分析生命价值和生命质量的前提，不能因为生命价值、生命质量的降低而完全否定生命的神圣性。当然，也不能因为生命的神圣性而要求人们无差别地对待一切人类生命或潜在的人类生命，这既忽视了生命价值、生命质量的作用和意义，也不符合社会现实。就具有"严重缺陷的胎儿"来说，其生命价值和生命质量与正常的健康胎儿相比，无疑会有所降低或减小，不能因为这种潜在人类生命的神圣性而一味地要求给予其与健康胎儿一样的对待。为了避免其出生后可能遭遇的痛苦和不公，减少家庭的精神折磨和负担，终止其继续妊娠能够得到合理的伦理辩护。这也是需要关注的伦理考量。

2. 面对有宗教信仰的孕妇及其家属，如何处理尊重自主和宗教信仰之间的矛盾？

按照尊重自主原则的要求，医务人员在医疗活动中应当尊重患者自主选择和自主决断的权利。自主性是指患者对有关自己的医护问题，经过深思熟虑所作出的合乎理性的决定并据以采取的行动[1]。患者的自主性不是绝对的，而是有条件的。患者自主性实现的前提条件是：（1）它是基于医护人员向患者提供适当、准确且易于理解的信息；（2）患者必须具有民事行为能力，否则其自主权需要由其家属、监护人或代理人代理；（3）患者做出决定时情绪必须处于稳定状态，情绪过度紧张、恐惧或冲动状态时往往失去自制或难以做出自主性决定；（4）患者的自主性决定必须是经过深思熟虑的，明确了解可能的各种医疗选择及其可能产生的后果，能够对这些后果做出利弊评价并经权衡做出抉择；（5）患者自主性决定不会与他人、社会的利益发生严重冲突。当患者的自主性决定会对他人、社会利益构成严重危害时，应受到必要的限制。

在本案例中，终止继续妊娠的决定与患者的宗教信仰发生了冲突，经治医生应当充分考虑到不同文化背景、宗教信仰对患者自主性的影响，不应当以自己的专业判断代替患者的自主选择。为了维护患者的最大利益，使患者做到充分的知情和选择，医务人员需要为患者提供正确、适量、适度的信息，并让患者能够理解，在此前提下让患者做出自由的选择。在患者的自主选择与医生的专业判断不一致或存在矛盾时，应当尽到解释说明的责任，告知患者如果不遵从医生的医疗决策可能需要面对的问题和后果。如果患者选择不当，应给予积极劝导，而不能听之任之。在劝导无效的情况下，如果患者的选择与他人、社会的利益没有矛盾或不会对他人的生命健康构成威胁或对社会造成严重危害，应尊重患者及其家属的自主选择，并请其签字以示负责。

（三）梳理分析

1. 终止妊娠相关法律法规

《中华人民共和国母婴保健法》第十八条规定，经产前诊断，有下列情形之一的，医师应当向夫妻双方说明情况，并提出终止妊娠的医学意见：（1）胎儿患严重遗传性疾病的；（2）胎儿有严重缺陷的；（3）因患严重疾病，继续妊娠可能危及孕妇生命安全或者严重危害孕妇健康的[2]。

《禁止非医学需要的胎儿性别鉴定和选择性别人工终止妊娠的规定》第二条规定，非医学需要的胎儿性别鉴定和选择性别人工终止妊娠，是指除经医学诊断胎儿可能为伴性遗传病等需要进行胎儿性别鉴定和选择性别人工终止妊娠以外，所进行的胎儿性别鉴定和选择

[1]李本富.试论病人的自主性与医主之间的关系[J].医学与哲学,1999,20(2):4-5.

[2]中国人大网.中华人民共和国母婴保健法[EB/OL].(2017-11-04)[2024-11-12].https://www.gov.cn/guoqing/2021-10/29/content_5647619.htm.

性别人工终止妊娠。第三条规定，禁止任何单位或者个人实施非医学需要的胎儿性别鉴定和选择性别人工终止妊娠。禁止任何单位或者个人介绍、组织孕妇实施非医学需要的胎儿性别鉴定和选择性别人工终止妊娠[1]。

《产前诊断技术管理办法》第二十四条规定：在发现胎儿异常的情况下，经治医师必须将继续妊娠和终止妊娠可能出现的结果以及进一步处理意见，以书面形式明确告知孕妇，由孕妇夫妻双方自行选择处理方案，并签署知情同意书。若孕妇缺乏认知能力，由其近亲属代为选择。涉及伦理问题的，应当交医学伦理委员会讨论[2]。

《中华人民共和国妇女权益保障法》第二十一条规定：禁止进行非医学需要的胎儿性别鉴定和选择性别的人工终止妊娠。医疗机构施行生育手术、特殊检查或者特殊治疗时，应当征得妇女本人同意；在妇女与其家属或者关系人意见不一致时，应当尊重妇女本人意愿[3]。

这些法律法规的实施，旨在保护妇女的生殖健康权，防止非医学需要的胎儿性别鉴定和选择性别人工终止妊娠，确保妇女在生育问题上的自主决定权。

2. 关于终止妊娠的争论

关于终止妊娠(堕胎)的伦理争论主要包括保守主义和自由主义两大派别，分别代表反对堕胎和赞成堕胎[4]。保守主义者，主要由天主教徒和新教右翼人士组成，他们对堕胎的反对主要基于以下论点：第一，杀害无辜生命是错误的；第二，胎儿被视为无辜的生命；因此，杀害胎儿同样是错误的。另一种反对堕胎的论证则是：第一，杀害潜在生命是错误的；第二，胎儿被认为是潜在的人；结论是，杀害胎儿也是错误的。

与此相对，自由主义者则提出了三种支持堕胎的论证。首先，他们认为限制堕胎的法律往往会产生适得其反的效果。具体而言，这些法律并不会有效阻止堕胎，反而会将其推向秘密进行。渴望堕胎的女性通常处于绝望的境地，她们可能会冒险在非正规环境中进行堕胎，这样不仅增加了医疗事故的风险，还可能导致严重后果，甚至死亡。因此，禁止堕胎的法律往往会加重那些不愿意怀孕女性的困境和危险。其次，自由主义者认为限制堕胎并非法律应有的职能。他们将堕胎视为"没有受害者的犯罪"，因为胎儿被认为是受害者，但从严格意义上说，胎儿并不具备独立的利益。"只有当某个生命的利益受到侵犯时，才能构成受害者，而胎儿并没有独立的利益可言。"最后，女权主义的论点强调，女性有权对自己身体内发生的事情做出选择。这一论证并未否认胎儿的无辜性或生命权，但指出，拥有生命权并不意味着可以占有他人的身体。

关于堕胎的核心争议在于"胎儿是否为人"以及"人的生命始于何时"。保守主义反对堕胎的主要论证中，前提一是毋庸置疑的，其得出的结论也合乎逻辑，而争议的焦点则在

[1]国家卫生健康委员会网站.禁止非医学需要的胎儿性别鉴定和选择性别人工终止妊娠的规定[EB/OL].(2016-03-28)[2016-05-01].https://www.gov.cn/zhengce/2016-03/28/content_5713803.htm.

[2]国家卫生健康委员会.产前诊断技术管理办法[EB/OL].(2019-02-28)[2024-11-12].http://www.nhc.gov.cn/wjw/c100022/202201/cc1b3e0cfc0c4e138b2f4e4c986eecc9/files/120b0eef6b364041953ef87dd9657e90.pdf.

[3]中国人大网.中华人民共和国妇女权益保障法[EB/OL].(2022-10-30)[2024-11-12].http://www.npc.gov.cn/npc/c2/c30834/202210/t20221030_320091.html#top1.

[4]刘恒山.彼得·辛格生命伦理思想研究[D].长沙：湖南师范大学,2014.

于前提二，即胎儿是否被视为无辜的生命。保守派人士认为，受精卵到婴儿的发育是一个连续的过程，而在这个过程中，并不存在一个具有重要道德意义的分界线。常被提及的分界标准，如出生、存活、胎动和知觉等，都缺乏足够的道德权威。因此，他们主张，应当将对婴儿的保护扩展到胎儿身上。换言之，受精卵、胚胎及胎儿都被视为具有人类基因的个体，其本质具备理性和道德人格，理应享有生命权。在这种情况下，堕胎便被视为对无辜生命的剥夺，因而被认为是错误的。

相对而言，在自由主义者支持堕胎的三种论证中，前两种主要涉及法律层面的讨论，而非伦理层面。即便是第三种论证，也未否认胎儿的无辜性。这样一来，自由主义者的论证未能在不质疑保守主义关于胎儿无辜性前提的情况下为堕胎辩护。原因在于，自由主义者未能在受精卵与婴儿之间找到一条具有重要道德意义的分界线，未能明确任何事件或发展阶段，从而将拥有生命权的对象与不具备生命权的对象加以区分，无法清晰表明胎儿属于哪个发展阶段。

胎儿的道德地位通常被认为取决于其生物学及道德意义下的受精过程，或是中枢神经系统功能的生物学和道德意义。胚胎向胎儿的过渡被视为人类有机体生命的开始，也是胎儿作为人类道德地位的关键标志。这一观点可以总结为胎儿生命道德地位论：（1）人类有机体的生命始于胎儿发育阶段；（2）人类胚胎的非有机体生命始于受精；（3）人类胎儿作为人类具备内在的道德地位；（4）人类胚胎作为非有机体的人类个体则具备外在的道德地位[1]。

美国女性主义哲学家内尔·诺丁斯从"关怀伦理学"的视角分析流产，认为流产是母亲在决定终止与胎儿关系时的选择，强调需要针对具体情境进行分析。她指出，一个人之所以被视为人，并不在于其理性能力，而在于对他人情感的回应。因此，在胎儿尚未对这种关怀做出反应之前，女性有权选择流产。

关于堕胎的伦理争论，确实涉及道德、法律等多个层面。保守主义与自由主义之间的分歧，反映了社会对生命、权利与选择的不同理解。这一伦理争论不仅仅是学术讨论，更涉及深刻的文化和宗教信仰差异。尊重不同观点的存在，是理解和对话的基础。无论是保守派还是自由派，双方都有其立足的理由和背景。堕胎的伦理争论将继续存在，采取开放、尊重和理性的态度将有助于促进这一复杂话题的健康讨论。通过理解与包容，我们能够更有效地应对这一社会挑战，并为未来的对话打下良好的基础。

3. 基于宗教信仰和文化多样性的拒绝治疗

一些宗教团体保留了关于健康、疾病和医疗的独特信仰，这些信仰有时会影响患者对治疗的态度，而医生可能会觉得患者的选择显得轻率或不安全。同时，来自不同文化背景的人们可能会对当下流行的医疗方法感到陌生甚至反感。在这种情况下，医生需要努力使医学诊断显得更加合理，以便从伦理角度鼓励患者选择更合适的治疗方案。

一些对特定信仰缺乏了解的医生，可能会认为这些信仰显得极端，进而判断持有这些信仰的患者在决策能力上存在缺陷。这种看法是不公正的，反映了偏见与无知。在缺乏明确证据表明患者缺乏决策能力的情况下，应当假定他们具备正常的选择能力。

在面对来自不同宗教信仰或文化背景的患者时，医生应当提升自身的文化能力，并创

---

[1]BROWN M T. The somatic integration definition of the beginning of life[J]. Bioethics, 2019, 33(9)：1035-1041.

造机会让自己更好地了解患者的文化信仰。文化传播者，如牧师或受过专业培训的人，能够进行有效的解释和沟通，翻译人员则可以帮助解决语言障碍。然而，需要注意的是，即使是讲同一种语言或来自同一国家的人，也不一定能够胜任翻译的角色。此外，医生应当谨慎对待文化成见，因为某些来自不同文化背景的患者，其价值观、意愿和生活方式可能与主流文化大相径庭。

在可能的情况下，医生与患者应共同探讨一个双方都能接受的治疗方案，关键在于明确双方的共同目标，并以双方都能接受的策略来实现这些目标。对真实案例中伦理冲突的反应，往往取决于具体的情境背景。

4.有选择能力的患者对治疗的拒绝

有选择能力的患者在面对治疗时，可能会拒绝医生的建议。即使沟通良好，有时患者仍会选择不接受治疗。如果所提议的治疗方案具有选择性，或者拒绝的后果相对轻微，通常不会引发伦理问题。然而，当治疗涉及拯救生命或预防严重后果时，医生就可能面临伦理困境。在这种情况下，医生是否有责任在不顾患者意愿的情况下采取行动？从伦理角度来看，应该尊重有理解和决策能力的患者拒绝治疗的权利，即便这样的拒绝可能导致严重的后果，因为这符合自主权的原则。

然而，当患者以理性的理由拒绝合理的治疗时，责任心强的医生往往会感到难以接受。特别是当有能力的患者故意提出与自身利益相悖的拒绝要求时，更会令医生感到不知所措。为了尊重患者的自主权，医生和家属都需要承诺接受任何可能的结果，尽管这种选择有时可能是不明智的。

第四节　缺陷胎儿出生的决定权

典型案例 11

(一)案例呈现

一孕妇孕 23 周左右时，B 超检查发现胎儿患有法洛氏四联症，孕妇夫妻二人在医师的建议下进行了基因检测。两个月后，医生通知该夫妻，胎儿及母亲的基因测序结果已出来：胎儿存在某个位点的基因突变，母亲没有该突变。该突变会导致孩子患上常染色体显性遗传疾病。该类遗传病可能的表现包括：法洛氏四联症、生殖系统发育异常(如阴囊发育不良、小阴茎、小阴唇增大等)、骨骼发育异常(如髌骨脱位、髋关节挛缩、坐骨发育不全等)、颅脑发育异常、智力障碍等。由于该基因缺陷在全球的报道例数都极少，目前尚难以明确其疾病表征。

此时，该孕妇孕龄已到 31 周，除法洛氏四联症外，胎儿暂未查出其他该遗传疾病的表征。在进行遗传咨询时，医生建议，进一步完善丈夫的基因测序以明确胎儿的疾病是否遗传自父亲；如父亲基因突变阳性，则胎儿合并其他症状的可能性会下降，但依然有出现多种并发症的可能。

该夫妻目前系第二胎；第一胎的孩子因为先天性疾病出现胎停后流产；孕妇现 31 岁，

年龄偏大，比较看重这个胎儿。经医生充分告知患者和胎儿可能面临的情况后，患者夫妻决定视丈夫的基因检测结果再最后决定胎儿的去留。但丈夫的基因测序结果出来需 2 周左右，那时胎儿月龄将达 33~34 周，若要终止妊娠情况会十分不利。

案例分析问题

1. 如何理解胎儿的道德地位？

2. 胎儿拥有怎样的生命权利？

3. 谁来决定先天缺陷胎儿该不该出生？

4. 我国政策规定对胎儿出生决定权有着怎样的影响？

(二) 专家评析 (张新庆，王笑农)

1. 如何理解胎儿的道德地位？

本案中存在的一个突出的伦理问题是关于胎儿的生命权利问题。一个自然人有绝对的生的权利，但胎儿却没有此"殊荣"。主流的说法是：胎儿不是自然人，没有同自然人一样的道德地位，也就得不到与自然人相同的法律保护。这种主流观点得以成立的关键在于：胎儿不具备与自然人一样的道德地位。那么，什么是"道德地位"呢？坦率地讲，这是一个较为抽象的元伦理学概念。一般说来，当某个实体自身的价值或利益，被人们当做判断某一行为是否合乎道德的因素时，这个实体就具备了道德地位。

这个哲学界定实在不好理解，我们不妨从胎儿和分娩后的人的本质特征变化来加以解读。一个人的生命包括了自然属性、社会属性和精神属性，而胎儿随着怀孕时间的增长，其自然属性逐渐完善，但精神属性和社会属性却几乎处于空白状况。出于对胎儿自然属性的肯定，而十月怀胎的结果将是形成完整意义上的人，他会有自身的性命、人格、精神上的期望价值，因此无端终止胎儿发育成人是不道德的。不过，鉴于胎儿仅仅是一个潜在的人，尚且没有社会属性和精神属性，因而并没有绝对的生的权利。如果继续怀孕将威胁或侵犯到孕产妇的生命时，在充分知情同意的情况下终止妊娠是可以得到伦理辩护的。胎儿的道德地位不高于孕产妇的道德地位。在法律上，胎儿的权利不应超过孕妇的权利。因此，胎儿发育成人的期望价值是其生的权利存在的必要条件，而非充分条件。

2. 胎儿拥有怎样的生命权利？

对于胎儿的自身权利，《中华人民共和国民法典》第十六条规定："涉及遗产继承、接受赠予等胎儿利益保护的，胎儿视为具有民事权利能力。"为保护胎儿的利益，我国《民法典》采取预先保护主义，在胎儿娩出时是活体的情况下，法律视胎儿为已出生，使胎儿具有部分民事权利能力，从而享受部分权利，具体包括：(1)继承权；(2)受遗赠权和受赠与权；(3)人身损害赔偿请求权；(4)抚养损害赔偿请求权；(5)身份权请求权。如胎儿死产，则上述权利在事实层面上无法取得。因此，我国法律规定对于分娩前的胎儿，仅保护其所享有的以出生为条件的期待权。综上，胎儿自身并不具备生命权，监护人对胎儿出生决定权的行使，也自然不构成对胎儿人格权、生命权的侵犯；同时，医疗人员的医疗救助行为目的是保护自然人的生命健康权，未分娩的胎儿既不属于自然人，也不具备生命权，也就不会具有"患者"身份，对胎儿健康状况的诊断可以视为对怀孕女性自身身体状况诊断的一部分。

3.谁来决定先天缺陷胎儿该不该出生?

胎儿出生决定权的权利归属问题,应综合考量胎儿自身所具备的民事权利、胎儿监护人的各自意愿以及国家政策规定,进而做出判定。通常认为,当父母意见不一致时,怀孕女性对自己体内胎儿的出生决定权处于支配性地位。对于父母双方各自对胎儿出生决定权的不同意愿,《中华人民共和国妇女权益保障法》第三十二条规定:"妇女有生育的权利,也有不生育的自由。"《最高人民法院关于适用〈中华人民共和国民法典〉婚姻家庭编的解释(一)》第二十三条规定:"夫以妻擅自终止妊娠侵犯其生育权为由请求损害赔偿的,人民法院不予支持。"未分娩的胎儿只是女性身体的一部分,每个人都有对自己身体的处分权,所以女性有权自行决定胎儿的去留。这一法律条文变相说明,我国立法机关将胎儿是否出生的最终决定全权交到了胎儿母亲的手中,即使是配偶也无权干预怀孕女性的权利行使。从权利的位阶考虑,女方享有的生育权是基于人身权中的生命健康权,男方所享有的生育权是身份权中的配偶权。当两个权利发生冲突时,法律应当首先关注生命健康权,而非配偶权。

因此,男性和女性都有生育权,但在双方意见产生冲突时,女性有生育决定权,女性可以不经配偶同意而选择流产。当然,男性也完全可以据此为由认为夫妻双方因生育问题导致了感情破裂而提出离婚。综上所述,怀孕女性对自己体内胎儿的出生决定权处于支配性地位。本案中夫妻二人的生育权皆得到了最充分的保障,因为他们就孩子是否出生达成了共识,以客观的医疗检查结果好坏作为是否诞下胎儿的依据。但从法律角度出发对这一决定进行解构,在此过程中丈夫只是建言与提议,而妻子则掌握了最终的决定权。

4.我国政策规定对胎儿出生决定权有着怎样的影响?

河南省、山东省青岛市等多个省市人大、卫生部门或计生委员会,以法规形式规定孕14周以上的妇女不符合法定生育条件或符合法定生育条件因离异、丧偶要求施行人工终止妊娠手术的必须提出申请,写明终止妊娠原因,并送交相关部门签署审批意见,最终怀孕女性将核准的意见交施术单位审批后方可施术[1]。本案中的怀孕女性已经达到31周孕期,等待检查结果出炉后更是已经达到34周孕期,如若坚持引产,则必须根据当地政府及医院规定,做引产的操作性分析和终止妊娠原因的审核,在明确怀孕女性能够承受引产可能带来的损伤,并通过对终止妊娠原因的审批后方可执行引产手术。

(三)梳理分析

1.胎儿的法律地位

鉴于胚胎尚未实际拥有行使权利与承担义务的能力,对其权利的保护主要依赖于广泛的社会法律框架、道德规范、文化观念以及相关制度的综合作用。从立法角度来看,已经有10个国家的宪法文本明确规定了胎儿的生命权,这些国家有智利、巴拉圭、爱尔兰、危地马拉、赞比亚、委内瑞拉、斯洛伐克、捷克、乌干达以及洪都拉斯。德国也通过宪法判例确认胎儿是宪法上的人,是生命权的主体[2]。我国民法典对胎儿法律主体地位的赋予采取"独立呼吸说"界定方式,即胎儿离开母体并成功进行独立呼吸,哪怕呼吸仅有一秒,则

---

[1]青岛市卫生和计划生育委员会.青岛市卫生和计划生育委员会综合治理出生人口性别比工作规定[EB/OL].(2018-05-07)[2018-05-11].http://www.qingdao.gov.cn/zwgk/xxgk/wjw/gkml/gwfg/202010/t20201017_362622.shtml.

[2]陈帮锋.主观权利概念之理论检讨:以胎儿的民事权利能力问题为中心[J].法学研究,2021,43(5):44-61.

须认定其已成为民事法律主体，具备相应的民事权利。《中华人民共和国民法典》第十六条规定："涉及遗产继承、接受赠予等胎儿利益保护的，胎儿视为具有民事权利能力。但是，胎儿出生时为死体的，其民事权利能力自始不存在。"胚胎或胎儿的母亲、父亲和其他法定监护人必须承担对胚胎和胎儿进行保护的义务，任何人不能随意侵害胚胎和胎儿的权利。另外，为体现对"胎儿"的特别保护，我国刑法和治安管理处罚法规定，孕妇不适用死刑和治安拘留。

作为人类生命存在的特殊形式，胎儿享有的合法权益理应得到保护，这不仅仅是对每一个潜在生命的深切敬意，更是人类对于生存权这一基本人权不懈追求的具体体现。然而此前，我国民事法律中对于胎儿权益保护的有关规定较少，仅《中华人民共和国民法典》第一千一百五十五条提到胎儿的遗产继承权。"遗产分割时，应当保留胎儿的继承份额。胎儿娩出时是死体的，保留的份额按照法定继承办理。"由于对胎儿的保护力度不足，几乎没有适用的法律来保护胎儿的民事权益。胎儿是每个人都必须经历的生命阶段，赋予胎儿独立的法律地位，并给予他们坚实的民法保护，既是对每个即将出生的个体的善待，也是对社会的善待。正视胎儿的民事法律地位，重视胎儿的权益保护，不仅是对胎儿的关怀和呵护，更是司法实践中的现实需要。

2. 胎儿的道德地位

随着人类辅助生殖技术的进步和人类胚胎干细胞的发展，关于胚胎是否具有道德地位的争论从未停止。科学技术的发展使得解决这个问题的必要性越来越迫切。人类胚胎干细胞的研究被认为是 21 世纪最重要的科技进步之一。胚胎干细胞被称为"万能细胞"，可分化生长成人类各种组织，是最理想的移植原料库。其研究成果可治疗遗传性疾病和器官损伤性疾病，如糖尿病、肝硬化、帕金森综合征等，也可解决器官移植中器官来源不足的问题。然而，人类胚胎干细胞一般是通过损伤胚胎获得的，甚至可能导致胚胎死亡，这引发了广泛的争议。胚胎是可以通过分娩发育进而生长成人的实体，以研究为目的破坏胚胎可以被允许吗？此外，在实施辅助生殖技术的过程中，是否可以处理多余的胚胎？它可以用作研究材料吗？胎儿人体实验、辅助生殖技术以及器官移植供体的胎儿化将给人类健康带来巨大的好处，但这些研究或成果的使用必须面对胚胎的道德地位。如果这个问题得不到解决，这样的科学研究及其成果的使用不仅会面临巨大的伦理阻力和道德谴责，还会面临诸多社会风险[1]。

人类胚胎的道德地位问题已经争论了数千年，随着社会文化的演变，这一议题变得愈发复杂和深刻，在对待胚胎的态度上出现了总括保护主义、个别保护主义和绝对主义三种不同的观点。总括保护主义声称，所有涉及胚胎或胎儿利益的问题，胎儿都被视为已经出生；个别保护主义认为，胚胎或胎儿原则上不能享有权利，只有在某些特殊情况下才被看作能够享有权利；绝对主义断然否认胚胎或胎儿具备权利能力。女权主义者及自由派人士支持堕胎、强调母亲的"选择权"，他们承袭霍布斯、洛克以来的自由主义思想，坚持人身自由和权利，强调女性有控制自己身体的权利，有选择是否生育和终止妊娠的自由。女权主义者还认为，女性只有拥有控制自己身体和决定是否终止妊娠的权利，才能进入公共生

[1]冯泽永.人类胚胎的道德地位[J].医学与哲学(A)，2013，34(11)：6-9.

活,享受其他她应该享有的自然权利[1]。总的来看,关于胚胎道德地位的争论,大致分为三派:反对胚胎有道德地位、支持胚胎有道德地位、中间主义者。

胚胎或胎儿的地位被视为介于动物与社会人之间的特殊存在。持这种观点的人认为,胎儿不仅在遗传意义上属于自然人,而且具备成为潜在位格人的可能性。也就是说,胎儿在某种程度上高于其他动物,但又低于已具备社会属性的人类。这一观点将"人"划分为"生物人"和"社会人"两个层次,区分这两者的本质特征在于"自我意识"的存在与否。自我意识的形成和维持依赖于两个关键因素:首先是生物学上的基础,即人脑的结构与功能;其次是个体所处的社会关系环境。换言之,胎儿虽然在生物学上具备成为人类的潜力,但其真正的"人"的身份和社会性的实现,还需要通过与他人的互动和社会关系的建立来完成[2]。这种理论框架强调了生物与社会之间的相互作用,提示我们在探讨人类生命的道德地位时,不能仅仅依赖生物学的视角,还应考虑到社会和关系的维度。这一思考不仅丰富了对人类身份的理解,也为我们在伦理和法律层面上审视胎儿的地位提供了新的视角。此外,根据西方的契约主义和非西方的"预付人权"理论,尽管胎儿无法获得与理性同等的人权地位,但在特定条件下,其人权资格仍不可忽视。基于对人和人类价值的尊重,尽管胎儿不能视为人权主体,作为潜在的人权主体,应赋予其基本的人权,包括生命权和健康权。

玛丽·安·华伦(Mary Anne Warren)提出了判断道德地位的七大原则:第一是尊重生命原则。对活着的生物,在没有充分理由的情况下不得伤害;第二是反残忍原则。有感觉的生物不得杀或遭受痛苦,除非有更高道德地位的人或其他生物在没有更好选择的情况下才可如此。第三是道德主体原则。道德主体享有平等的道德权,包括生命权和自由权。第四是人权原则。与第三原则一致,当生物有感觉但不是道德主体时,仍享有相同的道德权利。第五是生态原则。活着的物体若非道德主体但对生态重要,仍享有比其内在特性更多的道德权利。六是相对特殊化原则。在前五条原则的框架内,社区中的非人类成员应享有超过其内在特性所应得的道德权利。第七是相互尊重原则。在一到六条原则的约束下,所有道德主体之间都应相互尊重[3][4]。

3. 胎儿的生命权

生命权是最为基本和重要的权利。随着社会的不断进步和人权意识的提升,人们对生命权的关注也日益增强。胎儿阶段是人类发展过程中不可或缺的初始阶段,胎儿与自然人在本质上都属于同一类人,但它们代表了人类在不同发展阶段的不同表现形式。从某种角度来看,关注胎儿的生命权实际上也是对人类自身生命权的关注。

一些学者认为,胎儿在早期妊娠阶段尚未具备独立于母体生存的能力,甚至没有人类的基本特征,因此不应将其视为生命,胎儿不享有生命权。从客观角度以及道德角度出发,妇女进入妊娠期后就应将胎儿视为生命。在客观上,胎儿生命的维持需要依赖母体,

[1]冯泽永.人类胚胎的道德地位[J].医学与哲学(A),2013,34(11):6-9.

[2]冯泽永.人类胚胎的道德地位[J].医学与哲学(A),2013,34(11):6-9.

[3]TUANA N, TONG R. Feminism and philosophy: essential readings in theory, reinterpretation, and application [M].
　　 Colorado: Westview Press, 1995.

[4]王延光.论干细胞研究中胚胎的道德地位[J].中国医学伦理学,2006,19(2):6-10.

生命权的享有也需以牺牲部分母体权益为前提。因此，对胎儿生命权可以作如下界定，即在不影响胎儿母体生命及健康安全的前提下，在法律允许的范围之内胎儿所享有的生存权[1]。

在生育伦理学中，胎儿生命权是重要的伦理问题。对此，保守主义者、自由主义者各持不同的观点，保守主义者强烈反对堕胎和生育技术，自由主义者认为生育是个体的人格权，个体有权利决定是否生孩子、以何种方式生孩子。从社会学的视角来看，虽然胎儿并不是真正意义的人，只是潜在和逻辑意义上的人，但也不能将胎儿视为母体的附属品，应当充分尊重胎儿的生命权[2]。

4.胎儿出生决定权

在面对出生缺陷胎儿是否应该出生及其出生条件的问题上，周启昌等学者提出需要综合考虑胎儿在出生后是否具备独立生活的能力和生存潜力。他们认为，如果将出生缺陷胎儿视为"病人"，则应以病人的利益为优先，进行救治，并评估对其未来生活的潜在影响。Panicola进一步指出，救治出生缺陷胎儿时应关注其疾病的治疗指征，强调优先考虑胎儿自身的利益和未来发展能力。对于那些没有希望的胎儿，建议放弃治疗[3]。Clark对不同类型的出生缺陷进行分类，认为在救治时应优先考虑那些具备成长和疾病可治疗潜力的胎儿，而对于无未来发展能力的胎儿则应予以放弃[4]。陆宇宏等则主张应积极救治可能具备"自我意识"的胎儿，而对于严重缺陷或可能死亡的胎儿则应放弃治疗。同时，他们强调救治决策还需考虑社会资源的公正分配及家庭的意愿[5]。王丹虹等学者认为，随着医学的不断进步，救治出生缺陷胎儿的决策不应仅仅关注其生存能力，更需重视未来的生活质量。他们从社会人口素质、资源利用及家庭负担等多方面探讨了重症出生缺陷对社会的影响，最终得出结论，建议对重症出生缺陷胎儿放弃治疗[6]。

在医学伦理学中，关于谁能决定出生缺陷胎儿的生命权，孕妇的主观意愿被视为重要依据。尊重孕妇的权利是关键，因为孕妇与胎儿之间存在直接的生理联系。学者们强调，在做出关于胎儿生命的决策时，医护人员应尊重孕妇的个人价值观，并确保孕妇充分了解可能面临的风险，以便她做出明智的决定。学者樊民胜从医学与伦理学两个角度考虑，认为孕妇比胎儿更重要，如果胎儿对孕妇的生命产生严重威胁，那么舍弃胎儿应是合法的[7]。鲁丽萍等学者认为由于胎儿无法为自己做出决定，父母作为法定监护人应拥有主要的决定权。尽管父母在专业医疗知识上可能存在不足，但他们对胎儿的利益和生命有着

---

[1]周汪兰.女性堕胎权与胎儿生命权研究[J].长春师范大学学报，2020，39(5)：38-41.

[2]陈嘉铭.生命权视域下女性主义生育自由观探析[J].新乡学院学报，2021，38(7)：9-13.

[3]PANICOLA M. Catholic teaching on prolonging life：setting the record straight[J]. Hastings Center Report, 2001, 31(6)：14-25.

[4]PETER A C. Decision-making in neonatology：an ethical analysis from the catholic perspective[J]. Contemporary Issues in Bioethics [Internet], 2012, London：intech open.

[5]陆于宏，张金钟."放弃"或"救治"冲击道德底线：关于有缺陷新生儿救治问题的伦理思考[J].医学与哲学(B)，2008，29(11)：74-76.

[6]王丹虹，陈平洋.残疾及有缺陷新生儿救治的伦理思考：案例分析[J].医学与哲学(A)，2010，31(9)：17-18，34.

[7]樊民胜.人工流产及中期妊娠引产的伦理学问题[J].中国实用妇科与产科杂志，2012，28(9)：672-674.

最直接的关联[1]。

　　然而，有学者对此持不同看法，认为医护人员作为具有医学背景的专业人员，他们对于出生缺陷相关的医疗知识更丰富，也更有经验，因此有学者认为对于出生缺陷胎儿是否应该出生的决定应由医生和胎儿父母共同完成。但在实际情况中，由于父母是胎儿的法定监护人，并且父母也将作为胎儿将来生活中的主要照料人，因此具有更大的话语权，而医护人员则会倾向于尊重胎儿父母的决定。同时在中国传统文化背景以及现实条件下，一个孩子的出生往往是一个家庭整体的决定，因此，家庭中的其他成员也会参与决定，这样也使做决定的主体更不明确。而在其他国家，除了上述提及的父母、家庭成员以及医护人员，伦理委员会以及法院也会参与做决定的过程。对比其他角色，伦理委员会在面对胎儿生命权的问题时，则会更有经验也更公正；而法院作为司法机构则会使最终决定具有法律效力，从而减少了不必要的纠纷与矛盾[2]。

第五节　产前诊断中胎儿与孕妇权益的平衡

典型案例 12

(一) 案例呈现

　　某孕妇孕 22~24 周，在县级医院做第一次四维彩超检查时发现胎儿双足内翻，其他系统结构未见明显异常。医生建议到上级三甲医院进行产前诊断。孕妇与丈夫到省级产前诊断机构就诊后，诊断结果与县级医院相同。孕妇要求终止妊娠，但是胎儿情况未达到医学上的引产标准，医院拒绝为其出具引产证明。孕妇随后还咨询了相关方面的专家，被告知胎儿的这种情况是可以手术修复的，但术后恢复效果目前难以判断；同时也被告知超声检查仍有局限，不排除胎儿伴随其他畸形的可能，建议孕妇做羊水穿刺术进一步检查。但孕妇并未进行羊水穿刺检查。

　　后经县级医院医生充分沟通，孕妇与其丈夫有意愿将胎儿留下来。但该孕妇的公公表示：孩子如果出生后足内翻，走路就能看得出来，在当地农村会受到他人的指指点点；并且，孩子是"头胎"，孕妇还年轻，一定要生健康的孩子，因此坚决要求引产。

　　最后因无法开具引产证明，胎儿出生。孩子出生后经医疗机构检查，仅见有轻微足内翻，可进行后期矫正和治疗恢复。

　　案例分析问题

　　1. 如何平衡尊重待产夫妇意愿与尊重胎儿利益？

　　2. 在其他家人对待产夫妇决定不满的情况下，医生是否有道德义务提醒他们应支持和尊重待产夫妇决策过程及其结果？

---

[1]鲁丽萍，张以善.医患关系与医患共同决策关系辨析[J].医学与哲学，2019，40(06)：64-66.

[2]刘彦麟.妇幼卫生专业人员对出生缺陷胎儿生命权的伦理态度研究[D].长沙：中南大学，2022.

(二) 专家评析 (丛亚丽)

姓名：丛亚丽
职称：教授
单位：北京大学
研究领域：医学伦理学
学术兼职：中华医学会医学伦理学分会第九届主任委员

关于可能有缺陷的胎儿的引产问题，至少涉及胎儿、待产夫妇、待产夫妇的家庭和医务人员四方。根据案例中胎儿的情况，涉及胎儿的健康状况这一医学问题，也涉及胎儿是否是人以及家庭对是否引产看法不一致等方面的非医学问题。

虽然在现实中，会发生在不符合医学标准的情况下，孕妇和其家庭坚决要求引产遭科室拒绝而产生纠纷的情形，但在理论上，需要符合医学标准，否则医院不能提供引产服务，自然也不会开具引产证明文件。

该孕妇孕 22~24 周，超声发现胎儿可能双足内翻 (但其他系统未见明显异常) 后，被建议到三甲医院进行产前诊断，两家医院的结论是一致的，这点应是孕妇提出要终止妊娠的主要原因。但孕妇被告知胎儿的情况不符合医学上的引产标准，待产夫妇继而咨询了其他专家，得知了此种情况手术可以修复。在被告知若查其他畸形，需要羊水穿刺后，孕妇未去做，这可以理解为胎儿因未见其他异常，情况不会那么严重，因此待产夫妇没有坚决要求引产。此时待产夫妇的意愿可能更多还是符合将要为人父母的心理，尚无法确定其决定是否坚定。

与县级医院医生充分沟通后，孕妇和其丈夫有意愿将胎儿留下来。此情形说明了至少两个方面的进展：一是县级医院医生负责任地沟通，二是待产夫妇对胎儿的情况开始接纳，确定地考虑了胎儿的利益。此时待产夫妇的决定已经不是一般性的为人父母的心理和普遍的直觉的表现，而是理解和接受了胎儿可能的生理缺陷 (经过多方咨询，待产夫妇理解了此种缺陷不会对孩子的社会功能造成根本性的影响) 不应该影响到胎儿的生命权。可以预期这是个比较完美的结局。

但在孩子出生前，还是有些小插曲。表现为待产夫妇与家里长辈之间存在观念上的差异，不仅对缺陷严重程度这一客观现状和接受程度存在不同的看法，也涉及文化和观念的差异。孕妇的公公认为孕妇年轻，还可以再生健康的孩子，否则如果头胎有各种问题，会被村里人指指点点，他是很难接受的。

当矛盾出现时，便涉及谁有资格进行最终决策的问题。假设在不违背医学标准的情况下，孕妇的公公态度坚决，向医生提出申请，医生是否可以遵从其建议去劝孕妇引产？虽然现实中这种因文化观念导致的伦理决策上的压力，多由家庭自己来解决，但也是临床医生需要提前思考的。未出生的胎儿，是最弱势的最需要保护的一个群体，需要得到多方的帮助。如果需要医生发表意见，在胎儿父母或大家庭的决策触及胎儿的根本利益时，医生也应该出于伦理学理念的考虑，从胎儿/孩子利益的代言人的角度去提建议，而非盲目支持孕妇或孕妇的公公或某一方。即，胎儿/孩子的利益不仅要由待产夫妇等家人来保障，同样需要由医务人员来保障。

孩子顺利出生后，经医疗机构检查，仅见轻微足内翻，可后期矫正和治疗恢复。至此，此案例有了幸福的结局。从案例的描述来看，更加印证了待产夫妇在和县级医院医生充分沟通后留下胎儿的决定是理性和深思熟虑的，经受住了来自男方家庭长辈的压力，也说明了医务人员在与待产夫妇的沟通中完好地尽到了基本的义务。

进一步延伸，需要思考医生是否有道德义务提醒孕妇的公公支持和尊重待产夫妇的决定，即，这是医务人员的基本义务还是额外义务？比彻姆和邱卓思认为一个人的义务从严格义务到选择性的道德理想，是个连续的谱系[1]，在本案例中，医生有义务提醒孕妇的公公尊重待产夫妇的决定，但不是严格的义务。需要看到，专业的讲解可打消其顾虑，这对于小家庭和大家庭之间在孩子抚养问题上会减少很多不必要的障碍，符合孩子的健康成长的利益。另外，还需提醒夫妻双方考虑到孩子出生后可能面临来自大家庭以及村里的压力，可能影响产妇的恢复，甚至需要注意避免发生产后抑郁等问题[2]。

典型案例 13

(一)案例呈现

某孕妇在孕16周时进行产前诊断发现胎儿患有苯丙酮尿症，该疾病属代谢缺陷；胎儿出生后虽可接受治疗，但因患儿无法正常代谢苯丙氨酸，日常照料时需特别关注其饮食情况。患儿不仅需要严格遵循饮食限制，以有效控制血液中的苯丙氨酸浓度，还需按医嘱适当服药，从而维持病情稳定。

医生将胎儿的疾病情况充分告知后，孕妇的丈夫考虑到今后的经济开支以及照顾负担，决定不要这个胎儿，要求流产，但该孕妇觉得这类疾病在孩子出生后能够保持病情稳定，想留下这个孩子。夫妇双方在孩子的去留问题上产生了较大的分歧。

苯丙酮尿症是一种氨基酸代谢障碍性疾病，导致认知和行为异常的精神发育障碍的临床综合征。由于没有分解苯丙氨酸所需的酶，当苯丙酮尿症患者食用含蛋白质的食物或者阿斯巴甜(一种人造甜味剂)时，苯丙氨酸可能发生危险的蓄积，最终可能导致严重的健康问题。临床根据苯丙氨酸浓度升高和酪氨酸浓度正常或降低进行诊断。治疗方法是终身低苯丙氨酸饮食。由于所有天然蛋白质含有约4%的苯丙氨酸，因此患者需要终身选择经过特殊加工的低苯丙氨酸的米、面等，并避免食用苯丙氨酸含量较高的零食、药物等。

案例分析问题

1.胎儿在产前诊断出遗传缺陷的情况下，法律、医学和伦理层面如何影响终止妊娠的决策？不同国家在这方面的法律规定与实践存在哪些差异？

2.对于代谢性缺陷胎儿去留问题，在待产夫妇意见不一致且孕妇年龄较大、流产不适宜的情况下，如何保障孕妇的权益？

(二)专家评析(丛亚丽)

医疗上关于产前遗传缺陷的问题，可基于疾病的严重程度和是否可以治疗，以及孕周

[1]比彻姆，邱卓思.生命医学伦理原则(第八版)[M].刘星，译.北京:科学出版社,2022:50.
[2]周利平.新生儿出生缺陷对产妇负性心理的影响研究[J].国际医药卫生导报,2016,22(15):2371-2373.

数而有不同的分类和建议。

《中华人民共和国母婴保健法实施办法》第二十一条规定，母婴保健法第十八条规定的胎儿的严重遗传性疾病、胎儿的严重缺陷、孕妇患继续妊娠可能危及其生命健康和安全的严重疾病目录，由国务院卫生行政部门规定。如果符合第十八条规定，医师应当向夫妻双方说明情况，并提出终止妊娠的医学建议。卫生行政部门可依托专家资源，进行鉴定。然而，对于不符合严重遗传性疾病的情况，法律并没有赋予医师提出终止妊娠建议的权利。本案例即属于此类情形。尽管我国法律对胎儿生命权的规定较少，但这一问题在伦理学领域仍有广泛的讨论和思考空间。

国际上对此问题的讨论较多。以英国为例，如果产前诊断出胎儿异常，即便异常比较严重，但如果医生认为胎儿并无严重残疾的风险，则通常不建议终止妊娠。这种做法是合法的。如果诊断在妊娠 24 周之前做出，则可根据 1967 年《堕胎法》基础性条款 C 的规定，终止妊娠的前提是继续妊娠对孕妇身心健康的风险更大[1]。如果医生不提供终止妊娠而孕妇想要终止妊娠，她可以征求第三方意见，或咨询能够提供医学意见的全科医生。如果诊断是在妊娠 24 周后做出，且医生不支持终止妊娠，那么孕妇应该被转到第三方机构。如果第三方意见与医生一致，则孕妇应该进一步接受咨询[2]。

另外，英国的堕胎法案赋予医生因为宗教或道德信念等理由拒绝提供流产服务的权利，除非医生的拒绝会导致妇女受到致命的伤害[3]。即，良心反对的条款，关于良心反对，还有一些国家也有类似的规定。即便医生判断胎儿的情况比较严重，建议流产，但孕妇和其家庭关于是否流产有最终决定权。

苯丙酮尿症是由于苯丙氨酸代谢途径中酶缺陷所导致的较为常见的常染色体隐性遗传病，未经治疗的苯丙酮尿症患者可导致严重的智力缺陷。与其他多种出生缺陷不同，遗传代谢性疾病在胎儿期无明显的器官和系统畸形，只有通过特殊代谢产物测定、酶学分析或基因分析才能发现此类患儿。这类患儿出生时和健康儿童没有区别，家长容易忽视，同时由于病例少见，医生容易误诊或难以确诊。但是一旦出现异常，易造成智力损害和肢体残疾，甚至在未得到确诊和治疗之前即已死亡[4]。自从 1960 年代新生儿筛查在全球范围内得到应用以来，Bickell 提出的低苯丙氨酸饮食疗法在引导治疗和改善治疗结果方面发挥了极其重要和积极的作用。这一疗法的提出与实施，显著提升了相关疾病的管理效果，对提高患者生活质量产生了深远影响[5]。本案例中的苯丙酮尿症是在出生前便已检查出来，便可以在出生后开始饮食调整，以最大限度地控制病情的发展。

本案例中孕妇的丈夫考虑到今后的经济开支以及照顾负担，决定不要这个胎儿，要求

[1] About abortion in Britain[J]. Journal of Medical Ethics, 2001, 27 suppl II: ii33-ii34.

[2] Tommy's. Terminating a pregnancy for medical reasons (TFMR)[EB/OL]. (2023-05-25)[2024-11-07]. https://www.tommys.org/baby-loss-support/tfmr-terminating-pregnancy-medical-reasons.

[3] Royal College of Obstetricians & Gynaecologists. The care of women requesting induced abortion (Evidence-based Clinical Guideline No. 7)[EB/OL]. (2011-11-23)[2024-11-07]. https://www.rcog.org.uk/guidance/browse-all-guidance/other-guidelines-and-reports/the-care-of-women-requesting-induced-abortion-evidence-based-clinical-guideline-no-7/.

[4] 麻宏伟. 出生缺陷及常见遗传代谢性疾病的筛查及干预[J]. 中国儿童保健杂志, 2013, 21(4): 337-338, 341.

[5] 温卓宇, 黄燕萍, 李凤侠. 苯丙酮尿症的饮食干预与儿童智力[J]. 中国儿童保健杂志, 2014, 22(7): 758-760.

引产，但该孕妇觉得这类疾病在孩子出生后能够保持病情稳定，想留下这个孩子。因为妇女在流产与否的问题上有实践上最终的决定权，也因为孕妇丈夫的考虑并不适宜，而且医学上也不符合流产的标准，医务人员有义务向孕妇丈夫进行解释和说明，解除其顾虑，尽可能使其夫妇意见保持一致。

所有这些讨论都是基于对胎儿的生命权的保护。母亲和父亲都应该是孩子生命权的保护伞，而不应在关键时刻打退堂鼓。同时还应该关注孩子的饮食等问题，提前准备。有研究表明，在确诊后给予正规治疗，新筛组的智力水平明显高于延迟组，表明早期诊断并接受正规治疗的患儿，血中苯丙氨酸浓度得到严格控制，大多数患儿智能发育可接近正常或正常，能与正常儿童一样进入普通学校学习。还有研究表明，苯丙酮尿症患者的智商跟患者饮食治疗的起始年龄、持续时间以及在关键时期（10岁以前）苯丙氨酸的血浓度有关，特别是脑脊液中苯丙氨酸的浓度有关[1]，虽然单调的饮食会使一部分患者难以依从，但另一个方面对孩子的自律性也是极好的锻炼。

医学伦理学关于出生缺陷比较棘手的情况是，病情没有那么严重，但夫妇双方均坚决要求引产。如果病情比较严重，但如果孕龄较大，流产对孕妇的伤害可能更大，那么医务人员也有义务建议不终止妊娠。

尽管对遗传性疾病的"严重性"的定义没有达成共识，但该概念经常用于政策和实践环境中。虽然已经尝试创建遗传疾病严重程度的分类法来为临床和政策决策提供信息，但这些通常依赖于医疗卫生和遗传学专业人员所做的疾病评估，而遗传病患者的观点在很大程度上没有得到充分体现。Boardman等人对患有一系列"临床严重"疾病（如脆性X病症、脊髓性肌萎缩症、囊性纤维化、血友病、地中海贫血）的人对痛苦、生活质量和选择性终止妊娠的态度进行了深度访谈和问卷调查。大多数参与者报告身体健康/幸福，并且也有良好生活质量的能力，尽管他们的病情通常被界定为"严重"。不过，与早发患者相比，晚发患者对他们的健康和生活质量更多持有负面的看法，并且更有可能将他们的病情视为严重的疾病。这些参与者更有可能将他们的状况视为他们身份的一部分。虽然大多数参与者支持产前筛查，但几乎没有人支持选择性终止妊娠。此外，社会环境成为该病症体验的关键调解者[2]。

（三）梳理分析

1. 自主性原则

自主性原则在医学伦理上是指尊重患者或受试者的自主权。例如医生在治疗进程中，若要决定采用具有危险性的诊断或治疗方法，应先将预期的目的与可能后果如实地告诉患者，并征求患者自己的意见，尊重其决定。这包括患者表达观点、做出选择，以及根据个人价值和信仰采取行动的权利[3]。

20世纪以来，自主作为一项重要的伦理原则，极大地塑造了现代医学的理念与实践。

---

[1]温卓宇，黄燕萍，李凤侠.苯丙酮尿症的饮食干预与儿童智力[J].中国儿童保健杂志，2014，22（7）：758-760.

[2]BOARDMAN F K, CLARK C C. What is a "serious" genetic condition? The perceptions of people living with genetic conditions[J]. Eur J Hum Genet, 2022, 30(2): 160-169.

[3]吴宁，黄发林.论医学伦理学的自主性原则[J].中国医学伦理学，2006，19（1）：82-84.

自主不仅意味着对人们理性的内在尊重，还意味着个人有权根据自己的意志、思想和价值观来决定或指导自己的行动[1]。它表明理性的人可以根据他们的想法和推理来决定、思考和行动。当患者被视为独立个体时，患者的尊严和权利将得到体面的尊重，无论其文化和种族背景、性别、年龄、性取向、国籍、疾病和残疾如何。在医疗保健领域，自主原则受患者自主能力的影响，这与患者相关的内部和外部约束有关。影响患者自主权的内在因素包括心理能力、年龄、疾病状况和意识水平，外在因素包括治疗环境、护理资源、经济能力和信息披露量。在医生说真话问题上，自主原则认为当事人有权独立做出选择，不受医疗专业人员或家属的干涉。为实现自主权，应充分告知当事人病情信息，以支持正确的决策。信息应包括诊断、预后、治疗方法的优缺点、对功能和生活质量的影响、费用及有效性，以及其他与个体相关的信息。只有当医护人员提供足够的信息时，患者才能就合适的治疗方案做出决定。

尊重自主原则要求承认自主的个体的价值观和决定权，并使他们能够自主地采取行动。它包括促成或维护他人自主选择的能力，同时帮助他们消除恐惧及其他破坏或干扰自主行动的因素。而对自主原则的不尊重则涉及忽视、侮辱、贬低或无视他人自主行动权的态度和行为。不过，这一原则既包含消极义务又包含积极义务。消极义务要求个体的自主行动不受他人的控制性约束；而积极义务则要求在提供信息时保持尊重态度，并采取其他措施以支持自主决策。具体而言，尊重自主原则要求医护人员和相关研究专业人员履行告知义务，向参与者提供相关信息，确保其理解并自愿参与，从而促使其做出明智决策。

2. 产妇的自主权

内科医生和医学伦理学家埃里克·卡塞尔（Eric Cassell）曾表示："医学的作用之一是保护患者的自主权"[2]。这与产前诊断的一个重要目标是一致的，即提高孕妇在妊娠中做出正确选择的能力[3]。产妇的自主权不仅体现在产前诊断中，也贯穿于整个孕期和分娩过程。提高产妇的自主权意味着要尊重她们的选择，提供必要的信息，帮助她们理解各种可能的选择及其后果。遗传咨询中非指导性原则的最终目标是支持和促进患者在决策中的自主权[4]。

有学者认为，产前诊断相关技术的使用是否促进了产妇的自主权，这个问题需要进一步探讨。虽然产前诊断测试确实为妇女在考虑是否生下患有遗传疾病或其他先天性疾病的孩子时提供了选择，但从现有数据来看，并不清楚妇女的生育自主权是否确实得到了加强。产前诊断相关技术是为孕妇提供了一个"控制的窗口"，还是引发了焦虑?[5] 一项对接受羊膜腔穿刺术或绒毛膜取样术的孕妇的调查表明，75%的孕妇报告，一旦被医务人员建议进行产前诊断，就很难拒绝；大部分孕妇认为，如果不接受产前诊断，万一生育了残

［1］刘星.出生缺陷预防的伦理指导原则专家建议［J］.中南大学学报（医学版），2022，47（11）：1467-1471.

［2］RUDDICK W，WILCOX W. Operating on the fetus［J］. Hastings Cent Rep，1982，12（5）：10-14.

［3］GATES E A. Ethical considerations in prenatal diagnosis［J］. The Western Journal of Medicine，1993，159：391-395.

［4］STOLL K，JACKSON J. Supporting patient autonomy and informed decision-making in prenatal genetic testing［J］. Cold Spring Harbor Perspectives in Medicine，2020，10：a036509.

［5］SJÖGREN B，UDDENBERG N. Decision making during the prenatal diagnostic procedure. A questionnaire and interview study of 211 women participating in prenatal diagnosis［J］. Prenat Diagn，1988，8（4）：263-273.

疾儿童将面临更大的困难。因此许多孕妇表示，尽管"没有外部压力"，但仍然觉得有"义务"去做相关检测[1]。对一些孕妇来说，愿意接受产前诊断相关检测似乎被视为负责任的养育子女的标志。如果放弃检查，孩子出生时就有可诊断的疾病，或者面对不利的结果继续怀孕，女性是否会觉得更难获得同情和支持？如果这些观念在孕妇中普遍存在，那么有理由反思：产前诊断是否有可能会在一定程度上限制了妇女在生育方面的自主选择权？[2]

如何在产前诊断中更好地维护产妇的自主权？传统上，提供产前筛查和诊断主要有两个理由：一是扩展女性的生育选择，二是减少社会疾病负担。随着围产医学技术的多样化发展，产前诊断技术的潜力日益增强，因此有必要重新审视生殖自主模式是否仍然有助于维护孕妇的自主权，还是仅仅在"自主"的幌子下，将公共卫生考量甚至优生目标悄然引入。在公共卫生模式中，产前筛查和诊断的核心目标是减少出生缺陷的发生率，从而提升整体健康水平并减轻社会疾病负担。而生育自主模式则侧重为女性提供关键信息，帮助她们做出重要的生育决定，例如是否继续妊娠。这一模式强调基于充分知情的选择，通常被视为临床环境中个人自主权和赋权的基础。

此外，产前诊断中知情同意相关程序的进一步完善对于产妇行使自主权有重要作用。充分的遗传咨询和完善的知情同意在产前诊断临床工作中是至关重要的，尊重个体的自主权是伦理平等的关键因素[3]。无创性产前诊断新技术虽然能为患者带来实质性好处，但如果在实际操作中欠缺严格的规范和监管，也可能带来一定的伦理风险：例如，这类检测如果被整合到常规的孕期保健中，却缺乏健全的知情同意程序，则有可能损害了孕妇自主权[4]。通常，即便是参与民生项目，也需要得到孕妇的知情同意，可能在某些机构实施知情同意的程序并不规范。关于产前基因检测，在决策时必须考虑每个患者的需求和偏好，并授权个人做出符合其需求和价值观的积极决定。

3. 胎儿的患者地位

近年来，胎儿作为患者的概念逐渐受到重视，这主要归功于产前诊断和管理策略的发展，通过早期风险识别与针对性干预，有效改善胎儿围产期预后并提升出生健康水平。这一概念在母胎医学中具有重要的临床意义：当胎儿被视为患者时，提供指导性咨询，即为了胎儿的最佳利益推荐医学上合理的替代方案；而当胎儿不被视为患者时，提供非指导性咨询，即仅提供信息而不推荐医学上合理的替代方案[5]。

判断胎儿是否为患者的一个重要方法是探讨其是否具备独立的道德地位。这一独立道德地位意味着胎儿本身具备某种特征，而不依赖于孕妇或其他外部因素，此时孕妇及其医生对胎儿负有一定的伦理义务。我们对胎儿作为患者这一伦理概念的分析始于一个认识：

[1]WANZER S H, FEDERMAN D D, ADELSTEIN S J, et al. The physician's responsibility toward hopelessly ill patients. A second look[J]. N Engl J Med, 1989, 320(13)：844-849.

[2]GATES E A. Ethical considerations in prenatal diagnosis[J]. The Western Journal of Medicine, 1993, 159：391-395.

[3]贺静，卢光琇.辅助生殖与遗传咨询若干伦理原则实施之探讨[J].医学与哲学(A)，2010，31(12)：25-28.

[4]JOHNSTON J, FARRELL R M, PARENS E. Supporting women's autonomy in prenatal testing[J]. The New England Journal of Medicine, 2017, 377(6)：505-507.

[5]CHERVENAK F A, MCCULLOUGH L B. Ethical dimensions of the fetus as a patient[J]. Best Pract Res Clin Obstet Gynaecol, 2017, 43：2-9.

成为患者并不一定要求具备独立的道德地位。相反,成为患者意味着某人能够从医生的临床技能中获益。更准确地说,当一个不具备独立道德地位的个体满足两个条件时,应将其视为患者:(1)当该个体被交给医生时;(2)当存在可靠且有效的临床干预措施时,这些措施预期能够带来更多的益处而非伤害。我们称之为胎儿的依赖道德地位。

当胎儿有望在未来获得独立的道德地位(有时是在出生后第二年),对胎儿的基于利益的义务便随之产生。换言之,对于接受医疗干预的胎儿,无论是诊断性还是治疗性干预,若能合理预期这些干预将对其幼儿期的正常发育有益而非有害,则这种干预是合理的。因此,胎儿作为患者的伦理意义在于胎儿与儿童之间能够建立的联系,这种联系为其未来独立道德地位的形成奠定了基础[1]。

关于胎儿与儿童之间能够建立的一个重要的联系是生存能力。然而,生存能力并不是胎儿的固有属性,而应从生物学和技术两个方面进行理解。只有在这两个因素的共同作用下,胎儿才能在子宫外生存并获得独立的道德地位。此外,这两个因素并不构成孕妇自主权的功能。只有在胎儿具备可存活性,即足够成熟以在新生儿期存活,并在必要的技术支持下,胎儿才能被视为患者。生存能力是生物医学和技术能力的体现,而不同地区的生物医学和技术能力各有差异。因此,尚未形成全球统一的生存能力定义。在美国,胎儿的生存能力大约出现在 24 周胎龄。

当胎儿被视为患者时,以胎儿利益为导向的指导性咨询在伦理上是合理的。这种指导性咨询赋予孕妇行使自主权的权利,因而不应被视作家长主义。胎儿利益的指导性咨询包括建议不终止妊娠、反对非侵入性治疗,或推荐积极的管理措施。策略选择需通过动态评估胎儿异常类型、孕周、预后三要素,同步考量孕妇生理状态、心理承受能力及社会支持系统,在胎儿利益与孕妇身心权益间建立动态平衡模型,确保决策过程符合不伤害原则与有利原则的双重伦理要求。

根据胎儿异常的类型和严重程度,指导性咨询的力度会有所不同。一般来说,胎儿畸形越严重,对胎儿利益的指导性咨询越少。特殊情况下,例如当胎儿被确诊为无脑畸形等即使干预也收效甚微的先天性疾病时,便不存在基于利益的义务来提供积极的治疗。此时,胎儿应被视为垂死的患者,而基于孕妇的利益,应反对积极治疗。相较之下,因唐氏综合征或软骨发育不全导致的妊娠晚期流产在伦理上是不合理的,因为未来的孩子有正常成长和发育的概率[2]。

关于胎儿利益和共同决策的指导性咨询应始终在基于有利原则与基于有利和基于自主的对孕妇的义务之间进行深思熟虑的平衡。应当向孕妇及其决策参与者明确指出,她在道德上有责任承担合理的医疗干预风险,以保障胎儿的福祉,而不是无条件承担所有可能的风险。产科医生在决策过程中应警惕医生的建议与孕妇自主决定之间可能出现的新冲突。这种伦理冲应优先通过知情同意程序来预防,并在医生与孕妇的沟通中,通过协商来解决。

可存活胎儿与其未来可能成为的孩子之间唯一可能的联系是孕妇的自主权,因为仅凭

[1]CHERVENAK F A, MCCULLOUGH L B. Ethical dimensions of the fetus as a patient[J]. Best Pract Res Clin Obstet Gynaecol, 2017, 43: 2-9.

[2]SAAD A. An ethically justified algorithm for offering, recommending, and performing cesarean delivery and its application in managed care practice[J]. Obstet Gynecol, 1996, 88(1): 157-158.

技术因素不足以使可存活的胎儿成为孩子。因此，胎儿与孩子之间的联系，只有通过孕妇决定赋予其可存活胎儿患者身份建立。如前所述，由于基于自主的义务不适用于胎儿，可存活的胎儿不能独立于孕妇的自主权而要求患者地位。孕妇可以根据自身的价值观和信仰选择是否授予或撤销可存活胎儿的患者身份。

在胎儿尚未具备生存能力的情况下，如果孕妇拒绝，在为孕妇提供孕期咨询时，产科医生应采取指导性立场，涉及继续或终止妊娠的决策，产科医生应直接或间接指导终止妊娠。如果孕妇明确将胎儿视为患者，那么此时对胎儿的有利义务便随之产生，而针对这些尚未具备生存能力的胎儿的指导性咨询也因此变得合适。这种情况适用于大多数怀孕情况。在为这些尚不具备生存能力的胎儿提供咨询服务时，必须全面考量胎儿是否存在异常、是否面临极端早产的风险，以及考虑母亲的权利和责任及其重要性。

当孕妇不确定是否应赋予腹中胎儿患者身份时，建议暂时将其视为患者。在孕妇决定是否将患者的身份授予胎儿之前，对可能以重大和不可逆转的方式伤害胎儿的行为，如滥用药物、酗酒等，进行指导性咨询是合理的[1]。

4. 孕妇利益与胎儿利益的平衡

在妊娠过程中，除了孕妇作为个体，胎儿也可被视为一个独立的"个体"。这两者虽密切相关，但在利益上可能存在冲突。因此，在进行产前诊断、宫内干预及终止妊娠时，如何平衡孕妇与胎儿的利益，显得尤为重要。

"优生优育"是我国的一项基本国策，产前诊断的主要目的是减少出生缺陷的发生。从整体来看，避免严重缺陷胎儿出生对于家庭和社会均具有重要意义。然而，考虑到我国的国情、经济发展水平及社会福利体系，患病胎儿的护理和治疗费用大多数由家庭承担，因此，孕妇被视为主要利益相关方。由于胎儿的出生可能对孕妇的利益造成侵害，孕妇提出的引产请求符合"有利"原则。此外，这一原则还需尽量减少与其他伦理原则的冲突。例如，医务人员应充分告知胎儿的预后，以帮助孕妇做出符合自身利益的选择。其次，这种请求必须是孕妇自主做出的决定，不能受到外界干扰，即应符合"尊重"原则。最后，还需遵循"不伤害"原则，确保孕妇了解终止妊娠的相关风险，并采取全面措施保护其身体和心理健康，包括合理选择引产方法、产后康复和心理辅导等。

然而，这一讨论仅关注孕妇作为利益主体的问题，胎儿是否也应被视为利益相关者值得深入探讨。在许多西方发达国家，普遍存在"胎儿作为患者"的观念，认为尽管胎儿尚未出生，但其具备人类的生理特征。胎儿的权利与出生后的自然人权利具有连续性，胎儿被视为出生后自然人的雏形，因此在医学伦理学的框架内，胎儿也应被视为利益主体。但需要注意的是，是否将胎儿视为"人"是有时间限制的。早期妊娠阶段，胚胎各个器官尚未成熟，尚不具备作为人的生理特征，因此在此阶段的胎儿不应被视为"自然人"，只有具备存活机会的患病胎儿才能被视为"病人"。

在中国，部分孕妇选择终止妊娠并非完全自主决定，可能受到家庭成员压力的影响。这种选择并非从孕妇自身利益出发，因此不应得到支持和尊重。相反，应尊重孕妇本人的真实意愿，这才是"尊重"原则的本质所在。

[1]CHERVENAK F A, MCCULLOUGH L B. Ethical dimensions of the fetus as a patient[J]. Best Pract Res Clin Obstet Gynaecol, 2017, 43: 2-9.

　　个人自主选择原则要求医务人员或研究人员在选择诊断与干预治疗前应取得孕妇的知情同意。知情同意包括三个因素：（1）孕妇在决定接受诊断与干预治疗前，应了解该诊断与治疗的性质、持续时间、目的、方法手段、可能发生的风险，以及对她的健康和个人可能产生的影响；（2）孕妇已经准确理解医师所建议的多种诊断与干预治疗方案的利与弊；（3）孕妇根据个人的价值观和信仰，自主决定选择何种方案。

　　例如，当一个胎儿在宫内被检出胎儿畸形时，如果孕妇已经决定将宫内畸形胎儿引产，那么这个胎儿就不再被视为病人，因此在产科伦理学上，妊娠中期堕胎是完全符合道义和被允许的。如果孕妇选择继续妊娠，医生应向其明确所面临的种种情况，以便孕妇能够对胎儿未来的生活进行合理的规划和安排。尊重孕妇的自主权意味着医务人员不应对她选择流产或继续妊娠的原因进行揣测和评判。同时也应当充分体谅孕妇在做出决定时所面临的来自其丈夫、公婆甚至整个家族的压力。应当告知孕妇，她具有优先决定权，无论其亲属的意见如何，都应积极鼓励由孕妇本人做出最终决定[1]。此外，当前许多出生缺陷筛查技术仍不够成熟，因此，即使筛查结果显示未发现异常，分娩后仍可能发现新生儿存在缺陷，这无疑会给新生儿家庭带来猝不及防的打击与伤害。这种情况下就要求妇幼健康和计生服务工作人员向孕妇及家属进行详细的解释说明，告知其可能面临的风险及意外情况，确保孕妇在充分知情同意的前提下，自主做出科学、有利的选择[2]。

　　严格来讲，病人利益第一原则并非唯一的原则。孕妇对于其自身与健康相关的利益以及其他利益的关注也是医生应考虑的，因为孕妇有其自身的价值观和信仰。除非有足够证据证明其有决策能力的缺陷，所有成年孕妇都应被视为具有决策能力。在选择诊断或干预措施时，孕妇除考虑是否对胎儿有利外，可能还会考虑其他与健康无关的利益，如宗教信仰和是否再次生育，并由此判断各种检查、诊断和干预手段是否保护和促进自身和胎儿的健康利益和其他利益。医生无权评价孕妇与健康无关的其他利益是否有价值或意义。

　　这也再次体现了尊重病人自主权的伦理原则，即将病人的主观愿望付诸于临床实践[3]。医生不应当去评论孕妇为何继续妊娠或选择引产，同时也意味着医生应当留意孕妇在作出决定时所面临的来自其家庭的压力。不管压力来自何方，医生应当支持孕妇的选择权，并保护其不受这些压力的控制。

第六节　产前诊断中的医疗决策

典型案例 14、15、16

（一）案例呈现

[1]肖立，厉碧荣.关于出生缺陷临床干预的决策与思考[J].医学与哲学（B），2007，28(3)：11-12，21.

[2]孙宏亮，唐沛妍，姜兰姝，等.从关怀伦理的视角审视出生缺陷干预[J].中国医学伦理学，2017，30(4)：427-431.

[3]CHERVENAK F A, MCCULLOUGH L B, SKUPSKI D, et al. Ethical issues in the management of pregnancies complicated by fetal anomalies[J]. Obstet Gynecol Surv, 2003, 58 (7)：473-483.

1. 克氏综合征

一孕妇因无创 DNA 检测提示性染色体数目异常，孕 22 周时行羊水穿刺，羊水染色体检测结果提示胎儿患有克氏综合征。该疾病的全称是克莱恩费尔特氏综合征（Klinefelter 综合征），是一种性染色体异常疾病，属于罕见病的一种。克氏综合征患者由于男性存在一条额外的 X 染色体，导致男性性腺功能低下、生殖器发育不全、雄激素不足、生精功能受损等问题。多数克氏综合征患者可以正常进行性生活，但是由于睾丸发育不全，患者的生精功能从青春期开始走向停滞，成年后表现为严重少弱精，甚至无精，进而导致男性不育症。

医生向孕妇及其家属详细介绍了克氏综合征的临床表现及相关信息使其充分知情，建议家属慎重考虑是否引产。夫妇二人了解到该性染色体疾病将影响到孩子未来的生育和生活，并且可能会面临他人的嘲笑，该孕妇担心孩子以后会遭受诸多压力，决定引产，但遭到丈夫和婆婆的极力反对。丈夫是家中独子。丈夫和婆婆表示，孕妇怀孕困难，第一胎是女儿，此次第二胎是男孩；丈夫和婆婆都认为多子多福，无论如何都不接受引产。

2. 超雌综合征

一孕妇经无创 DNA 检测提示性染色体数目异常，孕 23 周左右时，进行羊水穿刺染色体检测结果提示胎儿患有超雌综合征（Triple X syndrome）。超雌综合征是指胎儿为女性，但性染色体除一对 X 染色体以外，额外增加了一条 X 染色体的情况。从外观上来看，大多数患儿与正常女性无明显差别，通常身高略高于正常女性的平均身高，在智力发育上大多与正常人相同，但少数有低智商、认知障碍、情绪障碍等情况，且精神异常的概率较正常人稍高。与普通人群相比，患者认知障碍和学习困难更常发生。她们在成长过程中更易出现注意力缺陷、适应障碍、社交焦虑、较难建立稳定人际关系等异常的行为与心理健康问题，大多数患者外生殖器无明显异常，且在生育能力上与正常女性区别不大，但少数会有泌尿、生殖系统结构异常，有可能出现继发性闭经或卵巢功能早衰等影响生育力的情况。

医生表示大多数超雌综合征胎儿出生以后，与正常人没有明显差异，因此建议将孩子留下。然而孕妇表示自己作为女性更明白胎儿出生后会面临来自社会各界的压力并受到歧视，将严重影响正常生活，于是强烈要求引产。但这种情况医院无法开具引产证明，因此该孕妇及其家属与医院产生了纠纷。

3. 超雄综合征

一对来自农村的夫妻，妻子在孕 22 周时进行羊水穿刺染色体检测后，结果提示胎儿患有 XYY 综合征，亦称为超雄综合征（super-man syndrome）。XYY 综合征是一种男性的性染色体异常疾病，患者的性染色体比正常的男性性染色体 XY 额外增加一条 Y 染色体。该综合征患者身材高大，外在表现为面部眉间突出及耳长度不对称、轻度躯体不对称及青春期面部痤疮，运动时可能出现不协调或震颤。患者的智力发育虽然属于正常范围，但大多处于中低智力水平。大多数患者儿童期和青春早期出现行为问题，专注力差、好动、脾气暴躁等，甚至会出现某些冲动暴力行为，但随着年龄增长，他们能够学会如何控制自己；但如果患者的生长环境中不利因素较多的话，则易发生社会适应不良或伴发精神障碍。

医生向该夫妇介绍了疾病的基本信息，并表示超雄综合征也只是少数患者有明显的表现，因此不建议引产。在医生的充分告知下，孕妇决定留下胎儿。但孕妇的丈夫表示，如果孩子出生后外形异常，还可能性格暴躁、难以管教，不仅会增加家庭养育的压力，还可能受到当地村民的歧视。他认为自己和妻子还年轻，未来还有机会拥有健康的孩子，因此要求引产。但孕妇之前已经历过一次引产，再次引产可能对身体造成一定伤害，夫妻之间因此产生了冲突。

案例分析问题

关于染色体异常的胎儿能否堕胎或引产涉及的伦理争议有哪些？

（二）专家评析（肖水源）

姓名：肖水源

职称：教授

单位：中南大学

研究领域：社会与行为流行病学，公共精神卫生，危机干预与自杀预防，精神疾病诊疗

学术兼职：中华预防医学会行为健康分会主委、中华预防医学会社会医学分会副主委、中国心理卫生协会危机干预专业委员会名誉主任委员（2004—2014年任主委）、《中国心理卫生杂志》副主编

以上三个案例，都涉及胎儿的性染色体异常。与没有这些异常的胎儿相比，在出生后，这些胎儿出现生育能力低、躯体和心理健康问题的可能性更大，因此都出现了是否因为这些染色体异常而引产的问题。在第一案例中，孕妇希望引产，其丈夫和婆婆不同意；在第二案例中，孕妇要求引产，但医生认为不符合相关规定；在第三个案例中，孕妇希望保留胎儿，而其丈夫不同意。

在整体层面上，能否堕胎或引产涉及的伦理争议，主要有四个方面。第一是胎儿的生命权问题。究竟一个胎儿在什么时候可以看作一个生命，由于文化信念的不同，在不同文化、不同宗教群体中存在很大的差异。一些极端人士认为，精子和卵子的结合，就是一个新生命的开始，一切终止怀孕过程的行为都是对胎儿生命权的侵犯，胎儿的父母没有权利要求堕胎或引产。第二个是孕妇的健康权问题。强调孕妇健康权的人认为，如果继续怀孕可能导致孕妇的健康或生命受到威胁，孕妇有权决定是否堕胎或流产，实质上是认为孕妇的健康权优先于胎儿的生命权。第三个是如果通过医疗手段发现胎儿存在遗传缺陷，是否应该终止怀孕过程的问题。赞成因为遗传缺陷而终止怀孕过程的人，其基本理由是有遗传缺陷的胎儿出生后，不仅本身会遭受比一般人更多的痛苦，而且会加重家庭和社会负担，甚至导致整体人口质量的下降。第四是孕妇的自主权问题，即无论胎儿是否是一个生命，胎儿是否存在遗传缺陷，甚至无论继续怀孕是否威胁孕妇健康，孕妇是否有权利在继续怀孕或终止怀孕过程中做出自由选择。

胎儿被检查出遗传缺陷，是否终止妊娠，与上述四个方面的伦理问题都有密切的关系。如果强调胎儿的生命权，那么有遗传缺陷的胎儿是否同样有生命权？或者，什么程度的胎儿可以被剥夺其生命权？如果强调孕妇的自主权，则孕妇是否有权生下明知有遗传缺陷的婴儿，不顾及胎儿出生后的生命质量和额外增加的家庭和社会负担？而其他家庭成员，特别是胎儿的父亲，以及医生在多大程度下能够参与决策？由于社会文化、家庭背景、当事人个人的信念等方面的差异，对这些问题难以有统一的、一致的规定或回答。

就这些问题，笔者提出四个观点，供相关专家批判和讨论。第一，必须认定，有遗传缺陷的胎儿，和所谓正常的胎儿，在生命权上必须得到平等的对待。首先是因为有缺陷的生命也是生命；其次，所谓的正常胎儿，不一定完全没有缺陷。所以不应因为发现有确定的缺陷而剥夺胎儿的生命权。至于有缺陷的胎儿可能在出生后给家庭和社会带来负担的问题，则完全不应该影响对胎儿生命权的尊重。所以胎儿有遗传缺陷不应成为终止妊娠的独立原因。

第二，胎儿从什么时候开始拥有生命权，如有相应的法律规定，则各相关方，包括孕妇、胎儿的父亲、胎儿的其他家庭成员、医疗机构和医务人员都必须无条件遵循。如果认为相关的法律规定不符合道德观念和伦理要求，可以修订法律做出改变。在法律得到修订之前，任何相关方不得违背法律的规定。例如，在我国，一般认为，如果不是因为怀孕过程威胁孕妇生命，则在怀孕28周后不能进行人工流产。

第三，孕妇的健康权应高于胎儿的生命权。无论胎儿有没有遗传缺陷，如果怀孕过程严重地威胁孕妇的健康，特别是当怀孕过程有可能威胁孕妇生命时，胎儿的生命权应该让位于孕妇的健康和生命权。当然，怀孕过程对孕妇健康、生命的威胁，在多数情况下是一个概率事件，并不是绝对的。因此，临床医学的判断和孕妇本身的意愿，应该成为是否终止怀孕过程的主要考虑。

第四，在不违背法律规定的条件下，孕妇是有权决定是否终止妊娠的第一主体。其他相关方可以在一定程度上参与决策过程，但最终决定应该由孕妇本人自愿做出。孕妇的其他家庭成员，特别是胎儿的父亲有提出建议的权利；医务人员应就相关临床情况对孕妇进行充分的告知，并根据科学证据向孕妇提出建议，但均不得侵犯孕妇的自主权。对于法律规定未涉及的问题，同样应在尊重当地文化和风俗习惯的条件下，由孕妇自主、独立决策。如果由于某种原因，孕妇缺乏独立、自主决策的能力（如罹患严重的精神障碍），则该孕妇的法定监护人是决定是否终止妊娠的第一主体。

第五，出生缺陷筛查的主要价值，在于为孕妇自主决策提供信息支持。相关的医疗、预防服务机构有义务向孕妇提出建议，孕妇自主决定是否接受检测。

第六，出生缺陷胎儿出生后，家庭和社会有义务为其提供力所能及的医疗和社会保障，尽量提高其生活质量。与此同时，有出生缺陷的人，在没有法律规定明确免除的情况下，必须和其他人一样，承担作为一个社会成员的义务和责任。

（三）梳理分析

1. 医患共同决策

有四个基本原则被视为指导医疗决策的医学伦理基石：有利、不伤害、尊重自主和公正。有利原则要求为他人的利益而行动，并要求医生为每位患者寻求临床利益与伤害之间的最佳平衡。不伤害原则强调首先避免对患者造成伤害的义务。公正原则涉及卫生资源的公平分配和谁得到什么待遇的决定（公平和平等）。尊重自主权是医学伦理学的核心原则之一。它既指个体"选择并践行个人生活与行动规划的权利"，也指"自主决定的自由"：这种自由既不受他人的控制和干扰，也不受限于其他阻碍有效选择的因素（如认知不足）[1]。

---

[1]DIGIOVANNI L M. Ethical issues in obstetrics[J]. Obstet Gynecol Clin North Am, 2010, 37(2): 345-357.

尊重自主权要求医生尊重患者的价值观和信仰，以及患者在知情同意过程中做出的决定。因此，患者自主的关键在于知情同意的过程。知情同意是指"在医生告知干预措施的风险和收益，以及其他可选方案的风险和收益后，具有决策能力的患者自愿接受医疗干预的过程"。这是患者和医生之间沟通和协商的过程，旨在帮助患者做出最适合他们的决定。知情同意并不仅仅是签署同意书，虽然同意书可能在法律上是必要的，但除非知情同意过程已经发生，否则在道德上或法律上都是不够的。知情同意是医学伦理实践的基石，也是尊重自主原则的重要组成部分。这一过程需要充分的沟通和时间，患者应获得全面的信息。

医学实践并不是一门精确的科学，因此需要诚实地面对医学上的不确定性。医学知识是有限的，医学判断也并非绝对可靠。真实和开放的沟通需要承认不确定性的存在。医生有责任告知患者病情，包括治疗的风险、益处和可选方案，以及可能的结果范围（包括不希望出现的结果的可能性），并回答患者的问题，以确保患者了解自己的医疗状况和所有选择。只有这样，患者才能做出有意义的决定，无论是给予知情同意还是决定拒绝治疗。这是一个重要的沟通过程，需要保持动态性，允许重新审视决定，并为患者和医生提供重新考虑的机会。

随着患者的权利意识和自我意识的增强，患者个体自主性也随之增强，在临床实践中也越来越渴望参与到与自身相关的医疗决策之中，医患共同决策（shared decision-making，SDM）日益受到医患双方的重视[1]。近年来作为一种以患者为中心的方法，SDM 在医疗护理中支持知情选择，得到了越来越多的认可[2]。SDM 已被证明是一种有效的策略，当有不止一种合理的治疗选择时，它可以使患者在做出复杂的医疗决策中发挥积极作用。SDM 的基本原则是，患者能够通过权衡新信息和与支持性医疗保健提供者商议选择，做出符合其价值观的知情决定。这些原则在遗传咨询实践中得到了广泛应用。SDM 通常非常适合遗传咨询，因为患者通常有不止一个合理的路径或选择，而影响患者决策的因素可能在很大程度上取决于个人价值观和患者的偏好[3]。

SDM 涵盖以下三个步骤[4]：在第一步中，医生要明确如何进行治疗是可以选择的，并且有两个或两个以上可行的治疗计划或选项。患者应理解，他们被要求积极参与与自身护理相关的决策，并且存在多种合理的可选方案。这是产前遗传学领域的一个问题，患者可能并不总是理解哪些测试和程序是可选的，他们可能并不总是觉得自己有权决定如何进行。在第二步中，医生需要尽可能多的提供信息。这一过程旨在确保向患者提供有关其治疗方案的充分信息，以便他们能够做出明智的决定。提供给患者的信息应该是公正的、最新的、基于证据的。第三步，医生需要支持患者的思考过程。在这一步骤中，医生鼓励患者在考虑选择时探索对他们来说最重要的事情，并最终在临床医生的帮助指导下做出明智的决定。

———————————

[1]李奕华，龙杰，刘俊荣.医患共同决策实施现状及策略探析[J].医学与哲学，2022，43(20)：21-25.

[2]BEACH M C, SUGARMAN J. Realizing shared decision-making in practice[J]. JAMA, 2019, 322(9)：811-812.

[3]STOLL K, JACKSON J. Supporting patient autonomy and informed decision-making in prenatal genetic testing[J]. Cold Spring Harbor Perspectives in Medicine, 2020, 10(6)：a036509.

[4]ELWYN G, FROSCH D, THOMSON R, et al. Shared decision making：a model for clinical practice[J]. J Gen Intern Med, 2012, 27(10)：1361-1367.

随着产前检测技术的发展，医护人员对于如何恰当地向准父母传递信息感到困惑。具体而言，基因检测虽能揭示潜在的异常，但这些异常并不一定会表现为儿童出生后的可观察症状[1]。这就提出了一个问题，即卫生专业人员应该向父母提供多少信息，以及进行何种程度的咨询。当患者面临不止一种可能的途径或治疗方案时，简单地提供有关所有方案的信息可能不足以使患者做出适合他们的决定。理想情况下，遗传咨询师能够为每位患者提供最新的、基于证据的信息，这些信息涵盖每种选择的风险、益处和局限性。同时，咨询师还应引出患者的价值观、偏好和个人情况信息。咨询的目标不应该是将遗传咨询师所知道的所有信息传授给患者；相反，目标应该是让患者和遗传咨询师进行有意义的对话和双向信息交流，这将最好地帮助患者做出最适合的决定。

2.夫妻决策与生育权

孕妇在决策时常优先考虑伴侣的意见，并依赖于伴侣的支持[2]。妇幼卫生专业人员对于在家庭中谁有权决定有缺陷胎儿能否出生的态度较为一致，多数专业人员认为，无论出生缺陷疾病的类型，相关决策应由夫妻双方共同做出[3]。英国现行法律规定，如果继续怀孕会影响母亲的心理健康，允许在24周孕龄之前合法终止妊娠，这被认为是父母的合理选择[4]。然而，对于有些报告意外怀孕的女性来说，她们对伴侣意见的依赖程度取决于夫妻关系的质量。为孕妇服务的专业人士也同意，这种关系的强度是决策过程中的一个因素。他们强调，拥有一个稳定或忠诚的伴侣不仅会影响怀孕计划，还会影响继续或终止怀孕的决定。如果伴侣犹豫不决、支持不足或不愿参与决策，那么女性更有可能独自决定是否继续怀孕。最终，孕妇通常会对自己的怀孕负责，因此也会对自己的决定负责。女性认为决定权在她们自己手上，因为她们对自己的身体拥有所有权[5]。研究显示，大多数香港华裔女性在无创产前基因检测的决策中重视关系和个人自主权。女性希望得到医生作为这方面专家的支持，并希望让丈夫参与决策，同时保留对结果的控制权[6]。

《中华人民共和国妇女权益保障法》中提到，在医疗机构进行生育手术、特殊检查或特殊治疗时，必须获得女性本人同意；如果女性与其家属或其他相关人员之间存在意见分歧，应优先尊重女性的意愿[7]。我国历来重视妇女生殖保健服务，不断提高妇女生殖健

[1]ZHONG Y, HAO T, LIU X, et al. Ethical challenges in information disclosure and decision-making in prenatal testing：a focus group study of Chinese health professionals in maternal and child health services[J]. J Bioeth Inq, August 20, 2024.

[2]BOWMAN-SMART H, GYNGELL C, MAND C, et al. Non-invasive prenatal testing for "non-medical" traits：ensuring consistency in ethical decision-making[J]. Am J Bioeth, 2023, 23(3)：3-20.

[3]WU Y, LIU Y, WANG X, et al. Attitudes of Chinese maternal and child health professionals toward termination of pregnancy for fetal anomaly：a cross-sectional survey[J]. Front Public Health, 2023, 11：1189266.

[4]CROWE L, GRAHAM R H, ROBSON S C, et al. A survey of health professionals' views on acceptable gestational age and termination of pregnancy for fetal anomaly[J]. European Journal of Medical Genetics, 2018, 61(9)：493-498.

[5]FERRER SERRET L, SOLSONA PAIRÓ M. The place of abortion in the pregnancy decision-making process in young adult women in Catalonia, Spain[J]. Sociol Health Ill, 2018, 40(6)：1087-1103.

[6]LAU J Y, YI H, AHMED S. Decision-making for non-invasive prenatal testing for Down syndrome：Hong Kong Chinese women's preferences for individual vs relational autonomy[J]. Clin Genet, 2016, 89(5)：550-556.

[7]中国人大网.中华人民共和国妇女权益保障法[EB/OL]. (2022-10-30)[2024-11-12]. http：//www.npc.gov.cn/npc/c2/c30834/202210/t20221030_320091.html#top1.

康水平一直是妇女事业方面的重要施政目标。例如，国务院新闻办公室 2019 年 9 月所发布的《平等发展共享：新中国 70 年妇女事业的发展与进步》白皮书强调指出："妇女生殖保健服务不断加强。制定出台法规政策和规划，实施生殖健康项目，不断提高妇女生殖健康水平。20 世纪 90 年代，积极开展以人为本的计划生育优质服务，推进避孕方法知情选择，尊重和保护妇女生殖健康权益。"显然，我国长期以来尊重女性的生育自主权，充分保护妇女的生殖健康。依法为女性提供合法、安全和健康的人工流产服务，是保障女性生殖健康的重要内容。这一政策既符合国际人权法的普遍性趋势，也与我国的现实国情充分相适应，在未来应当继续坚持[1]。

生育权是公民与生俱来的一项基本人权。作为人的基本权利，生育权是任何时候都不能被剥夺的。1968 年联合国国际人权会议通过的《德黑兰宣言》提出：父母享有自由负责地决定子女人数及其出生间隔的基本人权。也就是说：妇女的生育权是天然的，是与生俱来的，是先于法律的一项包含了天道伦常的权利，妇女有权决定生育时间、生育方式、生育质量[2]。

有人认为，女性的生育权应得到优先保护，当然，妻子的生育权也应得到优先保护。而这种"优先保护"并不违反平等原则，反而是平等原则的体现。因为在生育自由方面，女性与男性存在着"天然"不平等。首先，这是由生理构造所决定的，女性怀孕后，胎儿即成为其身体的一部分，这使得女性的生育自由与生命权、健康权等重要权利紧密相关。因此，女性的生育自由显得更为重要，同时也更容易因其他权利受到侵犯而更易受损害。其次，由社会传统生育观念所决定，特别是在我国，女性长期以来都被当作"传宗接代的工具"，社会或丈夫往往强迫其生育，而其生育自由往往被忽视。因此，西方女权主义者要求妇女享有"自愿成为母亲"之权利，提出"妇女享有支配自己身体的权利"为生育自由之重要内容。《消除对妇女一切形式歧视公约》第 16 条要求缔约各国保证妇女在"男女平等的基础上"享有生育自由；我国《妇女权益保障法》特别规定了妇女的生育自由，这些，都是为了改善并提高女性在生育自由方面的地位，通过"纠偏行动"来实现男女生育自由之实质平等[3]。

当夫妻双方作为两个权利主体在生育问题上无法达成共识时，必然会出现权利之间的对抗。为了更好地分析丈夫与妻子在生育权上的冲突，我们可以将生育权划分为两种类型：积极生育权和消极生育权。积极生育权指的是公民享有积极生育的自由，国家有保障生育权实现的义务，同时任何个人、组织或团体不得进行干预。消极生育权则意味着夫妻双方有选择不生育的权利，其目的在于提升女性在家庭中的地位，避免她们沦为仅仅是传宗接代的工具，确保夫妻双方享有平等的权利[4]。

生育权是一项人格权，孕前双方身体负担无太大区别，此时的冲突解决应坚持如下原则：第一，对夫妻双方的生育权进行无差别的平等保护。英国、美国、澳大利亚、加拿大和意大利等国也都有平等对待的类似规定。第二，消极生育权相较于积极生育权应优先受到

[1]石佳友.伦理与法律之间的堕胎权争议[J].中国政法大学学报，2023(3)：38-60.

[2]黄丹，张素英.关于大月份妊娠安全终止的伦理思考[J].中国医学伦理学，2018，31(11)：1408-1410，1414.

[3]湛中乐，谢珂珺.论生育自由及其限制[J].人口研究，2009，33(5)：100-110.

[4]褚天舒.生育权冲突问题辨析[J].唐山师范学院学报，2018，40(5)：123-126.

保护。因为一方面，消极自由与人格的完整乃至人性的尊严最为接近；另一方面，强制生育或不生育不仅易造成人身伤害，而且也难以得到执行。

因为怀孕后妻子承担了最主要的责任与风险，此时优先条件关系发生了变化，所以夫妻生育权冲突的解决应坚持以下两点：第一，侧重对妻子的生育权利保护，包括其行使的积极生育权和消极生育权。这在国外也有类似的规定。在美国，多数州强调对怀孕妻子生育自决权的保护，并通过判例确定妻子堕胎不需经丈夫同意。在英国，堕胎被视为一个健康问题，孕妇堕胎征得医师而非丈夫的同意即可。澳大利亚和加拿大的法律和判例明确规定丈夫无权阻止妻子堕胎。第二，一般情况下，妻子堕胎可以不经丈夫同意，甚至不必通知丈夫，但在有生育协议的情况下，应通知丈夫，未经丈夫同意堕胎的，还应该承担相应的违约责任。因为如果丈夫不同意堕胎妻子就无权堕胎的话，不但妻子的不生育权没有保障，还可能因此逼迫妻子采取极端方式（如自伤自残）流产。如果妻子坚持不堕胎，也应该尊重和保护妻子的自由选择权，因为强行堕胎不仅明显属于野蛮行径，还会因妻子的反对而伤害其身体健康乃至生命[1]。

3. 家庭成员参与医疗决策

有研究显示，妇幼卫生专业人员对于在家庭中谁有权决定有缺陷胎儿能否出生的态度较为一致，无论出生缺陷疾病的类型，多数专业人员认为对于出生缺陷胎儿的决策应由夫妻双方共同做出；其次他们认为应由孕妇本人或是家庭集体做决定[2]。家庭和医护人员在出生缺陷问题上常常面临的两难境地，而充分的医学知识和社会的支持对于家庭成员的决策至关重要[3]。

在医疗决策中，不同文化背景下的家庭角色的认知存在显著差异：在西方文化中，家庭决策常常被看作对个人自由的一种削弱，而在东方文化中，则被视为个人自由的一种增强。这一差异部分源于中国传统文化，尤其是儒家思想的影响。在中国的传统社会中，家庭被视为社会的核心单元，因此在医疗决策时，更加注重家庭集体的利益和声音[4]。在中国传统文化的背景下，家庭在医疗保健决策中起着重要作用，在某些情况下甚至可以代替患者做出决定[5]。在中国文化中，家庭在医患关系中的积极作用被视为最具特色的方面之一。家文化强调"大家庭内牢固的人际关系，以及相互依赖、合作，以及将（家庭）群体利益置于个人利益之上"，这对产前筛查和诊断的披露以及提供护理具有启示意义[6]。

传统观念认为，患者的家属可以从患者的治疗中获得利益，因此医生应当意识到这一利益的合法性。在探讨家庭医疗的特殊性时，我们提到"家庭与患者一体"，这揭示了医疗

[1]陈雅凌.夫妻生育权冲突之对策研究[J].中国社会科学院研究生院学报,2021(1):79-87.

[2]WU Y, LIU Y, WANG X, et al. Attitudes of Chinese maternal and child health professionals toward termination of pregnancy for fetal anomaly: a cross-sectional survey[J]. Front Public Health, 2023, 11: 1189266.

[3]LIU Y, WANG X, FANG J, et al. What are they considering when they face a fetus with birth defects? A qualitative study on ethical attitudes of health professionals in China[J]. Glob Health Res Policy, 2024, 9(1): 27.

[4]王乐.儒家文化背景下医疗决策中的自主问题[J].医学与社会,2022,35(1):26-30,35.

[5]RAPOSO V L. Lost in "Culturation": medical informed consent in China (from a Western perspective)[J]. Medicine, Health Care, and Philosophy, 2019, 22(1): 17-30.

[6]NIE J B, SMITH K L, CONG Y, et al. Medical professionalism in China and the United States: a transcultural interpretation [J]. J Clin Ethics, 2015, 26(1): 48-60.

中的一项重要策略，即在所有疾病中，患者的私人关系可能与发病原因和治疗效果密切相关。医生在工作中需要妥善处理与患者及其家属的关系，因为家属在情感、生活甚至经济上都能为患者提供支持。这种支持不仅有助于患者的康复，还能缓解患者在治疗过程中的心理压力。然而，家属的利益有时可能与患者的需求发生冲突。例如，经济问题可能导致家属倾向于选择成本较低但未必最适合的治疗方案。家庭争执可能会影响临床治疗决策，甚至导致治疗中断。家属可能会要求医生采取不符合临床指征的治疗，或坚持停止合适的治疗。面对这些潜在冲突，医护工作者应积极寻求家属的支持与合作。当家属对患者的治疗提出疑问时，医务人员应努力争取他们的理解，并通过有效沟通协调患者、家属与医务人员之间的关系，以确保治疗方案既能满足患者的医疗需求，又能兼顾家庭的实际情况。

传统的自主性概念将决策者视为孤立个体，忽略了影响其选择的环境因素[1]。这种观点假设个体是抽象的理性行动者，并未充分考虑其社会背景和关系网络。与传统的自主性概念不同，关系自主强调个体是社会存在，其身份是在社会关系网络中形成的，而不是抽象的理性行动者[2]。关系性自主考虑患者与自主性评估相关的特定社会位置和经验[3]，将个体的决策置于更广泛的社会和政治背景中加以考量。通过关系自主的视角审视产前筛查和产前诊断的知情选择，有助于人们关注社会和政治背景对决策的影响，在这种背景下，医疗服务的提供应致力于促进孕妇自主决策的选择。患者个人自主是共享医疗决策的目的，而家庭参与则是实现患者自主的重要手段。家庭参与为患者提供了支持和建议，是实现患者自主权的具体路径。两者之间并不矛盾，而是相辅相成的关系。

4. 代理决策问题

代理决策是指在临床环境中，代理人依据相关证据预测患者的最佳利益，尽量选择与患者意愿相符的治疗方案，以实现延长生命、维持功能和提高生活质量的目标。简而言之，在医疗领域，代理决策是为那些缺乏自主行为能力或失去决策能力的患者做出医疗选择的过程[4]。

（1）代理人

当患者无法与医生交流自己对治疗的要求时，必须让其他人来决定治疗方案，这样的人称为代理人。传统意义上，亲戚一般被视为自然代理人，医生会征求家属的同意对患者进行治疗。在美国，法律规定允许患者选择自己的代理人。这些代理人取代了其他任何组织或者个人，包括直系家属。此外，很多州的法律颁布了相关法规，赋予家庭成员以特殊的权利，并按一定次序排位，例如第一位是配偶，其次是父母，再次是子女，然后是其他兄弟姐妹等。这些法规避免了寻求法庭援助的需求，除非出现有冲突或质疑合法性的决策制定者。法规的制定有助于避免与医院发生医疗纠纷，但是也有可能会指定一些不能真正代表患者利益的成员成为代理人，除非允许医生自行决定治疗方案。因此，所有州法律都规

[1]比彻姆，邱卓思.生命医学伦理原则(第八版)[M].刘星，译.北京：科学出版社，2022.

[2]MACKENZIE C, STOLIAR N. Relatinal autonomy feminist perspectives on autonomy, agency, and the social self[M]. New York and Oxford：Oxford University Press, 2000.

[3]SHERWIN S, WINSBY M. A relational perspective on autonomy for older adults residing in nursing homes[J]. Health Expect, 2011, 14(2)：182-190.

[4]陈化.临床代理决策中的利益冲突及其消解[J].医学与哲学, 2020, 41(22)：21-25.

定了由法官为失去表达能力的患者任命合适的监护人[1]。

（2）代理人作医疗决策的准则

代理人必须依照一定的准则为患者做决策，目前有两种准则。一是"替代判断"，当患者的意愿为大家所熟知时，代理人必须根据这些意愿来制定医疗决策；第二是"利益最大化"，当患者的意愿尚不清楚时，代理人的意见必须最大限度地保证患者的利益。

1）替代判断：当一位代理人知晓患者意愿时，可采用"替代判断"的标准。这适用于两种情况：①患者之前明确地表达过自己的意愿。②代理人能够从患者过去的言语或行为中合理地推断出他/她的意愿。

第一种情况最直接，通常发生在患者之前表达过关于出现这种情况时所希望得到的优先治疗选择。无论患者是以文字方式记录下来还是仅仅口头告知另外一个人，代理人都应该尽可能遵循患者的意愿。实际上，代理人并不是制定决策而是保证患者自己制定的决策得以实施。法庭通常在知晓患者意愿时应用此类标准。

当患者没有明确地表明他/她的治疗意愿时，代理人应根据患者的价值观和信仰来为患者制定决策。很显然只有与患者很亲近的人才合适做一名代理人。代理人必须小心，避免陷入伦理陷阱——即将他们自己的价值观和信仰带入决策制定的过程中。只有了解患者的价值观和信仰才能制定适合患者的决策。

许多研究表明，代理人通常会错误地认为他们知道自己家人的想法。有研究证明代理人预知患者意愿的准确性只有68%。即使这样，代理人也比医生要更加了解患者。替代选择的标准，不能总是从表面上来解读，代理人的个人信息也应该进行调查和讨论，并与其他来源的信息进行核对。最好代理人获得的信息可以帮助他们明确地表达患者的价值观和信念。在医生们认为代理人忠实地代表了患者利益的时候，合法的代理人可以协助医生进行治疗决策的选择[2]。

2）利益最大化。如果无法确定患者的意愿，代理人必须以"利益最大化"为准则，即代理人的决策最大限度地保障患者的福利。这里的"福利"包括缓解疾病、保存或恢复功能，以及一个正常人在类似情况下可能选择的生命长度和生存质量。

指定代理人有可能发生不恰当的行为，他/她本人可能会表现出一些不作为的迹象，甚至可能做出与患者之前所表述的意愿或最大利益完全相反的选择。如果是这样，这个代理人必须被取消代理资格，同时寻找可以代表患者利益的其他人做患者的代理人。

当代理人的决定直接与患者的先前意愿或预先指令相违背时，医疗团队应该对此提出异议，同时可以向伦理委员会、伦理咨询服务处或法庭寻求帮助。明确表示患者意愿应该具有优先权。当患者没有预先指令或者也没有表示与治疗相关的倾向性时，代理人的选择可能会与患者的最大利益相违背，医疗团队也应该对代理人的决定提出异议。然而，由于最大利益的确立是非常困难的，所以咨询应该至少包括与代理人的广泛磋商，以便辨别决

---

[1]Bartholome W G. Informed consent, parental permission, and assent in pediatric practice[J]. Pediatrics, 96(5 Pt 1)：981-982.

[2]JONSER A R, SIGLER M, WINSLADE W J. 临床伦理学：医学实践中的伦理学决策[M]. 万静, 译. 北京：人民卫生出版社, 2022.

策背后真正的原因。代理人对患者合理的最大利益的判断可能被认为是决定性的因素[1]。

（3）默许同意

在危及生命的紧急情况下，患者可能因为神志不清或出现休克而无法表达他们的选择倾向或给出同意意见，同时可能没有代理人。此时，医生通常会假设患者如果能够做出决定，将同意进行治疗，否则患者可能面临死亡或严重残疾，这种假设被称为"默许同意"。需要注意的是，患者并未真正表达同意，而是医生基于患者利益的推定。从伦理学角度来看，有利原则要求医生在紧急情况下为无行为能力的患者做出最有利的决定，这是实施紧急治疗的伦理准则。如果一个人在危急情况下愿意接受帮助，那么这种推定是合理的。同时，"默许同意"也为医生在面对潜在法律指控时提供辩护依据。然而，如果急救治疗的成功率显著低于可接受的治疗标准，那么这种情况下可能无法为避免重大过失的指控提供法律保护。换言之，当急救治疗的成功率远未达到公认的治疗标准时，这可能不足以构成对重大过失指控的有效法律辩护[2]。

（4）产前诊断中的代理决策

1）对胎儿的代理决策

显然，胎儿无法自主做出决策。尽管母亲的意愿在涉及自身身体时会使问题复杂化，情况变得复杂，但关于胎儿的决策问题仍需独立考量。在这一过程中，代理决策主要依据两种道德原则：一是有利原则，强调对不具备能力者的"最佳利益"进行考虑；二是尊重自主原则，关注不具备能力者可能的意愿(即"替代判断")。然而，针对胎儿的情况，这两种原则可能都存在局限性。

此外，当某种治疗方法已被研发但尚未成为标准治疗时，医生和家长应如何共同决定是否尝试这一新方法？1983年美国提出了与胎儿相关的重症新生儿治疗决策指导原则，强调了预期治疗结果的重要性。如果预期的治疗效果良好，便应推荐该治疗；若治疗结果不确定，父母的选择应被视为最终决定；而若预测结果不佳，医生则可以建议不进行治疗，并有权在某些情况下违背父母的意愿拒绝提供治疗。同时，评估对母亲风险的考量也是判断胎儿治疗适宜性的重要因素。根据这一政策，如果产前诊断测试在识别严重疾病方面准确且有相对有效的治疗方案，医生应强烈推荐进行此项测试；反之，如果诊断的准确性不足或没有有效治疗，强烈建议进行检测便缺乏伦理依据。最后，有一个原则强调，提供无指征或可能无效的治疗并无伦理上的必要性。尽管这一框架未能完全解决医生与母亲之间的冲突，但它指出医生只有在面对良好预期结果时，才有理由考虑"强制"治疗的选择[3]。

通常，代理决策的角色由父母担任。然而，在某些情况下，是否应由母亲为胎儿做出决定则显得值得商榷。由于母亲需要亲自参与检测，通常不会有其他人被指定为最终的代理决策者。若医生对母亲做决策的能力产生严重疑虑，可以采取多种措施应对。如果问题涉及法律能力，应采取适当法律程序指定监护人；若怀疑存在精神健康问题，则应进行心

[1] BARTHOLOME W G. Informed consent, parental permission, and assent in pediatric practice[J]. Pediatrics, 1995, 96(5 Pt 1): 981-982.

[2] BARTHOLOME W G. Informed consent, parental permission, and assent in pediatric practice[J]. Pediatrics, 1995, 96(5 Pt 1): 981-982..

[3] JOHNSON S R, ELKINS T E. Ethical issues in prenatal diagnosis[J]. Clin Obstet Gynecol, 1988, 31(2): 408-417.

理咨询。若母亲似乎对情况理解不足，或表现出不理智的行为，尽管她表明掌握事实，介入的选择包括让亲属或其他第三方(如社会工作者或宗教顾问)参与决策过程[1]。

2)对危重产妇的代理决策

危重产妇是指在分娩时或产后出现严重并发症或疾病的孕妇，例如严重的出血、感染等，这些情况可能对产妇的生命构成重大威胁，迫切需要专业的医疗干预和治疗。在救治危重产妇的过程中，医疗团队常常面临复杂的决策挑战。代理决策者不仅需权衡产妇生命的价值与生活质量，还需深入考虑其病情的严重程度、预后情况以及对治疗的反应。同时，他们还必须评估潜在的副作用和不良反应。面对这些压力，决策者可能会经历困惑和犹豫，导致决策延迟或不确定性。这种延误不仅可能影响产妇的治疗效果，还可能对她的病情和康复进程产生负面影响。因此，及时、果断的决策在危重产妇的救治中至关重要[2]。

研究表明，许多危重产妇的代理决策者在面临决策时常常感到困惑和不知所措。大部分代理决策者认为自己缺乏必要的判断和评估能力，难以准确理解和解释医疗团队所提供的信息。他们在尊重产妇的价值观和权益的同时，也很难做出符合产妇最大利益的决策。此外，许多代理决策者缺乏来自家庭、朋友、社区及专业医疗团队的支持与帮助。因此，在危重产妇的决策过程中，医护人员应提供充分的信息和社会支持，以减轻代理决策者的不确定性，帮助他们克服决策困境，从而避免延误产妇的治疗[3]。

Durand 等人在 2022 年对加拿大 108 名医护工作者的调查结果显示，性别因素会影响医疗决策的方式。女性代理决策者相比男性更容易陷入决策困境，这可能与两性心理特征的差异有关[4]。因此，医护人员在面对不同性别的危重产妇代理决策者时，应根据其性别特点提供有针对性的建议，以减少决策困境，帮助他们迅速做出恰当的决策。

与产妇生产后的情况相比，代理决策者在危重产妇生产前更容易出现决策困境。这主要是因为在生产前，代理决策者还需考虑腹中胎儿的风险。这一现象提示临床医护人员在危重产妇生产前的护理中，应更加重视与代理决策者的沟通与支持，提供专业的信息和建议，解释疾病的严重程度、治疗方案及可能面临的风险，从而帮助代理决策者更好地理解和评估当前的状况。此外，医护人员还应提供心理和情感支持，帮助代理决策者应对决策过程中的压力和困惑，促进共同决策的合作与理解[5]。

研究发现，具备较高围产期病情监测知识的代理决策者，其决策困境量表总分、信息提供和价值观明确得分往往较低。当代理决策者拥有充分的围产期知识时，他们能够更好地理解患者的病情、治疗选择及潜在风险，从而更准确地评估各种治疗方案的利弊，快速做出决策。因此，医疗团队应提供充分的信息与支持，例如编制决策辅助手册，以帮助代

[1]JOHNSON S R, ELKINS T E. Ethical issues in prenatal diagnosis[J]. Clin Obstet Gynecol, 1988, 31(2): 408-417.

[2]马苗苗，陈飞. 危重产妇代理决策者的决策困境及影响因素分析[J]. 广州医药, 2024, 55(8): 907-912.

[3]马苗苗，陈飞. 危重产妇代理决策者的决策困境及影响因素分析[J]. 广州医药, 2024, 55(8): 907-912.

[4]DURAND F, BOURGEAULT I L, HEBERT R L, et al. The role of gender, profession and informational role self-efficacy in physician-nurse knowledge sharing and decision-making[J]. J Interprof Care, 2022, 36(1): 34-43.

[5]YUILL C, MCCOURT C, CHEYNE H, et al. Women's experiences of decision-making and informed choice about pregnancy and birth care: a systematic review and meta-synthesis of qualitative research[J]. BMC Pregnancy Childbirth, 2020, 20(1): 343.

理决策者降低决策困境[1]。

减少危重产妇代理决策者的决策困境有助于降低危重产妇病情延误的风险。代理决策者的决策困境不仅受到个人人口学因素的影响，还与患者的疾病特征及代理决策者的母婴健康素养密切相关。这一发现提示医务人员可以从多方面、多角度缓解代理决策者的决策困境。

[1]马苗苗，陈飞.危重产妇代理决策者的决策困境及影响因素分析[J].广州医药，2024，55(8)：907-912.

第四章

出生缺陷三级预防案例伦理分析

本章将深入分析出生缺陷三级预防中涉及的伦理问题，着重探讨新生儿疾病筛查、重症缺陷儿的医疗救治以及出生缺陷儿童的社会救助等关键议题。首先，将探讨新生儿疾病筛查的伦理问题，包括筛查的基本原则、一般筛查准则，以及如何在个人利益与社会需求之间找到平衡，以确保筛查过程的公正与透明。其次，重症缺陷儿的医疗救治部分将涵盖相关的处置法规，强调在救治过程中对生命质量的考量，探讨医疗救治中涉及的道德义务以及如何公平分配医疗资源。此外，本部分还将讨论缺陷新生儿救助资源的分配问题，并提出相应的救助对策，以应对当前面临的挑战。最后，将聚焦于出生缺陷儿童的社会救助，分析缺陷新生儿在救治过程中遇到的困境及其伦理挑战，同时评估现有的社会救助机制，并提出改善儿童救助政策的对策建议。本章通过对 3 个案例的深入分析，旨在揭示出生缺陷三级预防中存在的伦理问题，并探讨相应的应对策略，推动社会支持体系更加完善。

第一节　新生缺陷儿的疾病筛查

典型案例 17

（一）案例呈现

一对夫妇第一胎产下健康女婴，第二个孩子在出生后进行新生儿检查时发现患有原发性甲状腺功能减退、先天性心脏病。此外，头颅磁共振检查还发现脑灰质异位。孩子的这些以代谢功能异常为主的先天性疾病情况在妊娠期间的常规产检时难以发现。在坚持完成了 8 个月康复训练后，新生儿整体情况仍然很差。孩子父亲丧失信心，坚决表示不想再管这个孩子；孩子母亲不忍放弃，仍然坚持对孩子进行康复训练。夫妻二人产生矛盾。在孩子康复训练期间经多方协助，申请了残联救助基金，减免了几乎全部康复相关费用，家庭经济负担大大减轻，但孩子父母表示心理负担很重。后来，孩子父亲因无法承受心理压力，要求离婚。

案例分析问题

1. 关于新生儿疾病筛查和出生缺陷儿童救助，国家有哪些规定和政策？

2. 出生缺陷儿童救助中存在哪些伦理争议？

（二）专家评析（曹艳林）

姓名：曹艳林

职称：教授

单位：中国医学科学院

研究领域：医疗卫生立法、执法、政策、管理研究

学术兼职：中国卫生法学会学术委员会副主任、中华预防医学会公共卫生管理与法治分会副主任、中国研究型医院学会医药法律专业委员会副主任

出生缺陷（birth defects）又称先天缺陷，是指由遗传或不良环境等因素引起的，在出生前、出生时或者出生后数年内发现的形态、结构、功能、代谢、精神和行为等方面的异常[1]。据估算，我国出生缺陷总发生率约为 5.6%[2]。出生缺陷不仅直接影响患儿的生命健康，也给患儿及其家庭带来巨大痛苦和经济负担[3]。为预防和控制出生缺陷的发生，我国医疗保健机构采取孕产期保健、产前诊断等多项工作[4]，经产前诊断发现胎儿有严重缺陷且符合国家相关标准的先天性疾病情况的，医师可提出终止妊娠的医学意见。在本案中，虽然新生儿母亲在妊娠期进行了产检，但仍未能在产检过程中发现胎儿的疾病问题；并且，先天性代谢疾病往往很难在孕期被检出，通常要靠新生儿疾病筛查才能发现。并非所有的先天性缺陷都能通过产前诊断发现，所以，对于新生儿先天性缺陷的康复救助十分重要。因为，这一救助体系或资源的完备程度，不仅关系到残疾儿童切身利益和健康成长，关系到千家万户安居乐业和美满幸福，还关涉到社会稳定，关系到健康中国建设和全面建成小康社会大局。

根据《中华人民共和国民法典》和《中华人民共和国基本医疗卫生与健康促进法》的相关规定，本案中的新生儿自出生时就具备民事权利能力，享有生命权和健康权，国家和社会应尊重、保护该新生儿的健康权。然而，由于出生缺陷儿童大多存在先天残疾，成年后往往丧失基本生存与生活能力，这给患儿父母带来了巨大的精神伤害[5]，在此背景下，"出生缺陷儿的救治是否具有意义""继续治疗还是选择放弃"成为出生缺陷儿康复救助领域中频繁引发争议的焦点问题。如本案中，在坚持完成 8 个月的康复训练后新生儿的整体情况依旧很差的情形下，是否应当继续救助该患儿？

对于缺陷新生儿的救助，是法治与伦理、公益与利益、现实与客观交织的矛盾问题，根据《中华人民共和国民法典》的相关规定，自然人的生命权、身体权、健康权受到侵害或者处于其他危难情形的，负有法定救助义务的组织或者个人应当及时施救。父母是未成年

[1]郑晓瑛.提高中国出生人口素质的理论与实践：出生缺陷综合预防的理论框架研究[M].北京：北京大学出版社，2006：2.

[2]《全国出生缺陷综合防治方案》文件解读[J].健康中国观察，2019(12)：84-85.

[3]蒋娟，肖圣龙.责任伦理视域下的出生缺陷防治[J].齐齐哈尔大学学报(哲学社会科学版)，2015(12)：49-52.

[4]马修婷.社会转型时期出生缺陷救治问题的伦理思考[D].株洲：湖南工业大学，2012.

[5]杨婷.出生缺陷儿童社会保障体系构建探讨[J].中国经贸导刊，2011(4)：81-82.

子女的监护人，对未成年子女负有抚养、教育和保护的义务，父母与子女间的关系不因父母离婚而消除，离婚后父母对于子女仍有抚养、教育、保护的权利和义务。《中华人民共和国民法典》第三十五条规定，"监护人应当按照最有利于监护人的原则履行监护职责……未成年人的监护人履行监护职责，在作出与被监护人利益有关的决定时，应当根据被监护人的年龄和智力状况，尊重被监护人的真实意愿"。因此，本案中，出生缺陷儿父母对该出生缺陷儿负有监护义务，应当按照有利于该患儿的原则履行监护职责，即使最后父母双方选择离婚也不会免除父母双方的监护义务。虽然康复救助能够缓解不少家庭的经济负担，但作为患儿父母不得不承担长期的照护义务以及巨大的精神痛苦，不得不思考"放弃还是继续"的难题，特别是在本案这种经过康复治疗后新生儿情况仍然不好的情形下。首先，《中华人民共和国基本医疗卫生与健康促进法》第二十六条也明确指出，县级以上人民政府应当优先开展残疾儿童康复工作，实行康复与教育相结合。第八十三条第三款，国家完善医疗救助制度，保障符合条件的困难群众获得基本医疗服务。对于出生缺陷儿的康复救助，我国始终坚持"人人享有，公平可及"的政策导向，2018年国务院发布的《国务院关于建立残疾儿童康复救助制度的意见》，要求着力保障残疾儿童基本康复服务需求，努力实现残疾儿童"人人享有康复服务"，使残疾儿童家庭获得感、幸福感、安全感更加充实、更有保障、更可持续。《全国出生缺陷综合防治方案》提出将出生缺陷防治融入所有健康政策，促进公平可及，人人享有。多省(区、市)也纷纷开展残疾儿童康复救助工作，制定相关工作办法。但从社会角度来看，出生缺陷儿的救助需要大量社会资源的投入，而出生缺陷儿的特点意味着其不会给社会作出相应的贡献，因此出生缺陷儿的救助成为社会公众长期争议的话题。再次，作为医师，我国《医师法》第三条第一款规定，"医师应当坚持人民至上、生命至上，发扬人道主义精神，弘扬敬佑生命、救死扶伤、甘于奉献、大爱无疆的崇高职业精神，恪守职业道德，遵守执业规范，提高执业水平，履行防病治病、保护人民健康的神圣职责"。因此，敬佑生命、救死扶伤是医师的法定义务。

就我国当前立法来看，我们应尊重出生缺陷新生儿的生命权、健康权。从伦理上来看，有人坚持"生命至上"[1]，认为应当"敬畏生命"[2]，也有人支持让缺陷新生儿有尊严地死去，质疑一味延长患儿生命的长度而无法提高生命的质量[3]是否有意义。有人基于正义论观点[4]提出应对出生缺陷新生儿这类弱势群体在资源分配上给予更多的关照。也有人认为"社会资源有限，严重的出生缺陷不仅无法为社会做贡献，客观上又需要消耗大量社会资源"[5]。面对有限的医疗资源和救治希望渺茫的患儿时医生该如何抉择？本案中，虽然残联救助基金大大减轻了患儿家庭的经济负担，但对于患儿家庭特别是患儿父母带来的巨大精神压力难以忽视，这让我们不得不反思对出生缺陷儿的救助制度是否应当做出相应调适，在"应康尽康，应康优康"的原则下允许患儿自己及父母有可抉择的途径或空间，以平衡社会资源投入、父母家庭负担与出生缺陷新生儿救助之间的关系。例如，原则

[1]高华.对缺陷新生儿安乐死问题的理性思考[J].医学与哲学(A)，2012，33(10)：26-28.

[2]马修婷.社会转型时期出生缺陷救治问题的伦理思考[D].株洲：湖南工业大学，2012.

[3]邵冠楠，黄璐琪，田桑，等.出生缺陷儿的伦理决策探讨[J].医学与哲学，2020，41(1)：25-29.

[4]史永华，孙敏.关于弱势群体问题的伦理思考[J].辽宁师专学报(社会科学版)，2007(4)：8-9.

[5]高华.对缺陷新生儿安乐死问题的理性思考[J].医学与哲学(A)，2012，33(10)：26-28.

上，若通过医疗手段能够拯救患者生命，改善患者健康状态，那么医疗机构应当积极救治，以最大限度保障出生缺陷新生儿的生命权、健康权。但若按合理的医学判断无论使用何种医疗措施都无法避免即将来临的死亡[1]，我们可以考虑让患儿顺其自然地死亡。同时，这种设想也要求我们做好相应的制度设计，以避免不当使用对患儿生命健康权造成损害。

(三) 梳理分析

1. 新生儿疾病筛查

新生儿疾病筛查是指通过血液检查对某些危害严重的先天性代谢病及内分泌病进行群体过筛，使患儿得以早期诊断，早期治疗，避免因脑、肝、肾等损害导致生长、智力发育障碍甚至死亡。新生儿疾病筛查是提高出生人口素质、减少出生缺陷的三级预防措施之一。《中华人民共和国母婴保健法》及其实施办法已明确规定医疗保健机构应逐步开展新生儿疾病筛查，并将其列入母婴保健技术服务项目。我国从 20 世纪 80 年代初开始，在北京、上海开展苯丙酮尿症和甲状腺功能减退的筛查，到目前新生儿疾病筛查已覆盖全国的 30 个省、自治区、直辖市。近几年来，为减少听力缺陷，我国将新生儿听力筛查也列入新生儿疾病筛查项目[2]。

我国加强新生儿疾病筛查诊断，早发现、早干预，全国新生儿遗传代谢病和听力障碍筛查率均达到 98% 以上。经过不懈努力，出生缺陷防治工作取得明显进展和成就，与 5 年前相比，出生缺陷导致的婴儿死亡率、5 岁以下儿童死亡率均降低 30% 以上，神经管缺陷、唐氏综合征等严重致残出生缺陷发生率降低 23%。此外，国家进一步加大出生缺陷干预领域的科技投入力度，"十三五"期间，国家重点研发计划设立"生殖健康及重大出生缺陷防控研究"重点专项，支持开展相关基础研究与技术攻关。"十四五"期间，国家重点研发计划"生育健康及妇女儿童健康保障"专项继续将防治出生缺陷作为重要内容，实施"儿童结构性出生缺陷防控和救助体系的构建及示范应用"等 10 余个项目，支持研发一批出生缺陷防治新技术和产品[3]。

欧美、日本等发达国家和地区新生儿疾病筛查覆盖率近 100%。在美国，新生儿筛查是一项国家卫生保健倡议，包括父母教育、婴儿筛查、适当的随访、诊断检测、疾病管理和持续评估[4]。新生儿筛查本身是对新生儿进行的一套特定的实验室评估和现场检查，旨在识别临床隐匿但可能严重的疾病，需要适当的干预。每年有近 400 万婴儿接受筛查，每

[1] 郑秋实，刘宇，睢素利."疾病终末期医疗决策相关法律问题专家共识"释义[J].中国医学伦理学，2022，35(9)：933-937.

[2] 国家卫生健康委员会.新生儿疾病筛查技术规范[EB/OL].(2005-03-07)[2024-11-12].http://www.nhc.gov.cn/bgt/pw10501/200503/1f8c09206e9a42bf838882d1f2e4610a.shtml.

[3] 国家卫生健康委员会.关于政协第十四届全国委员会第二次会议第 02059 号(医疗卫生类 149 号)提案答复的函[EB/OL].(2024-08-27)[2024-11-12].http://www.nhc.gov.cn/wjw/tia/202408/0f44dacd9a084629b5f7d0a594f55d95.shtml.

[4] MCCANDLESS S E, WRIGHT E J. Mandatory newborn screening in the United States：History, current status, and existential challenges[J]. Birth Defects Res, 2020, 112(4)：350-366.

年约有 3400 名婴儿接受通过统一新生儿筛查确定的疾病的早期干预[1]。

新生儿筛查所针对的疾病通常是那些不加干预就会导致显著发病率、死亡率或智力残疾的疾病。然而，选择进行筛查的疾病一直并将继续受到技术能力、筛查的效率和成本效益、治疗干预的潜力以及其他政治和伦理因素的影响。美国的新生儿筛查项目包括三个主要分支：听力损失，严重心脏缺陷和一系列代谢、血液、内分泌和其他遗传性疾病[2]。

2. 新生儿疾病的一般筛查准则

筛查必须符合某些既定标准，才能实施大规模筛查。美国最初的指导方针是由世界卫生组织根据 Wilson 和 Jungner 在 1968 年的出版物中阐述的，该出版物在后续讨论中得到了扩展，纳入了基因组测试的含义[3]。筛查项目应该有预先确定的目标、明确的需求、特定的目标人群和疗效证据。筛查项目应该有适当的质量保证策略、常规评估和降低风险的方法。民众应该有公平的机会接受筛查，自主参与，并得到保密保障。最后，检测本身应具有高灵敏度(低"漏检"率)，为患者所接受，并能迅速产生结果[4]。

3. 新生儿疾病筛查中个人利益与社会需求的平衡

新生儿疾病筛查已成为全球卫生健康机构的重要任务。这类筛查的结果及后续治疗也引发了诸多伦理讨论。个人利益与社会需求之间的关系是基于公平、权利以及不放弃任何个体的原则，对个人而言至关重要，社会则应努力保障个人的健康。围绕新生儿疾病筛查是否具有特殊重要性存在以下两种观点：一种观点认为其不应占据特殊地位，因为较常见疾病的患者可能需要为筛查费用买单；另一种观点则强调需要澄清价值观，区分硬性影响——例如健康、寿命、无痛苦状态，以及软性影响——如福祉、良好的护理和适宜的环境。虽然硬性影响较为明确，通常由政策制定者负责，但软性影响却存在争议，通常应由患者及其家属决定。

从关怀伦理的视角来看，即使筛查"通过"，也可能存在漏诊风险。例如，新生儿听力筛查即使"通过"，也有可能漏诊某些听力问题。此外，筛查的最终目的是治疗筛查结果呈阳性的患儿，以减少或避免智力和体格发育上的缺陷。然而，有些疾病如杜氏肌营养不良和脆性 X 综合征，尽管可以通过筛查发现，但目前尚无有效的治疗或预防手段。新生儿筛查的个人危害很小，但在假阳性的情况下，可能会引发不必要的后续诊断评估，这不仅会给婴儿带来不适和痛苦，也会给家庭造成心理和经济上的压力，同时增加医疗保健系统的负担和成本[5]。

[1] Centers for Disease Control and Prevention (CDC). Ten great public health achievements: United States, 2001-2010[J]. MMWR Morb Mortal Wkly Rep, 2011, 60(19): 619-623.

[2] National Library of Medicine. Newborn screening. [EB/OL]. (2023-05-01) [2025-03-12]. https://www.ncbi.nlm.nih.gov/books/NBK558983/.

[3] ANDERMANN A, BLANCQUAERT I, BEAUCHAMP S, et al. Revisiting Wilson and Jungner in the genomic age: a review of screening criteria over the past 40 years[J]. Bull World Health Organ, 2008, 86(4): 317-319.

[4] ANDERMANN A, BLANCQUAERT I, BEAUCHAMP S, et al. Revisiting Wilson and Jungner in the genomic age: a review of screening criteria over the past 40 years[J]. Bull World Health Organ, 2008, 86(4): 317-319.

[5] MCCANDLESS S E, WRIGHT E J. Mandatory newborn screening in the United States: History, current status, and existential challenges[J]. Birth Defects Res, 2020, 112(4): 350-366.

第二节   重症缺陷儿的医疗救治

典型案例 18

(一) 案例呈现

2006 年 11 月中旬，某省级三甲儿童医院收治了一名出生后即被父母遗弃的"人鱼宝宝"。医生经检查后发现，"人鱼宝宝"患的是一种非常复杂的先天畸形——"美人鱼综合征"，其肾脏和泌尿系统缺如，心脏功能不正常，肠道高位梗阻，肛门、生殖器都尚未发育完全，属于严重的先天性缺陷。医院采取了腹膜透析、肠造瘘手术、动静脉置管术等一系列措施抢救"人鱼宝宝"。但由于"人鱼宝宝"术后身体耐受性差，12 月 17 日"人鱼宝宝"在艰难地存活了 38 天后最终夭折。

一个多月的时间里，为抢救"人鱼宝宝"，该省级三甲儿童医院花费了 20 万元，但"人鱼宝宝"仍然没有脱离夭折的命运。在人们对"人鱼宝宝"的遭遇表示同情、盛赞医务人员创造医疗奇迹的同时，也有公众对医院的这种救助表示质疑，各种议论也纷至沓来：如此不遗余力地救治一个几乎没有生存希望的重度残疾的新生儿，是否得不偿失？

案例分析问题

1. 抢救生存希望较低的重度残疾新生儿是对医疗资源的浪费吗？
2. 如何理解重度残疾新生儿的法律地位与道德地位？
3. 对重度残疾新生儿实施安乐死是否具有可行性？

(二) 专家评析 (曹艳林)

生命权是个人享有其他一切权利的前提和基础，是人类作为人享有的最基本、最根本的权利，是最基本的人权。我国《宪法》明确规定国家尊重和保障人权；《中华人民共和国民法典》明确规定，自然人的生命权、身体权、健康权受到侵害或者处于其他危难情形的，负有法定救助义务的组织或者个人应当及时施救；《中华人民共和国基本医疗卫生与健康促进法》明确规定，国家和社会尊重、保护公民的健康权。这些立法都表明在我国，国家不仅具有消极的不得任意、非法剥夺、伤害个人生命的义务，还负有积极的保护生命安全的义务[1]。本案中，虽然患儿有严重的出生缺陷，但根据《中华人民共和国民法典》，该患儿自出生起即具备民事权利能力，享有生命权和健康权。因此，就法律层面而言，虽然该重残新生儿没有多大的生存希望，我们对其仍然具有救助义务，应当依法保障其生命权、健康权，而投入的医疗资源无非是我们在履行义务的同时所需的消耗，我们不能简单地以"没有多大生存希望"为由拒绝履行义务或者认为救助行为不过是在"浪费医疗资源"，我们应平等地尊重每个人的生命权、健康权。

---

[1] 郭兴利. 生命权不平等的法律治理 [J]. 学海，2021 (2)：109-117.

对于新生儿法律地位，当前，我国法律明确规定自然人从出生时起就具有民事权利能力，依法享有民事权利，承担民事义务。本案中，虽然患儿具有先天畸形，但因为患儿已经出生，因此其自出生时起就享有民事权利能力。同时，根据我国《民法典》的规定，虽然新生儿自出生时起就具有民事权利能力，但其并不具备民事行为能力，应当由其法定监护人代理其实施民事法律行为。而判断能够具备民事行为能力的考虑因素包括民事主体的智力、精神健康恢复状况等。在伦理学上，人们通常将道德抉择诉诸理性[1]，因此新生儿是否具有道德地位的关键在于其是否具有自我意识[2]。有学者指出，若有出生缺陷的新生儿不具备产生自我意识的可能，其就不享有道德地位，若新生儿具备产生自我意识的可能，其享有道德地位，但从社会人的角度来看，由于新生儿出生时没有绝对的自我意识，因此其道德地位低于社会的人。本案中，虽然患儿有严重出生缺陷，但出生后不能排除其产生自我意识的可能，因此我们也不能排除其道德地位。

不遗余力地救治一个几乎没有生存希望的重残新生儿是否有价值？在我国，法律认为公民自出生起就享有不容侵犯的生命权，即使是具有严重缺陷的新生儿，只要其出生，其自出生时起就享有不容侵犯的生命权。因此，根据我国立法，即使患儿没有多大生存希望，医疗机构也应当对其进行救助，实施安乐死的行为是违法的。而就功利角度而言，没有多大生存希望的患儿的救助需要考虑社会成本的投入，毕竟医疗资源是有限的。因此，在医疗机构能够明显预见重残婴儿治疗后生命状态的情况下，出生缺陷新生儿安乐死成为部分人的主张，如荷兰专门出台《格罗宁根草案》(The Groningen Protocol)来规范严重疾病的新生儿安乐死问题，明确规定新生儿在没有生还希望、预后极差、无法离开重症监护、恢复希望渺茫，且被父母与医生判定为处于难以忍受的痛苦之中的情况下可申请安乐死。但必须满足以下条件：诊断明确；父母双方均同意；患儿的主治医师和至少一名与该患儿诊治无直接关联的医生同意。且患儿完成安乐死后，外界的法律团体会介入检查每一步程序是否充分完整。出生缺陷儿的救助面临着有限的社会资源、巨大的经济投入，难以承受的精神压力和长期的照护义务，一味地救治是否恰当，而简单地放弃又是否合适？对此，患儿父母可能难以做出最有利于患儿的决定，医师作为专业人士虽然具备专业医学知识但可能会为避免争议和纠纷更多地遵从患儿家属的想法。因此，国家需要完善法律保障制度以及安乐死决定的条件和程序，以最大程度保障患儿生命权、健康权，防止安乐死决定权被滥用。在国外经验中，除了父母/监护人、医护人员，伦理委员会和法院也参与到安乐死的决定过程中。伦理委员会的角色相对医护人员和父母/监护人而言更为公正和独立，其处理类似案件的经验和伦理准则也有助于做出最优的决策。综上，在我国处置重残新生儿安乐死问题需要根据实际情况、伦理原则和相关法律法规慎重决策。

(三) 梳理分析

1. 重症缺陷儿的处置法规

出生缺陷的一级预防是通过婚检、增补叶酸、预防孕期感染、规范孕期用药等方式防

---

[1] 陆于宏，张金钟."放弃"或"救治"冲击道德底线：关于有缺陷新生儿救治问题的伦理思考[J]. 医学与哲学(B)，2008，29(11)：74-76.

[2] 刘歆. 有缺陷新生儿的道德地位[J]. 求医问药(下半月刊)，2011，9(4)：18.

止缺陷胎儿的产生；二级预防是通过彩超、无创产前 DNA 检测、绒毛膜活检、羊水穿刺、胎儿镜等产前诊断方式防止缺陷胎儿的出生；三级预防指新生儿疾病早期筛查、早期诊断、及时治疗，以避免或减少新生儿致残，提高患儿的生活质量。主要内容包括新生儿筛查，内外科治疗和康复。因此，完善对已出生的缺陷患儿的处置法规同样十分重要。目前的临床实践中，医护人员虽然对患儿的处置有一定倾向，但碍于事后责任划分和保障机制不明确，往往只能给予家属暗示而非明确的建议。

实际上孟宪武早在 20 世纪八九十年代在天津就曾试图制定严重缺陷新生儿处置法规[1]，其中对每个环节均有明确的处置方案，处置对象限定为新生儿，处置标准分为：（1）应当舍弃（短期内将死亡者、无法发育至成人者、可发育至成人但智力低下或自理劳动能力丧失者等）；（2）选择舍弃（对后代有不良遗传影响者、影响一定程度智力或自理能力者）；（3）不应舍弃（赘生物、小血管瘤等）。流程上，处置书须患儿主治医师、主任/副主任医师、助产士/护士、患儿父母，原国家卫生和计划生育委员会下属缺陷儿审查组三方签字方才有效。处置方式为除签字人员外的三人以上行动组对缺陷儿实行主动安乐死。但由于缺陷新生儿是否具备社会属性、处置标准等问题的争议，当时建议的这项法规最后不了了之。虽然距今已三十余年，但这份法规草案的很多内容仍未过时，尤其是医护人员、家长和伦理委员会三方决议的制度仍然合理且实用。同时还应重点考虑的问题是：（1）明确哪些该救助；（2）若值得救，父母遗弃的该如何处理，父母无力承担费用的如何救助；（3）若不建议救，如何妥善对待。医学的本质是关爱人，即使是决定放弃的严重出生缺陷儿，也应尽量减少其痛苦，给予其应有的临终关怀，这样才更符合伦理要求。

2. 医疗中的生命质量考量

很多伦理学家将使他人满足和快乐作为行善的一个重要成分，这也是医疗决策中的一个重要部分。所有医疗干预的一个重要特征是意在使寻找治疗的患者产生满足感，他/她不仅仅被治好而且感觉很好。生命质量，指的是患者经历和体验到的他们的整个生活，或者在特殊的方面，例如身体健康上的满足程度。在临床医学中，任何案例的伦理维度不仅仅包括医学干预的适宜性（有利原则）和对患者意愿的尊重（尊重自主权原则），还需包括提高生命质量（满足感）。当生命质量被定义为满足的状态时，表达了对价值观的一种判断：生活的经历，作为一个整体或者在某些方面，被认为好或者坏，更好或者更坏。就经验层面而言，生命质量被视为一个多维的结构，它包含社会角色、身体健康、智慧、情感水平和生活满意度或幸福感。

一些学者将生命质量与有尊严地活着区分开来。他们希望人们活着应该拥有最高的生存价值，保持生命的尊严。某些学者坚持在任何条件下都应该维持生命并且尽可能延长。就这种观点来看，如果无法维持生存，那么评价生命质量就毫无意义了，这种观点深深根植于一些传统宗教思想中。另外有些反对者认为，当其他人体功能丧失后器官也应该被保留，这在医学中成为"生机论"。在这里，我们认为"生命的尊严"一词所表达的对人类生命的尊重与在特殊环境下撤除维持生命的医学治疗这两点并不是矛盾的。

医疗最根本的目标是提高就医患者的生命质量。所有医疗目标，比如减轻疼痛和改善功能，都是根本目标的一方面。患者因为被症状困扰，担心自身的健康状态，或者在车祸

---

[1]孟宪武.制定"严重缺陷新生儿处置法规"的反思[J].医学与社会,1996,9(2):45-47,56.

和疾病中致残，所以寻求医疗帮助。医生需要通过检查、评估、诊断、治疗、治愈、安慰和教育来提高患者的生命质量。在一些场景中，患者的生命质量会被一种无法治疗的疾病影响，会暂时或者逐渐变成残疾。医疗干预旨在减少不适感，最大程度地维持正常功能。生命质量常常与合理的医疗相关。患者和他们的医生必须明确期望得到什么样的生命质量，怎样实现，为了达到这样的期望会有哪些风险。在医疗措施中考虑风险和获益直接关系到病情的转归。

生命质量的区别：（1）最合适的理解是，生命质量是指通过经历自身的生理、心理和社会状况表现出的个体满意度。对患者而言，对自身生命质量的评估十分重要。关于生命质量的伦理决策与患者的自主权密切相关，因为患者愿意表达出他们对自己生命质量的评价。（2）"生命质量"也指作为一个旁观者来观察他人的生活经历从而进行评价。站在这种立场上，生命质量的评估就会产生许多伦理问题。

参照生命质量进行临床决策是必要的，但是因为它可以被用于许多方面，所以会产生混淆，以下观点可以消除这些混淆：（1）生命质量评价差，可能是由本人做出的个人评价，也可能是从观察者角度做出的评价。但这样往往会出现观察者认为患者生命质量很差，但经历者却视为满意或者至少是可以忍受的情况。人类有着惊人的适应性，他们可以充分适应自己的选择。例如，四肢瘫痪的体操教练可能有着非比寻常的精神世界；盲人艺术家会喜欢发挥想象力；残疾人会喜欢和别人一起游戏和互动。因此，如果患者可以评价自己的生命质量，那么观察者不应该擅自去评判，而是应该尊重患者自己的评估。同样，如果人们的自身评估无法被他人理解，那么医务工作者或者其他人则应该非常谨慎地使用他们自己的价值观进行评价。（2）通常来说，差的生命质量可能意味着患者的体验比观察者理想中的标准要低。例如，观察者可能高度重视智力、体力或者活力对生命质量的影响。可是，在不同的案例中，患者的经历是不一样的：它可能是疼痛，丧失运动能力，呈现出多种健康情况的衰弱，丧失心理承受能力、人际交往的兴趣，以及生活中的乐趣等。与观察者的评价相比，这些经历对不同的人有着不同的意义。（3）对生命质量的评估，如同生命的进程一样，会随着时间而改变。上面提到的盲人艺术家可能在他/她发现将来会面临的状况之后觉得沮丧；体操教练可能以后会变得抑郁。临床医生经常观察受外伤和疾病打击的患者，发现很难在短时间内评估患者的生命质量。（4）观察者的评价会存在偏见和误差。例如，对残疾人生命质量的评价不高反映了我们对丰富多彩、自由自在的生活的向往。偏见还来自人们认为有一定的社会地位或性别优势才能拥有更好的生命质量，在临床治疗中应该注意并尽量克服这种偏见。（5）对生命质量的评价，不管是体验者还是观察者的感受，都可以反映出一些如无家可归，缺乏家庭照护、康复治疗和特殊教育等的社会和经济状况。这些困难并不常见，但通常可以通过制订计划和照看者的努力去克服。

医学通过治疗疾病来提高生命质量。在提高生命质量时出现了伦理学问题的四个医学领域：康复医学、姑息治疗、慢性疼痛治疗、强化治疗。康复医学旨在提高生命质量，如恢复运动能力、工作能力和独立生活的能力，主要的目标是实现患者的自主能力，患者的喜好和价值观是达到目标的关键，所以说患者的合作至关重要。姑息治疗是指缓解剧烈疼痛的治疗方式，然而仅仅将其定义为单纯地缓解疼痛又是错误的。专业的姑息治疗定义为一种帮助患有危及生命的疾病的人及其家属提高生命质量的方式，主要是利用早发现、早评估以及早期治疗病痛以及身体、心理、精神上的问题来预防或者缓解痛苦。缓解病痛一直都是药物治疗、外科手术和康复治疗的目标。然而，仅通过药物或者外科手术专注于缓解生理上的各种疼痛而不注重心理、社会和精神方面的治疗，结果可能收效甚微。即便缓解疼痛的目标在生理上达到了，重要的道德责任可能无法实现，如帮助患者面对即将到来的死亡，以及给别人带来的影响。姑息治疗可以运用各种方式实现这些目标。医生们应该了解姑息治疗的方法，并寻求姑息治疗专家的协助。

慢性疼痛通常会造成治疗困难，由于无法确定具体是由哪个器官引起的，因此许多医生一旦怀疑患者的疼痛可能是心理问题所致，就倾向于忽略患者的躯体障碍或者认为患者装病，这也会引发伦理学问题。患者常常抱怨医生们不重视他们的感受，认为他们的疼痛是不真实的或者是臆想的。但是对患者而言即便有造成感觉疼痛的心理因素，疼痛是真实存在的，医生应建议患者在缓解疼痛时辅以心理咨询，而不是以心理治疗替代合理的药物治疗。如果进行了诊断和治疗后疼痛依然存在，且医生没有足够的证据证明患者装病，可以肯定地说患者经历的是慢性疼痛。

治疗是为应对使人失去正常功能的生理或者心理上的缺陷。强化治疗增强人的某种正常功能，使其高于正常水平。治疗与通常的医疗程序联系更为密切，因为治疗是为解决某种已确定的缺陷，如生长激素在临床上用于治疗生长激素缺乏。强化治疗，从另一方面来讲，并不会医治某种明确的缺陷，它只是为了满足患者或者其代理人的意愿，如父母要求给他们个子矮的孩子打生长激素针剂。

生命质量受损可以体现在多方面，我们提出三种不同的形式，对出现在临床伦理学中的生命质量受损进行描述：生命质量受限、生命质量严重降低和极度降低。每一种形式在临床决策中都有使用。（1）生命质量受限：描述患者存在严重的精神或者生理缺陷的情况，即患者的身体功能与正常人有差别，由于自身的缺陷，一种或者多种正常能力受到限制。在这种限制的基础上，患者的生命意义得到评估，这种评估可由患者自己或者其观察者来进行。当观察者和患者做出的评估可能不同时，患者自己的意见更为重要。如截肢者、截瘫患者和那些学习障碍的残疾者等。通常认为尽管身体有缺陷，但他们有很好的生命质量。支持和提高受限的生命质量是医学的目标之一。（2）生命质量严重降低：是指患者的身体基本情况已经十分严重或者不可逆地恶化，身体功能严重受限，几乎不能与他人交流，并且感到不舒服和疼痛。（3）生命质量极度降低：合理而客观地描述了身体极度乏力，并伴有相对完全且不可逆的感官和智力活动丧失的患者的状况。

生命质量处于严重降低境地的患者可能需要干预来延长生命，随之而来的伦理学问题是拥有这样生命质量的患者在伦理学上是否允许其终止生命支持的干预。极度降低的生命质量指患者有严重的身体衰弱，完全或者不可逆地失去感觉和智力活动。从定义上来看，这一评价不是个人感受得出的，因为任何处于这种状态的人都不能感知、理解和评价自己的状态。

伦理学家支持伦理上的合理性——平衡治疗的获益和带来的负担。这种形式的合理性被称为均衡性，即医学治疗在伦理学上是强制性的，因为其可能给予患者更多获益而不是负担。均衡性明确地表达了有利原则和不伤害原则。它也包括了自主性原则和对生命质量的满足，因为这个术语所代表的获益和负担可以包括所有这些伦理学因素。均衡性是在伦理学上提供强制性的一个建议或者一个医学干预；它是对预期获益的评估而不是伴随的负担。尽管获益—负担比是医学决策制定的一个本质问题，但是应该注意到均衡性支持这种合理的形式，甚至是在生命—死亡的决策中，也经常被认为要排除这种计算以尽全部义务来保留生命。事实上，一些患者将死亡看成一种获益。均衡性表达了没有完全的义务去保留生命，这个强制性只有在患者的生命被认为获益大于负担时才保留。这个判断通常由患者家属、监护人和临床医生决定，但最好是由患者本人决定。患者有优先决定均衡原则的权利，也就是说患者有权决定什么是利，什么是弊。不过，均衡原则也可用医疗适应证来权衡。医生必须决定利弊比以给患者或帮助患者做决定的代理人提出适当的建议。均衡原则使用时必须考虑生命质量，从患者或者患者代理人的角度去考虑，活着可以使患者感到满足，还是会成为患者的负担，患者是否会拒绝。在临床评估中人们经常听到诸如"一旦开始治疗，就不能停止或者放弃了"或者"拔管是积极安乐死还是消极安乐死"。大部分伦理学家现在觉得这些区分很混乱，令人困惑。临床伦理工作中经常讨论例如不作为或者委托，保留或者撤除治疗，积极或者消极治疗，一般或者超常治疗，因此带来了很多争执。

3.救治的道德义务与公平分配医疗资源

全球范围内，对出生缺陷的分类方式多种多样，比如根据畸形器官分类[1]，或依据国际疾病分类编码进行划分[2]。而从严重程度上，出生缺陷通常可分为重大和轻微两类。前者需要复杂的内外科手术治疗，后者则不需要复杂处理。然而，在临床实际操作中，二分法显得过于简化，因此，出生缺陷经常进一步细分为以下四类：(1)缺陷不影响或轻度影响新生儿今后的体能或智力；(2)缺陷对新生儿今后的体能或智力有一定影响，但到达一定年龄有一定的劳动能力和生活自理能力，智力可达到一定水平；(3)缺陷对新生儿的体能或智力有严重影响，今后生活无法自理或智力极度低下；(4)缺陷对新生儿是致命的，无法救治，必将死亡[3]。由于轻微畸形的预后较为乐观，且经济负担可由公立或民间救助基金部分缓解[4]，通常情况下对这些患儿会积极治疗；而对于极其严重且无法救治的患儿，放弃治疗在大多数情况下并无争议。因此，临床上最具挑战性的往往是处于中间状态的患儿。

在不放弃救治的道德义务与公平分配医疗资源之间，常常出现冲突，这使得缺陷儿救助在某些情况下变得极为复杂。作为医生，救死扶伤、延续生命是天职，但医疗资源有限，救治希望渺茫的出生缺陷儿可能会占用本可用于其他患儿的宝贵资源，是否救治有缺陷的新生儿一直是医务人员和家庭面临的伦理难题。作为患儿父母，面对高昂的医疗费用、长期康复的需求、巨大的时间精力付出以及沉重的心理压力，可能会导致整个家庭陷入困境[5]。社会方面，尽管尊重生命权是基本原则，但有限的社会资源不可忽视，严重缺陷的患儿不仅无法为社会作出贡献，反而需要消耗大量资源[6]。站在新生儿的角度，如果仅

[1]SCHEUERLE A, TILSON H. Birth defect classification by organ system: a novel approach to heighten teratogenic signalling in a pregnancy registry[J]. Pharmacoepidemiol Drug Saf, 2002, 11(6): 465-475.

[2]WELLESLEY D, BOYD P, DOLK H, et al. An aetiological classification of birth defects for epidemiological research[J]. J Med Genet, 2005, 42(1): 54-57.

[3]王丹虹，陈平洋.残疾及有缺陷新生儿救治的伦理思考：案例分析[J].医学与哲学(A)，2010，31(9)：17-18，34.

[4]佚名.中国出生缺陷干预救助基金会成立[C]//中国生产力学会.中国生产力学会第十六届年会专辑.北京：中国生产力学会，2011：151-152.

[5]高华.对缺陷新生儿安乐死问题的理性思考[J].医学与哲学(A)，2012，33(10)：26-28.

[6]穆瑞国，任改瑛.对严重缺陷新生儿放弃治疗的伦理学思考[J].武警医学，2009，20(9)：858-859.

仅延长生命长度而无法提升生命质量，这无异于延长痛苦。

传统功利主义认为，救治生命质量较低的缺陷儿将耗费大量的医疗资源，即便救活，其生命质量和价值也难以达到普通水平，因此主张放弃治疗。而关怀伦理则认为，新生儿作为一个生命体，应有其生存的权利。新生儿由于无法自行辩护和主张权利，因此更应受到重视和保护。涉及残疾儿童生命权的保护，包括以下几个方面：第一个是残疾儿童有被承认的权利；第二个是残疾儿童有出生的权利；第三个是残疾儿童有出生后不因残疾而被剥夺生命的权利；第四个是残疾儿童出生以后，有得到适当的照料和支持，以长大成人的权利；第五个则是残疾儿童有在安全和生命不受威胁的环境下生活的权利[1][2]。

对于有遗传缺陷的胎儿来说，生命权应该是平等的。联合国《儿童权利公约》中规定了儿童保护的平等(无歧视)原则。平等(无歧视)原则要求不得基于儿童身份地位的差异、智识与体力上的弱势而歧视儿童，那么毫无疑问，不得因缺陷而歧视儿童就应当是题中之义。平等原则不但要求行为主体在观念上形成"不歧视"的思维方式，也更要求法律法规与各项政策在设立的过程中就做到平等、无歧视[3]。对于出生缺陷儿的"救治或放弃"问题，需要结合具体情况、伦理原则及相关法律法规进行慎重考量。

4.缺陷新生儿救助资源的分配

(1)资源分配的公正性概念

哲学家使用了不同的术语来解释公正的概念，例如公平、权利、应得等。这些观点根据应得什么或欠什么，将公正解释为公平对待、平等对待和适当对待。只要人们因为特定才能(如效率高)或特定环境(如遭到他人行为的伤害)应获得利益或承担负担时就需要公正标准。公正通常意义上指拥有一个有效要求的人就拥有一个权利，因而应当得到某些东西。因此，不公正就是指否决人们有权获得的利益或不公平分配负担的错误行为或不作为。分配公正这一术语是指由构成社会合作条件的合理规范决定的公平、平等的适当分配，其范围包括分配各种福利和负担的政策，如财产资源、税赋、特权和机会。分配公正是指社会中一切权利和责任的分配，如民事权利和政治权利。

美国医学伦理学家罗纳德·蒙森认为，公正这一术语至少包括两个方面的内容，"务必保证人们得到他们有权得到的，务必使他们的权利得到承认与保护，这就是一般意义上的绝对公正。相反，相对公正更加关注法律和规则的实施，以及负担和利益的分配。在医疗情境中，相对公正所关注的最重要的是分配公正。正如其名所示，分配公正涉及社会利益和责任的分配，诸如医疗服务、福利支付款、公共事务等"。分配公正的问题是在资源稀缺和人们对资源与利益的追求存在竞争的情况下出现的。例如，如果有充足的净水处理工业废弃物，且这种处理对人类或其他生物不构成后续伤害，那么，就没有必要限制净水的使用。当代许多关于预先付费健康维持计划中的利益公正、为智障者提供公正的医疗服务、全民健康保险资金的适当来源等问题的讨论，同样涉及在这些社会条件和竞争环境中形成的这种权衡结果。

[1]OWEN, GRIFFITHS. Challenges to the human rights of people with intellectual disabilities[M]. Jessica Kingsley Publishers, 2008.

[2]尚晓援.残疾儿童生命权保护的个案研究[J].山东社会科学,2011(4):73-79,85.

[3]李婧.重症新生儿的生命权保护[D].福州:福建师范大学,2012.

尽管不同的公正性理论有着明显的差异，但所有理论中的核心都是"相似的情况应以相似的方式处理"这一基本原理。这个原理表达了这样的概念，即公正涉及待遇的公平。例如，两个在多项选择测试中得分一样的人却被给予了两个不同的奖励，这就是明显的不公平。如果两种情况相同，那么不同地对待它们就是武断随意的或者是不理性的。为了证明待遇不同的合理性，我们必须指出，这两个案例在某个相关的方面并不相同。与分配公平相关的问题引发了关于公正原则的问题，任何一个单一的原则都无法处理所有的公正问题。

1）形式公正原则

形式公正原则，之所以是"形式上的"，是因为就像带有空白的句子，它必须用信息来填充。尤其是在决定两种情况是否相似的时候，我们必须知道什么样的因素或特征被认为是与决定有关系的。如果两种情况在某些相关的方面不相同，我们就可以合理地区别对待它们。我们这样做就既不是无理的也不是武断的。

所有的公正性理论都有一个最低的形式要求，这一要求在历史上是由亚里士多德提出的：平等应当平等对待，不平等应当不平等对待。这一形式公正原则之所以是"形式的"，是因为它没有详细指出哪些方面应该平等对待，也没有提出对于两人或者多人是否实际平等的判断标准。这个原则仅仅确定了哪些方面是相关的，在这些方面平等的人应当得到平等对待。

这一形式原则最显著的问题是缺乏实质内容。平等应当平等对待，这不会引起争议。但是，我们应当如何定义平等？在比较个人或群体时哪些差异是相关的？也许所有公民都应当享有平等的政治权利，平等享受公共服务，得到法律的平等对待。但是，平等的范围应当扩大到多大？实际上，所有关于医疗公正的观点都认为，应当使某个阶层的所有成员都能够获得旨在帮助这个阶层（如穷人或老年人）的资源配置项目和服务。拒绝为某些人提供同一阶层中其他人可以获得的福利是不公正的。但是拒绝为这个阶层之外有同等需要的人（如没有健康保险的工人）提供同样服务，是否也是不公正的呢？这就引发了另外的问题和思考。

2）实质公正原则

分配公正的理论给我们提供实在的或实质的公正原理。该理论给我们提供的论证说明，为什么在决定案例是否相似的时候，应该认为某些特征或因素是相关的。所以，可以参照实质性原理来判断特定法律、实践或公共政策是否公正。实质公正原则在很大的程度上有助于解释在我们社会中现今在应该怎样分配收入、教育和卫生保健等社会"利益"的方法上的分歧。不同的实质性原理本身指导了负担（如税收、公共服务）等以及利益的分配，但我们将集中关注利益。每个原理回答的基本问题是：谁有权利得到多少份额的社会利益。

实质原则的其中一个原则是需要原则，该原则认为根据需要分配社会资源是公正的。即一个人需要某个东西，且没有这个东西将会受到不利影响或者伤害。然而，需要原则并不是说要满足所有的需要，也许我们的义务仅限于满足基本需要，也就是说，如果这个基本需要得不到满足，将会使得这个人遭受伤害或者不利影响。

如果我们要进一步了解基本需要这一概念，就需要更加细致地划分实质性的需要原则，使之成为一项关于分配的公共政策。但是，我们在这里不继续细化实质性的需要原则，而仅仅强调需要原则作为一个有效的实质公正原则的意义。需要原则是实质公正原则的一种。如果一个人只接受自由市场分配原则，那么就无法接受把需要原则作为公共政策的基础。所有基于分配公正的公共政策和机构政策最终都取决于接受或拒绝某些实质性原则以及细化、优化或权衡这些原则的某些程序。许多关于正当政策或正当分配的争论产生于包含不同实质性原则的对立的或至少是不同的出发点。

哲学家和其他学者提出的实质性分配公正原则包括但不限于平均分配、按需分配、按付出（努力）分配、按贡献分配、按优势分配、按自由市场交换分配。接受上述原则中一个以上的原则不存在任何明显的障碍，有些公正理论甚至接受将上述六个原则作为有效原则全盘接受。一个似乎合理的道德命题认为，每一个实质原则都设定了一个初始义务；脱离具体情况或适用范围，就无法评判该义务的权重。许多国家在制定公共政策时，采用了其中几个实质性公正原则，在不同的范围和情境中诉诸不同的原则。例如，失业补助、福利发放和许多医疗服务是根据需要来分配的或某种程度上根据工作年限等标准来分配。在许多机构，聘用和晋升是根据个人所取得的成绩和绩效来决定的，根据自由市场的工资标准以及更大的努力、绩效或潜在的社会贡献，允许和鼓励某些人获得更高的收入，另外，至少从理论上来说，接受基础教育的机会应当分配给所有公民。上述原则之间的冲突导致了一个严重的优先性问题，并对旨在包含多个原则的自洽的理论框架的道德体系提出了挑战。

（2）资源的统筹分配与公正性问题

资源公平分配是医疗卫生服务的基本伦理原则之一，也是医学伦理学研究的一个重要课题。如何合理分配医疗资源，不仅是一个表面上的资源分配公平问题，更是关乎生命公平和健康公平的问题。它不仅关系到人们的生命存在和健康，而且也关系到人类生命的意义。21 世纪初，联合国和大多数国家已经将医疗卫生作为一种特殊品，是确保基本人权所必需的。但是，医疗卫生资源的分配受多种因素的影响，包括不同国家的文化和历史因素、不同伦理价值观、可得的经济资源水平等。出生缺陷防治医疗资源分配不公平将导致医疗卫生资源效率低下、卫生服务质量下降等问题。

世界卫生组织（WHO）估计，90% 的严重先天缺陷发生在中低收入国家[1]。许多风险因素在中低收入国家更常见或更严重，包括营养缺乏、孕产妇疾病、先天性感染，如梅毒、弓形虫病等。中低收入国家的出生缺陷诊断技术不高，获得或接受专家医疗服务的机会有限，导致出生缺陷儿的高死亡率。根据 2012 年的报告，"我国每年因神经管缺陷造成的直接经济损失超过 2 亿元，每年新出生的唐氏综合征生命周期的总经济负担超过 100 亿元，新发先天性心脏病生命周期的总经济负担超过 126 亿元。在社会保障水平总体偏低的情况下，出生缺陷导致的因病返贫、因病致贫现象在中西部贫困地区尤为突出"。因此，实现出生缺陷防治医疗资源配置的公平，不仅是解决当前医疗资源配置问题的现实需要，也是实现社会整体发展的公平正义、实现健康中国国家战略的必然要求。

湖南省出生缺陷患儿家庭经济负担的抽样研究显示，来自低经济发展水平地区家庭的出生缺陷疾病负担最重，可能的原因一方面是抽样地区所调查到的疾病谱不同，低经济发

[1]World Health Organization. Congenital disorders[EB/OL]. (2023-02-27)[2024-10-14]. https：//www.who.int/zh/news-room/fact-sheets/detail/birth-defects.

展水平地区严重出生缺陷的比例更高；另一方面也可能是由于低经济发展水平地区的本地医疗水平相对薄弱，对出生缺陷类疾病的医疗资源不足；同时，在主观上患儿家长更信任高等级的医院，更倾向于前往医疗条件更好的城市为患儿治疗，这使得距离优质医疗资源更远的低经济发展水平地区的患儿家庭的直接非医疗保健花费占据了较高比例[1]。

（3）稀缺卫生资源的分配

稀缺卫生资源通过多种社会机制进行分配。医生的数量、行医的环境、患者的支付能力以及对医疗需求的不同——这些因素和其他许多因素导致了医疗资源以某些方式被分配。在市场配置中，尽管有些规定可能会改变市场需求，供需仍然是影响资源分配的主要因素。近年来，人们提出了是否应该明确医疗资源分配标准的问题。例如，俄勒冈州确立了优先权，根据这些优先权，对特定疾病状况的特定治疗将优先于粗略估计的临床结果，且只有符合这些标准的治疗才能由医疗补助计划报销。任何这样的政策都会对临床产生影响，医生是否应该通过平衡社会效益与个体患者利益间的冲突来做出分配决定将成为一个值得探讨的话题，而这有时也被称为"临床限量配给"。

对医生来说，伦理学问题最少的资源分配方式，便是放弃无效或没有必要的治疗。昂贵且稀有的资源不应被奢侈地浪费在无法从中获益的患者身上，许多医疗干预措施属于这种情况。当然，决定一种特殊的干预方式什么时候可能是无效的、没有必要的或者略微有益的，这需要迅速的临床判断，即使是最有经验的医生也可能无法做到。此外，考虑到如此种类繁多的干预措施与治疗方式，在任何情况下一个人的治疗失败也无法排除他人治疗成功的可能性。临床决策应该基于医疗适应证、患者的倾向和生命质量，而不是以社会资源的使用为前提，除非有明确的政策指导方针，如同移植问题中所涉及的那样。

5. 缺陷新生儿救助对策

（1）完善立法与医疗标准，强化社会监督与舆论引导

应当通过立法和制定医疗标准来规范社会资源的合理分配，并引导公众正确认识先天性残疾、无效治疗，以及生命价值与质量的关系。避免浪费有限的医疗资源和社会资源。此外，需广泛普及医学知识，帮助家长了解轻度和中度残疾是可以通过医疗手段治疗的，甚至部分患儿可以像普通人一样生活，以防止过早终止患儿生命。通过完善产前筛查和医疗保健体系，推动优生优育，减少严重残疾新生儿的出生，从而提升人口质量。同时，需加强社会医疗保障和慈善基金的建立，防止因经济困难而放弃对轻中度缺陷患儿的治疗。

（2）医生与家属共同决策，做出科学合理的医疗判断

医生应履行充分告知的义务，向家属详细解释患儿的病情、可行的治疗方案、预期效果以及可能的后遗症，帮助家属做出科学理性的决策。在沟通过程中，应充分尊重家属的期望，考虑他们的心理承受能力，避免过分夸大后遗症或残疾程度，以免引发恐慌，使家长盲目放弃治疗。对于轻中度残疾患儿的家长，尤其是面临经济困难的家庭，应鼓励其积极寻求治疗，并提供相关的医疗补助或慈善政策信息，减轻其经济压力。对于严重残疾患儿的家属，则应帮助他们逐渐接受孩子无法治愈的现实，以减少心理上的痛苦，并避免对医疗过程产生不必要的不满。放弃治疗的决策应在医生与家属达成共识的基础上实施，同时确保相关医疗文书的完善，以避免潜在的法律纠纷。

[1] 罗丹, 刘星. 出生缺陷防治的伦理问题：基于真实世界的研究[M]. 长沙：中南大学出版社, 2022：12.

（3）建议伦理委员会介入残疾新生儿的救治决策

国际上推荐的做法是设立专门的医院伦理委员会，成员包括资深医生、伦理学家、法律专家等，当面对极端的医学案例时，委员会可参与决策过程。委员会在充分考量医学伦理、法律法规及医疗技术的前提下，与家属沟通，并在必要时提供心理辅导，减轻家属面临重大决策时的压力。力求在告知病情时做到人性化，最终做出既符合伦理道德，又兼顾社会和家庭利益的决策[1]。

（4）严厉打击弃婴违法行为

我国现有的法律如《宪法》《刑法》《母婴保健法》等，以及国际公约和宣言，为儿童权益保护提供了法律依据。然而，当前的法律体系较为分散，缺乏明确的实施细则，导致实际操作困难。弃婴导致婴儿受伤或死亡的事件屡见不鲜，且因其隐蔽性强，取证困难，判定恶意弃婴行为的标准不明确。因此，执法机关应严格执行法律，依据弃婴情节的轻重作出公正的裁定，并通过社会宣传明确弃婴行为的法律后果，防止恶意弃婴行为的再次发生。此外，政府和立法机构应重新审视现行儿童保护法律，进一步完善相关规定，建立更加完善的儿童权益保护法律体系，为未来的执法提供明确的法律支持。

（5）完善婴儿安全岛管理机制

现有的儿童福利机构大多独立运作，彼此间资源共享较少。大多数儿童福利院是由国家设立，为无人抚养和残疾儿童提供服务。为优化资源利用，政府应加强儿童福利院之间的信息交流和资源共享。例如，资源短缺的福利院可以向民政部门申请，将部分孤儿转移到资源充足的机构，从而为孩子提供更好的生活环境。此外，政府应推动各地建设婴儿安全岛，减少弃婴现象，确保这些婴儿能得到妥善照料[2]。

第三节   出生缺陷儿童的社会救助

典型案例 19

（一）案例呈现

2023 年 5 月的某天凌晨，一名刚出生不久的小男婴被遗弃在某市一处大桥下。路人发现后报警，随后婴儿被警察送到当地妇幼保健院进行救治。经多方努力全力救治后，该名婴儿生命指征平稳；但其颈后有一半个头大小且紧紧扎根在后颈的巨大肿物，同时还被确诊患脊髓脊膜膨出、特重度脑积水、中枢神经系统感染即颅内感染。脊髓脊膜膨出，是一种先天性神经系统发育畸形，全球发病率约 0.05%~0.1%，是新生儿致残和致死的重要原因之一。该男婴在生命体征稳定后暂被移送至当地市社会福利院照护。

后来，由于当地妇幼医院无救治能力，该市社会福利院通过某公益基金会联系到了北

［1］王丹虹，陈平洋.残疾及有缺陷新生儿救治的伦理思考：案例分析[J].医学与哲学(A)，2010，31(9)：17-18，34.

［2］孙元."关闭"与"重构"：儿童救助政策的反思：以广州福利院婴儿安全岛为例[J].福建论坛(人文社会科学版)，2015(5)：175-179.

京大学第一医院小儿外科主任，该婴儿被及时送到了北京进行治疗。经过手术，医生将重约1.6斤的巨大肿物从婴儿后颈部脱离，并成功为其完成了脊髓栓系的松解、脊髓的还纳、以及椎管的塑性，病情得到了有效控制。在整个治疗过程中，婴儿主要由公益基金会志愿者照护，出院后，婴儿将回到最初照护他的市社会福利院生活。

案例分析问题

1. 建立有效公平的出生缺陷儿童的社会救助体系可以从哪些方面展开？
2. 被遗弃的缺陷新生儿的康复过程中各方的责任如何分配？
3. 被遗弃的出生缺陷儿童的照护涉及哪些伦理问题？

（二）专家评析（程瑜）

姓名：程瑜
职称：教授
单位：中山大学
研究领域：医学人文
学术兼职：中国人类学民族学研究会医学人类学专业委员会副主任委员、中国生命关怀协会人文护理专业委员会副主任委员、广东省医学会医学人文分会副主委

生命权不仅是现代医学基本伦理原则，也是一项基本人权。无论在何种卫生体系下，也不管医疗资源如何配置，被遗弃婴儿都理应得到最大限度救治，这是人类社会基本价值观的体现。对进入生命终末期的出生缺陷儿童则应该提供身心和精神方面全方位关怀的安宁疗护，以体现"生命至上"的基本人权。

2023年我国新生儿人口总数为902万（《中国生育报告2024》），先天性神经系统发育畸形这一疾病在新生儿中占比约为0.05%~0.1%，在这个基数下，这"0.1%"代表着一个庞大的群体。新生儿出生缺陷是一个严重的公共卫生问题，对社会救助体系的公平性和可及性提出了挑战。根据中国政府网的信息，我国在出生缺陷防治方面已经取得了显著成效，因出生缺陷导致的婴儿死亡率和5岁以下儿童死亡率降低了30%以上，严重致残出生缺陷疾病发生率降低了约23%。这表明我国在提升出生人口健康水平方面已经建立了较为完善的筛查和预防机制。

笔者认为，建立有效公平的出生缺陷儿童的社会救助体系可以从以下三个方面入手：(1)加大家庭支持是出生缺陷儿童救助的最有力措施。包括：尽早识别儿童的出生缺陷，并寻求专业医疗意见，进行早期干预，这有助于改善儿童的健康状况和发展；为儿童提供情感支持和鼓励，帮助他们建立自信，应对可能的心理压力和挑战；鼓励儿童参与家庭和社区活动，促进他们的社会交往能力和融入感；与其他有类似经历的家庭建立联系，分享经验和资源，互相支持。(2)公益慈善力量在出生缺陷儿童的救助方面发挥了重要作用。有研究表明：中国出生缺陷干预救助基金会覆盖了72种疾病，并提供了广泛的救助服务。本案例中市社会福利院正是在某公益基金会的支持下对被遗弃男婴进行了及时的救助。(3)作为社会主义国家，政府应该积极推动社会救助体系的改革，健全分层分类的社会救助体系、创新社会救助方式、促进城乡统筹。包括对遭遇重大疾病和突发事件影响导致生活困难的个人或家庭给予急难社会救助，确保出生缺陷儿童社会救助体系的公平性和可

及性。

对于缺陷儿童的康复,一般来说家庭是儿童的第一责任人。但是对于被遗弃的儿童,家庭责任可能无法实现,这就导致被遗弃缺陷新生儿的康复过程中的责任分配需要多方协作和共同努力。包括:(1)医疗机构。医疗机构在儿童的康复过程中扮演着关键角色,提供专业的医疗护理和治疗。(2)社会福利组织。社会福利组织如福利院,为被遗弃儿童提供临时的庇护和基本生活照料。此外,一些公益慈善组织通过提供资金、物资和专业服务,帮助儿童获得更好的康复条件。如案例中提到的公益基金,通过与当地社会福利院、北京大学第一医院合作,为被遗弃儿童提供必要的医疗服务。(3)政府责任。政府有责任建立和完善社会救助体系,确保所有儿童都能获得基本的医疗和生活保障。政府还应通过立法和政策引导,鼓励和支持公益慈善组织参与到儿童救助中。(4)社会责任。社会作为一个整体,也应对被遗弃儿童的康复承担责任。这包括增强公众意识、促进社会包容和支持公益慈善活动。(5)法律和伦理考量。在处理被遗弃儿童的康复问题时,还需考虑法律和伦理问题,确保儿童的基本权利得到尊重和保护。

被遗弃出生缺陷儿童的照护涉及众多伦理问题,包括但不限于救治决策、家长责任、医疗资源分配,以及社会支持系统等。(1)救治决策的伦理性。"生命至上"的基本救治伦理与终末期缺陷儿童的临终关怀决策不仅是医疗问题,还是生命价值观的伦理问题。医务工作者应尽职尽责地帮助家长做出合理的决策。(2)医疗资源的公平分配。在有限的医疗资源下,如何平衡对出生缺陷儿童的救治与其他医疗服务的需求,是一个重要的伦理议题。需要确保所有儿童,无论其健康状况如何,都能获得必要的医疗照护。(3)患者尊严问题。每个生命都应受到尊重,包括那些有出生缺陷的儿童。社会和医疗体系应维护这些儿童的生命权和尊严,避免任何形式的歧视或不公平对待。(4)法律法规的制定与执行。需要有明确的法律法规来保护出生缺陷儿童的权利,同时对遗弃行为进行制裁,确保儿童得到应有的保护和照护。(5)社会支持与包容性。社会应建立更加全面的支持机制,包括法律法规、经济援助和社会服务,提高公众对出生缺陷儿童问题的认识和理解,促进社会的同情和支持。

(三)梳理分析

1.缺陷新生儿救治困境

根据联合国儿童基金会的数据,中国每年约有80万到120万名新生儿患有不同程度的出生缺陷,约有10万名婴幼儿被遗弃。尽管政府和社会的救助机制在不断完善,但现有的社会救助资源仍不足以全面覆盖这些孤残儿童的需求。儿童福利事业作为我国社会福利的重点领域,承担了孤残儿童的救治与关爱工作。政策文件的出台从法律和制度层面保障了这些儿童的权益,但从庞大的孤残儿童数量来看,福利机构面临着巨大的压力与挑战。

目前,国家通过设立儿童福利院等机构为孤残儿童提供基本的物质支持和照料,满足其在生活层面的需求。然而,随着福利机构的发展,集中的供养模式暴露出了一些问题,特别是在孤残儿童心理健康和社会化需求方面。这些儿童往往因社会的标签化和大众的误解而缺乏足够的社会认同,心理需求未能得到有效满足。应在国家层面的大力推动下,呼吁社会更加关注这类群体,创造良好的社会环境以促进他们的全面发展。

（1）出生缺陷儿融入的现实情况

1）经济支持政策覆盖不足

根据"第二次全国残疾人抽样调查"数据，在受访的 1002 名残疾儿童中，仅 3.09% 的家庭享受低保，5.59% 获得救济金。这一数据反映出，包括出生缺陷致残儿童在内的大多数残疾儿童家庭，未能获得充分的经济支持。尽管政府为贫困家庭和重疾儿童提供了部分补助，但现行的社会保障体系主要面向城镇职工，儿童群体并未完全覆盖。许多残疾儿童的家庭仍需自行承担儿童的衣食住行和教育等支出，国家补贴的范围相对有限，特别是对于需要长期治疗和康复的儿童来说，经济负担尤为沉重。

2）医疗保障制度不完善

国家虽为儿童提供了基本的医疗保障，包括妇幼保健、免疫接种等，但针对出生缺陷疾病的专项保障仍存在缺口。现有的医疗救助机制，如贫困家庭的疾病救助基金和大病医疗救助，存在申请流程复杂、资金不足等问题，导致部分患儿家庭不得不自行负担高额治疗费用。此外，出生缺陷疾病儿童的康复服务体系亟待完善：一方面，专业康复机构数量不足，社区康复资源匮乏；另一方面，家长缺乏健康管理培训及心理支持资源，进一步加剧了家庭照护压力。

3）特殊儿童教育资源供需失衡

我国目前包括先天性缺陷患儿在内的残疾儿童教育主要依赖特殊教育学校，普通学校设立的特殊教育班及随班就读也在一定程度上弥补了教育资源不足的问题。然而，针对脑瘫、智障、孤独症等复杂需求的特殊教育机构严重短缺，难以满足庞大的特殊教育需求；并且，现有的特殊教育机构主要集中在城市地区，农村及偏远地区患儿更加难以获得适龄教育机会。

（2）出生缺陷儿融入的问题根源

1）机构环境难以建立依恋关系

对于出生缺陷儿而言，能够融入福利机构的环境对其人格发展和人际交往起着重要作用。如果无法建立安全的依恋关系，这些儿童往往缺乏安全感和归属感，自我封闭，表现出较低的自我价值感，进而影响到他们的社会化进程。

2）出生缺陷儿缺乏心理支持

福利机构通常更注重物质供养，而忽视了对儿童心理需求的关怀。尽管机构为儿童提供了较好的生活条件，但集中供养模式无法弥补父母角色的缺失，儿童难以获得情感上的支持，长期如此容易导致心理问题，进而影响其社会适应能力。

3）集中供养模式的局限性

福利机构内的儿童数量较多，工作人员压力较大，且人员流动性高，难以提供一对一的照护服务。频繁的人员变动使得孤残儿童难以建立稳定的依恋关系，造成情感缺失。此外，集体生活模式下，儿童为了争取更多的关注，可能会出现不良行为，如攀比、说谎等，这进一步加大了其社会化难度。

2.救治过程中的伦理挑战

（1）医疗资源的可及与分配

新生儿出生缺陷是一个严重的公共卫生问题，对社会救助体系的公平性和可及性提出了挑战。在对出生缺陷儿童进行救治时，应遵循公平可及原则。公平可及原则要求每个社会成员都应有相同的机会获得某些社会资源，不会因为其所拥有的社会权利和地位不同而出现差别，即公平机会向所有人开放，坚持公平可及、人人享有的基本原则。正义的分配原则，必须尊重和体现人人平等的理想。然而，经济困难家庭常常难以负担出生缺陷儿童的高额医疗费用，导致这些儿童难以获得所需的治疗和康复服务。因此，救助体系需要进一步完善，以确保出生缺陷儿童能够在公平的基础上获得医疗和经济救助。此外，社会应通过加强公共卫生和健康教育，普及出生缺陷的预防知识和治疗手段，减少公众对出生缺陷的误解和歧视，体现对生命尊严的尊重。广泛宣传和落实救助政策，有助于缓解出生缺陷儿童家庭的经济压力，提升社会对出生缺陷问题的关注和包容度，推动关爱原则的实践。

公正原则要求我们公平、合理地对待每个社会成员的利益，尤其是在医疗领域，不允许将多数人的幸福建立在少数人的伤害之上。在出生缺陷儿童的救治过程中，公正原则要求医疗机构、家庭和社会共同履行责任，确保每位患儿都能在公平的基础上获得适当的医疗救助。现代医学的公正观念强调，在基本医疗需求上应实现绝对的公正，确保每个人都享有平等的医疗权利；而在特殊医疗需求上则需要根据个体情况实现相对的公正，为具有相同条件的患者提供相同的治疗机会。因此，对于这类严重缺陷患儿的救治选择，应当允许放弃治疗，但最终决策权应由患儿的监护人（通常是父母）做出。如果父母有能力负担患儿的治疗费用，并愿意承担其未来生活的照顾责任，医学应给予积极的治疗，社会也应尊重、理解并为这些家庭提供帮助。

（2）救助的决策问题

对于重度出生缺陷的患儿，家长和医疗团队常面临是否继续救治、延长生命还是采取安宁疗护等问题。生命尊严原则要求尊重每一个生命的价值，不论处于何种发育阶段，不论拥有何等意识水平，都应得到应有的尊重，享有相应的尊严。无论新生儿是否有严重的缺陷，其生命应得到尊重和保护，家长和医疗机构应尽力保障其生存权和治疗机会。然而，尊重自主原则则要求决策过程中充分考虑家长的意愿，并确保他们在知情的情况下做出决定。医务人员在提供医疗建议时，应尊重家长的自主权，避免因过度干预而侵犯家长的决策权。在重症出生缺陷的救治过程中，家长有权根据详细的医疗信息和预后判断，选择合适的治疗方式，医疗机构则有责任提供全面的医疗信息和支持。

（3）社会支持系统的建设和完善

出生缺陷儿童的照护不仅仅是医疗问题，更是社会问题，这涉及社会支持系统的建设和完善。根据关爱原则，人们应主动关注弱势群体（妇女、缺陷儿等）的身心健康，对有缺陷新生儿要予以格外的关爱和照顾，社会也需要为出生缺陷儿童及其家庭提供全面的支持，包括经济救助、康复服务、心理辅导等。目前，尽管政府和社会已经建立了一些福利机构和救助机制，但覆盖面仍然有限，尤其是在偏远地区，许多出生缺陷儿童及其家庭难以获得足够的社会支持，这违背了公平可及原则，因为社会资源的分配应当是普遍而公平的，而不是仅限于特定地区或群体。

社会支持系统的建设需要政府、社区、公益组织等多个层面的协同合作，确保出生缺陷儿童能够获得持续的康复照护和情感支持。通过加强社会宣传和政策落实，让每个家庭都了解并能够申请社会救助，可以有效减轻家庭的经济负担，减少因经济压力而导致的儿童遗弃或放弃治疗的现象。

3.缺陷新生儿的社会救助政策

社会救助是一项旨在保障社会成员基本权益的制度,当社会成员由于各种原因面临生活困境或无法维护自身权益时,国家和社会通过法定程序为其提供物质、资金或其他形式的帮助。社会救助的根本目的是维护社会稳定,促进社会和谐。救助制度包括政府主导的救助和社会力量的互助,是现代社会福利制度的重要组成部分。社会救助不仅仅是对受困者的关怀,也包含了通过帮助来引导社会成员遵守社会规范与价值观念的功能[1]。

尽管世界各国的社会救助制度在立法、标准和实施上因政治、经济和文化的差异而有所不同,但救助制度在现代社会的共同目标是超越意识形态的,实现促进社会公平、化解社会风险等功能。社会学家洪大用认为,社会救助制度涵盖社会照护、规制、助人自助、公正和融合这五个层面。而从伦理学的角度,社会救助制度则关注反贫困、促进社会正义、维护社会和谐及提升个体尊严与自由,这些关切体现了对社会成员基本权利的深刻伦理关怀[2]。

(1)国内的救助资源

为完善社会救助体系,中共中央办公厅与国务院办公厅发布了《关于改革完善社会救助制度的意见》。该文件明确指出,社会救助不仅关乎困难群众的基本生活,也是维系社会公平与稳定的重要制度。文件要求各地区根据实际情况,健全救助体系,强化基本生活保障,深化专项救助,鼓励社会力量参与,并通过改革措施进一步优化救助管理体系。

此外,为落实优化生育政策,国家卫生健康委员会制定了《健康儿童行动提升计划(2021—2025年)》,该计划明确了降低新生儿和婴儿死亡率、提升母乳喂养率、控制儿童生长迟缓率等目标,同时强化儿童健康生活方式的普及,以改善儿童整体健康水平。

中国出生缺陷干预救助基金会设立了多个救助项目,如先天性结构畸形救助、功能性出生缺陷救助、遗传代谢病救助等。申请救助的患儿需满足以下条件:临床诊断为先天性结构畸形,年龄在18周岁以下,家庭经济困难并能够提供相关证明。救助内容涵盖药费、手术费、康复费用等,旨在减轻患儿家庭的经济负担。

(2)国外的救助资源

1)美国。进入20世纪,美国儿童权利运动推动了整个社会对儿童价值的不断认可以及政府对儿童福利的更多介入[3]。1975年通过的《所有残疾儿童教育法》为残疾儿童接受平等教育提供了法律保障,确立了零拒绝、无歧视性评估、个别化教育等基本原则。此后,美国通过了《障碍者教育法》,将教育服务对象的年龄范围扩大到0~21岁,覆盖了残障婴幼儿和青少年,强化了特殊教育计划中的康复咨询和社会工作服务。

2)阿根廷。1979年,阿根廷国家医学遗传学中心开始了医学遗传学驻留,随后是细胞遗传学驻留。之后开启了医学遗传学方面的培训计划:国家医学遗传学中心的年度课程以及来自不同地区的医学遗传学服务的其他培训项目。

[1]洪大用.社会救助的目标与我国现阶段社会救助的评估[J].甘肃社会科学,2007(4):158-162.

[2]邹海贵.社会救助制度的伦理考量[D].长沙:中南大学,2012.

[3]满小欧,李月娥.美国儿童福利政策变革与儿童保护制度:从"自由放任"到"回归家庭"[J].国家行政学院学报,
　　2014(2):94-98.

在公共卫生领域的出生缺陷研究方面，来自阿根廷、乌拉圭和巴西的遗传学家在2010年至2011年期间参与了公共卫生和基因组学基金会出生缺陷医疗保健需求评估工具包的试点和随后的实施[1]。评估医疗保健需求是从事公共卫生工作的人常用的方法[2][3]，并涉及流行病学、定性和比较方法，以描述人口的健康问题，确定健康和获得服务方面的不平等，并确定最有效利用资源的优先事项。这个基金会开发了这个工具包，为用户提供了一种循序渐进的方法，这有助于出生缺陷的医疗保健需求评估。这在需求评估、服务开发和干预方面经验很少的国家被证明是有用的。

在阿根廷，医疗保健需求评估工具包用于治疗神经管缺陷[4]等。加拉汉医院遗传学服务部门在省级使用该工具包对唐氏综合征、先天性心脏病和遗传学服务进行医疗保健需求评估。该工具包不仅用于研究政策、计划和服务，还有助于引起当地和区域对社会这一主题的兴趣，并推动将出生缺陷纳入健康议程[5]。

4.完善儿童救助政策的对策建议

目前，我国尚未建立一套完善、针对性强的出生缺陷疾病儿童救助福利体系。现行的相关法律法规相对分散，且多为原则性和指导性的规定，缺少具体可操作的实施细则，导致政策在实际执行中难以落地。现有的政策对于贫困、孤残及流浪儿童的支持力度还要加强，未能有效满足这些特殊儿童的需求。此外，涉及残疾儿童的相关部门较多，但缺乏一个统一管理的机构，导致治理效率较低。特别是0~3岁残疾儿童的成长照料和教育几乎完全由家庭承担，缺少必要的政策支持。因此，亟须完善出生缺陷疾病儿童福利服务机制，以更好地回应这一群体及其家庭的多方面需求。

(1)加大弃婴违法惩处力度

家长对孩子的关爱和抚养责任不仅是法律要求，更是道德义务。然而，在现实中，由于经济、心理压力等多重因素，有些家长可能选择放弃对出生缺陷儿童的照护，甚至出现遗弃现象。虽然《中华人民共和国宪法》《中华人民共和国刑法》《中华人民共和国母婴保健法》《中华人民共和国未成年人保护法》等法律已涵盖了儿童权益保护的相关规定，但这些法律多为宏观指导性的内容，缺乏具体的实施办法。弃婴行为往往隐蔽性强，取证困难，这也增加了执法难度。对于遗弃儿童的行为，相关执法部门应当严格执行现有法律，根据不同情节给予相应处罚。同时，应呼吁政府及立法机构重新审视现行的儿童保护法律，进一步细化和完善相关条款，为今后针对弃婴行为的执法提供有力的法律依据。

(2)完善特殊儿童的救助机制

仅依靠法律的惩戒作用难以从根本上减少弃婴行为。为了有效解决这一问题，必须从

[1]NACUL L C, STEWART A, ALBERG C, et al. A Toolkit to assess health needs for congenital disorders in low-and middle-income countries：an instrument for public health action[J]. J Public Health（Oxf），2014, 36(2)：243-250.

[2]WRIGHT J, WILLIAMS R, WILKINSON J R. Development and importance of health needs assessment[J]. BMJ, 1998, 316 (7140)：1310-1313.

[3]WILLIAMS R, WRIGHT J. Epidemiological issues in health needs assessment[J]. BMJ, 1998, 316(7141)：1379-1382.

[4]GROISMAN B, LIASCOVICH R, BARBERO P, et al. The use of a Toolkit for health needs assessment on neural tube defects in Argentina[J]. J Community Genet, 2013, 4(1)：77-86.

[5]BIDONDO M P, GROISMAN B, BARBERO P, et al. Public health approach to birth defects：the Argentine experience[J]. J Community Genet, 2015, 6(2)：147-156.

改善社会环境入手，尤其是为贫困和特殊儿童家庭提供更多支持。例如，可以在现有的计划生育政策框架下，试行对贫困家庭的第一胎提供经济补助，特别是为特殊儿童家庭提供照护、康复及治疗的全面支持。这一家庭支持政策不仅可以减轻经济负担，还能在一定程度上减少因经济困难而出现的弃婴现象。医疗保障制度也需要进一步扩展，确保更多贫困和特殊儿童能够及时获得医疗救助。

（3）大力发展民间儿童救助机构

尽管政府作为儿童最终的监护人，承担着推动儿童福利事业发展的责任，但仅靠政府力量无法全面满足弱势儿童的细致照顾需求。因此，民间救助组织在儿童救助领域应发挥更大的作用，以弥补政府在具体救助工作中的不足。政府应积极推动这些组织的发展，并在监督其运营的同时，确保其非营利性质不变。尤其是在0~6岁儿童的早期教育和保护领域，政府可以引导民间组织更多地参与，为特殊儿童及其家庭提供专业支持，帮助他们尽早融入社会。

（4）完善福利院的运行管理机制

目前，儿童福利院大多由国家设立，旨在为无人抚养和残疾儿童提供基本服务。然而，各福利院之间的沟通和资源共享较少，资源利用率未能最大化。政府应加强各地儿童福利院的资源共享机制，确保资源匮乏的福利院可以将部分儿童转移到设施完善的福利院，从而为儿童提供更好的成长环境。此外，建设婴儿安全岛也是减少弃婴事件的重要举措。通过这些措施，能够有效缓解福利院超负荷运行的压力，同时为弃婴提供安全的救助渠道。

（5）引进专业社工服务

医院是发现弃婴行为的第一线，社工可以通过与医院紧密合作，及时发现潜在的弃婴风险。社工不仅可以为这些家庭提供法律咨询，还能够在心理疏导和资源对接方面提供支持，帮助父母找到比遗弃孩子更好的解决办法。如果家庭符合国家救助政策，社工还可以协助他们申请相关救助项目或与民间救助组织对接。儿童福利院也应配备专业社工，与医院社工紧密合作，为有需要的家庭提供综合服务。

（6）建立儿童救助的联动机制

儿童救助涉及多个部门与专业领域，如政府、社会保障、儿童福利院、医院及相关民间组织。政府民政部门应在宏观上统筹管理，并为儿童福利院提供财政支持和指导监督。此外，民间救助组织作为社会力量的代表，在弥补政府救助工作中的不足方面具有不可替代的作用。通过建立政府、儿童福利院、民间组织与医院社工的联动机制，可以实现信息共享和资源整合，确保弱势儿童能够及时得到帮助，减少儿童伤害事件的发生。

（7）加大宣传力度

1）加大对婚前检查必要性的宣传力度

约有70~80%的出生缺陷都可以通过婚前检查、孕前检查及产前筛查发现，这是是最有效、最经济的选择[1]。自2003年婚前健康检查由强制变为自愿后，婚检率显著下降。因此，应加强婚前健康检查的宣传，鼓励公众自觉进行婚检，避免因缺乏检查而导致出生缺

[1]人民网.每三十秒就出生一名缺陷儿 降低出生缺陷关键是趁"早"[EB/OL].(2016-09-19)[2024-12-10].http://health.people.com.cn/n1/2016/0919/c398004-28723817.html.

陷的发生。

2）加大对父母负有子女教养责任与弃婴犯罪性的宣传力度

遗弃儿童不仅给孩子带来难以弥补的心理创伤，也给社会带来潜在隐患。政府应通过宣传提高公众对遗弃行为违法性的认知，尤其是让父母意识到对孩子的抚养责任。同时，加强对儿童权益保护的法律教育，让每个人都认识到保护儿童的重要性。

3）加大对社会支持的宣传力度

许多家庭放弃胎儿的原因是出于经济压力。然而，事实上，社会上已经有多种经济补助和救助政策，例如医疗保险、残疾补贴等，还包括社区层面的社会服务支持机制。政府应加强宣传，让公众了解到这些支持政策的存在与申请途径，帮助那些面临出生缺陷孩子的家庭缓解经济压力，避免因不了解这些政策而放弃胎儿。此外，社会污名化也是造成许多家庭对出生缺陷采取负面态度的重要原因。公众需要正确认识出生缺陷，逐步消除偏见和误解。通过加强对出生缺陷的科普宣传，引导社会公众树立正确的价值导向，鼓励大家以包容、尊重的态度对待出生缺陷患者，减少歧视，促进社会共融。

总之，儿童的救助需要全社会的关注，是一项需政府、社会和家庭共同努力的系统工程。

第五章

结　语

　　本书的编写，缘起于课题组前期对产前筛查和产前诊断技术的飞速发展所引发的伦理讨论的关注。此外，在与出生缺陷相关卫生服务专业人员的深入交流中，我们更加深刻地认识到，他们在日常繁杂的临床工作中，常常面临医学标准本身无法解决的伦理困境，迫切需要伦理指导来应对复杂的伦理冲突。因此，本书立足当下出生缺陷三级预防工作中的现实情境，面向未来，主要形成了以下三个方面的结论。

第一节　出生缺陷伦理原则可为出生缺陷防治实践
提供明确指引

　　在 20 世纪 90 年代，全国各地出生缺陷发病率显著上升，缺陷儿数量急剧增加，对个体家庭和社会经济造成了沉重负担，出生缺陷的预防和干预成为亟待解决的公共卫生问题和社会问题。为实现"降低出生缺陷发病率、降低缺陷儿出生率、提高出生缺陷干预水平"的总体目标，我国政府从 20 世纪 90 年代起开展了一系列有效措施，颁布了一系列的法律法规和条例文件[1]。根据中国的实际需求和宏观环境，就推进和强化出生缺陷防治工作，政府出台了多种形式和内容的规制文本。这些规制活动主要围绕提供安全、有效、适宜的出生缺陷防治服务进行[2]，旨在从"三级预防"的角度减少严重出生缺陷患儿的出生，减轻已出生缺陷患儿的疾病负担，提高其生活质量。

　　在 2001 年发布的《中华人民共和国国民经济和社会发展第十个五年计划纲要》中，第十三章关于"控制人口增长，提高人口素质"的部分明确指出，在这一时期，人口政策应坚持计划生育的基本国策，"稳定现行生育政策，保持低生育水平"，"提倡优生优育，大力开展计划生育服务，改善基层服务条件，开展生殖健康教育和服务。以预防农村地区高发先天性疾病为重点，明显降低出生缺陷发生率"[3]。在 2006 年发布的《中华人民共和国国民经济和社会发展第十一个五年规划纲要》中，第三十八章"全面做好人口工作"，强调"普及优生优育知识，实施计划生育生殖健康促进计划，加大出生缺陷干预力度，鼓励婚前和孕

---

[1]厉传琳.我国产前诊断和筛查技术服务的规制研究[D].上海：复旦大学，2014.

[2]厉传琳.我国产前诊断和筛查技术服务的规制研究[D].上海：复旦大学，2014.

[3]国务院.中华人民共和国国民经济和社会发展第十个五年计划纲要[EB/OL].(2001-03-15)[2022-04-18].https：//www.gov.cn/gongbao/content/2001/content_60699.htm.

前医学检查，预防和控制先天性感染、遗传性因素对出生人口健康的影响。采取综合措施有效治理出生人口性别比升高的问题"[1]。2011年发布的《中华人民共和国国民经济和社会发展第十二个五年规划纲要》第三十六章中提到，"加大出生缺陷预防力度，做好健康教育、优生咨询、高危人群指导、孕前筛查、营养素补充等服务工作，降低出生缺陷发生率和农村5岁以下儿童生长迟缓率"[2]。

在"十五"到"十二五"期间，尽管国家在出生缺陷防治方面的法律法规尚不完善，但相关工作已在持续推进。例如，国家实施了免费孕前优生项目，为全国所有县（市、区）普遍开展免费孕前优生健康检查，为农村计划怀孕夫妇免费提供健康教育、健康检查、风险评估和咨询指导等孕前优生服务。2015年是"十二五"收官之年，全国免费孕前优生健康检查目标人群覆盖率平均达96.5%，孕产妇系统管理率达到91.4%。筛查出的风险人群全部获得针对性的咨询指导和治疗转诊等服务，落实了孕前预防措施，有效降低了出生缺陷的发生风险[3]。"十二五"以来，我国卫生计生部门通过实施免费孕前优生健康检查、增补叶酸预防神经管缺陷、贫困地区新生儿疾病筛查等项目，积极普及优生知识，鼓励开展婚前医学健康检查，推进孕前优生健康检查，不断扩大产前筛查和产前诊断人群覆盖面，出生缺陷防治工作取得明显进展和成效。

自"十三五"以来，我国将人口政策的重点从控制人口数量逐渐转向提高人口素质。《中华人民共和国国民经济和社会发展第十三个五年规划纲要》提出，"加强出生缺陷综合防治，建立覆盖城乡居民，涵盖孕前、孕期、新生儿各阶段的出生缺陷防治免费服务制度。全面提高妇幼保健服务能力，加大妇女儿童重点疾病防治力度，提高妇女常见病筛查率和早诊早治率，加强儿童疾病防治和预防伤害。全面实施贫困地区儿童营养改善和新生儿疾病筛查项目。婴儿死亡率、5岁以下儿童死亡率、孕产妇死亡率分别降为7.5‰、9.5‰、18/10万"[4]。"十三五"规划中对妇幼卫生保健及生育服务作了细致要求，预防措施更加具体化。

自"十三五"以来，中国政府高度重视出生缺陷防治工作，坚持出生缺陷综合防治策略，大力推广三级预防措施，相关的法律法规也在不断完善和发展。当前，关于出生缺陷防治相关的法律法规主要集中在以下几个方面：一是关注服务提供的有效性、适宜性和安全性，以确保相关服务质量；二是强调对服务提供过程和结果的监管。围绕服务效率和质量等目标，建立健全监管的组织架构和制度体系，明确各方的责任和义务。从相关法规和制度的具体内容来看，既有宏观层面的法律和法规，也有微观层面的指导性纲要和专家指南。具体包括具有强制力的法律、法规；具有指导性的纲要、文本；具有推动力和引导力

[1]国务院.中华人民共和国国民经济和社会发展第十一个五年计划纲要[EB/OL].（2006-03-14）[2022-04-19]. https://www.gov.cn/gongbao/content/2006/content_268766.htm.

[2]国务院.中华人民共和国国民经济和社会发展第十二个五年规划纲要[EB/OL].（2011-03-16）[2022-04-18]. https://www.gov.cn/zhuanti/2011-03/16/content_2623428.htm.

[3]卫生计生委网站.2015年我国卫生和计划生育事业发展统计公报[EB/OL].[2016-07-21].https://www.gov.cn/xinwen/2016-07/21/content_5093411.htm.

[4]国务院.中华人民共和国国民经济和社会发展第十三个五年规划纲要[EB/OL].（2016-03-17）[2022-04-13]. https://www.gov.cn/xinwen/2016-03/17/content_5054992.htm.

的行动规划、专家指南等[1]。并且，随着我国立法的不断完善，未来出生缺陷预防领域将更加有法可依。

"十四五"时期是我国全面建成小康社会、实现第一个百年奋斗目标之后，开启全面建设社会主义现代化国家新征程、向第二个百年奋斗目标进军的第一个五年。《中华人民共和国国民经济和社会发展第十四个五年规划和2035年远景目标纲要》提出，"改善优生优育全程服务，加强孕前孕产期健康服务，提高出生人口质量；减少儿童死亡和严重出生缺陷发生"[2]。

在出生缺陷的预防和治疗领域，卫生专业人员面临诸多挑战。尽管现有的医疗技术在出生缺陷的诊断和治疗上取得了一定进展，但由于技术的局限性，仍然无法确保所有胎儿的出生缺陷能够被准确诊断。同时，评估出生缺陷胎儿的预后和康复潜力也是一项复杂且具有挑战性的任务。因此，卫生专业人员在提供有关胎儿是否继续妊娠的咨询时，必须综合考虑胎儿疾病性质、家庭背景、医疗资源、社会支持等多种因素。这种多维度的考量不仅涉及个体的健康利益，也关乎整个家庭的生活质量与未来发展。

为了解决这些复杂的临床决策问题，建立系统的与出生缺陷相关的伦理规范显得尤为重要。我们团队率先提出了七项伦理原则：一是生命尊严原则；二是关爱原则；三是科学原则；四是公平可及原则；五是尊重自主原则；六是有利原则；七是隐私保护原则。这些原则不仅有利于临床决策的伦理性和合法性，同时也可为卫生专业人员在面对道德困境时提供明确的指导方针。伦理原则的建立能够为出生缺陷防治工作提供系统性的支持和保障，确保医疗服务的提供过程符合道德伦理的基本要求，并在医学技术与人文关怀之间找到适当的平衡。

第二节　跨学科伦理案例分析是理论研究回归实践的重要尝试

出生缺陷防控是世界性的难题。自我国实施"三孩"生育政策以来，高龄、多产次产妇比例增加，出生缺陷的发生风险亦随之上升。全国妇幼健康监测数据显示，各地的出生缺陷发生率呈上升趋势。《健康中国行动（2019—2030年）》明确了与出生缺陷相关的防控指标，要求产前筛查率和产前诊断率分别达到70%及以上和80%及以上。预防和减少出生缺陷已成为提高出生人口素质、推进健康中国建设的重要举措。

产前筛查和产前诊断是现代医学技术的重要应用，旨在预防婴儿在出生前出现身体结构、功能或代谢方面的异常。随着现代技术的不断进步，其检查范围已扩展至那些不确定疾病预后和性染色体异常等情况。由于产前筛查和产前诊断事关胎儿健康预判和生存决策，产前诊断引发了一系列伦理问题，除生育控制与优生、生命的尊严问题、胚胎的道德地位问题、产前干预相关伦理问题外，还包括其他核心伦理问题。

一是个人利益与社会利益的权衡问题。出生缺陷防控的本质是通过现代医疗技术对人

［1］厉传琳.我国产前诊断和筛查技术服务的规制研究［D］.上海：复旦大学，2014.
［2］国务院.中华人民共和国国民经济和社会发展第十四个五年规划和2035年远景目标纲要［EB/OL］.（2021-03-13）［2022-04-13］.http://www.gov.cn/xinwen/2021-03/13/content_5592681.htm.

类生育的自然过程进行干预。这一过程引发了个人利益与社会利益之间的复杂权衡。首先，从个人角度来看，胎儿父母在生育决策中往往关注自身及胎儿的健康，追求个人的幸福和家庭的圆满。这种个人利益的考虑包括对胎儿健康的期望、对可能的遗传疾病的担忧，以及对自身经济和情感承受能力的评估。尤其是在面对出生缺陷的风险时，父母希望通过医疗技术来保障胎儿的健康。然而，从社会的角度来看，出生缺陷防控不仅关乎个体家庭的选择，也涉及社会整体的健康水平和可持续发展。政府和医疗机构在实施相关政策时，需要考虑如何通过有效的干预措施，降低出生缺陷的发生率，以提升整个社会的生育质量和人口素质。这不仅是对个体生命的关怀，也是对社会未来的负责任态度。在此背景下，个人利益与社会利益的权衡显得尤为重要。如何界定个人的自主权与社会的干预权，成为一个亟待解决的问题。个人在享有生育选择自由的同时，如何平衡与社会责任之间的关系，是一个具有挑战性的伦理议题。特别是在面对技术干预的可能性时，如何确保个人选择不被社会压力左右，同时又能为社会整体的健康目标作出贡献，是需要深入探讨的关键议题。

二是知情同意问题。产前诊断和治疗的措施、终止妊娠的方案、流产胎儿的处置和终止妊娠后的注意事项等均涉及知情同意相关问题。其中，最突出的包括：（1）知情权利问题。产前筛查过去主要提供给有严重遗传异常风险的孕妇，现在无创检测的引入为所有孕妇提供了产前筛查的可能性。然而，这些检测并不能提供 100% 准确的结果，且可能增加孕妇及其配偶的心理负担。此外，产前诊断所涉及的一些信息具有高度的隐私性，不仅影响当事人，也可能对其家庭成员产生影响。遗传咨询过程中，患有遗传疾病的个体的知情同意权利的界限在哪里？家族遗传信息的知情同意范围又该如何界定？（2）自主选择中的信息超载。信息超载（information overload）是指在面对大量相关且潜在有用的信息时，反而变成决策的障碍。当信息量超过个体的信息处理能力时，决策者可能会感到困惑，难以做出最佳选择。特别是在产前筛查和产前诊断过程中，知情同意对于缺陷胎儿的抉择有着重要作用。然而，由于孕妇及其家庭成员面临较大的心理压力，信息的超载反而会阻碍而非促进自主选择，导致决策过程中的困惑与不确定性。（3）干预选择的伦理决策。对于轻微出生缺陷胎儿，医务人员通常会通过产前诊断或治疗来尽可能地保证胎儿的健康和健全。然而，当胎儿存在严重缺陷时，是选择让其出生，还是采取措施终止妊娠，常常让人陷入两难境地，这引发了关于产前筛查和产前诊断结果知情与选择之间的伦理困境。任何医学决策或措施都不可避免地存在风险或损害，因此必须明确当前义务、应尽义务和压倒性义务。在不同情境中，需对各种原则进行权衡，列出可能的主次秩序，以确保所做决策有充分的科学和伦理支撑，从而做到有所为、有所不为。

三是隐私保护问题。隐私信息主要包括有出生缺陷可能的夫妇双方的身份信息、家庭信息、遗传信息，甚至是胎儿信息等。遗传信息、出生缺陷等个人敏感信息，都可能在遗传咨询和疾病筛查过程中被泄露。如何保护个人和家庭的隐私权利？在进行遗传咨询和疾病筛查前，应确保夫妇双方充分理解他们的信息将如何被使用，并取得他们的知情同意。明确告知他们在何种情况下信息可能被共享，以及共享的目的。在遗传咨询和筛查过程中，采用信息加密技术对个人和家庭的敏感信息进行保护，确保只有授权人员才能访问相关数据。此外，限制数据存储和传输的范围，减少泄露的风险。在数据分析和研究中，尽量对个人信息进行匿名化处理，确保无法追溯到具体的个体，从而在保护隐私的同时，仍能进行科学研究和统计分析。

然而，仅依靠法规制度和伦理原则难以有效解决出生缺陷防治过程中遇到的各种伦理难题，达到预期的伦理效果。因此，必须依靠具体情境中不同制度和原则的相互配合和系统权衡。在伦理原则的取舍和价值理念的凸显中，需要结合具体情境进行反复的反思与权衡。以往对这些伦理问题的探讨较多侧重于理论阐释和论证，缺乏实证数据的支持，导致理论和实践应用之间的联系不足。本书通过深入分析和挖掘伦理问题，重新解读传统伦理理论，并从多学科、多维度和多视角进行实证研究，旨在为伦理学研究提供重要补充，推动理论研究回归生活的实际场景。基于实证数据的伦理问题分析和指导原则的建构，对解决产前筛查和产前诊断实践中的伦理问题具有现实的应用价值和指导意义。

第三节　临床伦理委员会的规范化运行是应对出生缺陷伦理困境的关键途径

产前诊断涉及复杂的医学决策，许多决定直接关系到胎儿的生存和生命质量。因此，医务人员在面对伦理冲突时，必须具备较高的伦理意识和丰富的伦理知识储备，做出符合患者利益和社会伦理的选择。这要求医疗机构特别是具备产前诊断资质的机构，进一步完善伦理委员会。在有条件的产前诊断机构中，建议建立专门的产前诊断伦理委员会。这些委员会能够为医务人员提供决策支持，特别是在遇到棘手伦理问题时，可以依赖委员会的集体智慧，确保决策的公平、公正、伦理合规。例如，医生认为胎儿存活的概率较高，但孕妇及其家属希望终止妊娠，或相反的情况，涉及较大伦理争议的案例应当提交给伦理委员会审查。

自20世纪70年代以来，许多发达国家在医院的重症监护室中已经广泛建立了临床伦理委员会，其在急诊和重症监护等特定环境中提供了有力支持[1]。然而，中国的临床伦理咨询建设相对滞后，尤其是在产前诊断领域，缺乏明确的法规来界定其角色和责任。目前中国的许多医疗机构未能提供临床伦理咨询，许多产前诊断决策缺乏伦理指导和规范[2]。因此，产前诊断机构亟须建立由多学科专家组成的具有临床伦理咨询功能的伦理委员会，成员包括临床医学、遗传学、伦理学、法学、社会学专家，以及社会或儿童福利组织的代表。只有拥有跨学科背景的专业团队，才能有效应对涉及复杂伦理问题的案例，并帮助医疗人员和孕妇在面对困境时做出更为理性的选择。

临床伦理咨询在支持孕妇及其家庭决策方面发挥着重要作用。研究表明，临床伦理咨询不仅能够帮助孕妇及其家属在做出关键医疗决策前综合评估各种因素，还能在伦理咨询的过程中，促使不同利益相关方之间的充分对话与交流。例如，在轻微胎儿畸形的情况下，尽管其不严重，但如果孕妇表达了终止妊娠的愿望，伦理委员会可以介入以确保孕妇

[1]PICOZZI M, GASPARETTO A. Clinical ethics consultation in the intensive care unit[J]. Minerva Anestesiol, 2020, 86(6)：670-677.

[2]Wu Y, Hao T, Liu X, et al. The current state and challenges of clinical ethics consultation for prenatal diagnosis: a qualitative study of committee employee perspectives in China[J]. Asian Bioethics Review. 2024, 17(1)：73-90.

的决定是基于充分信息和理性思考的。此外，在围产期发现胎儿异常时，伦理委员会的及时介入也可以帮助孕妇及其家属平衡医疗建议与个人想法，做出更加周全的决定。因此，产前诊断临床伦理咨询的首要作用是为孕妇及其家庭提供科学、客观的伦理建议，帮助他们在复杂的医学决策过程中保持理性和冷静。随着中国医疗体系的进一步发展，如何更有效地通过伦理咨询改善产前诊断中的决策过程，将是未来需要深入研究的课题。

虽然针对研究项目审查的伦理审查委员会在许多国家和地区已经发展较为成熟，但临床伦理委员会的发展速度却相对较慢。临床伦理问题常常比研究伦理问题更为复杂，涉及的伦理冲突也更加棘手。伦理咨询的目标并不是直接为案例提出解决方案，而是通过多方协商，寻求共识，并加强行动的合理性[1]。因此，临床伦理委员会不仅仅是提供简单答案的工具，更是为患者及其家属提供决策支持的重要力量。临床伦理咨询能够帮助医疗团队和患者充分考虑各种意见，最终协助患者做出明智的选择。

挪威的一项研究表明，伦理委员会成员普遍认识到，改进日常工作程序、明确委员会角色与责任、提高委员会的知名度、确保其操作条件等方面是必要的[2]。在中国，产前诊断领域的伦理委员会发展仍面临诸多挑战，主要问题在于缺乏标准化的操作程序和角色规范。许多医疗机构尚未完全意识到临床伦理咨询在解决临床伦理困境中的重要性。为此，未来有必要制定系统的临床伦理咨询规范，明确其在临床伦理决策中的角色与作用，确保每一个临床决策都能符合伦理要求。

总之，伦理委员会的建立和规范化操作对于出生缺陷的防治工作而言至关重要。通过多方协商和集体智慧，伦理委员会不仅能够在面对复杂伦理困境时为决策提供有力支持，还能够有效平衡医疗技术进步与人文关怀之间的关系。在未来的发展中，完善临床伦理咨询、加强伦理培训和教育，将有助于推动出生缺陷防治工作的规范化与可持续发展。通过这样的努力，我们能够确保在每一个临床决策过程中，不仅遵循医学标准，更能切实维护个体的生命尊严和伦理权利，推动社会公共卫生体系的持续优化。

[1]SILVERMAN H J. Revitalizing a hospital ethics committee[J]. HEC Forum, 1994, 6(4)：189-222.

[2]PEDERSEN R, AKRE V, FØRDE R. Barriers and challenges in clinical ethics consultations：the experiences of nine clinical ethics committees[J]. Bioethics, 2009, 23(8)：460-469.

后　记

　　本书汇集了近二十个有代表性的出生缺陷案例，深入探讨了涉及患者知情权与隐私权的冲突、心智障碍患者生育权、女性堕胎权与胎儿生命权等一系列复杂的伦理问题。这些讨论不仅为读者呈现了出生缺陷问题的多维度特性，也为相关领域的专业人士提供了宝贵的伦理思考框架。在编撰本书的过程中，我们希望通过具体案例的分析，使理论与实践相结合，帮助医疗卫生从业者、政策制定者以及社会公众更全面地理解出生缺陷防治中的伦理挑战。希望本书能够激励更多的学者和从业者关注出生缺陷防治中的伦理问题，推动社会对这一重要议题的深入讨论和研究。未来，我们期待能在这一领域继续探索与前行，共同为改善出生缺陷防治的伦理环境而努力。

　　首先，感谢本书案例点评的专家，曹艳林教授、程瑜教授、丛亚丽教授、李伦教授、李义庭教授、刘俊荣教授、肖水源教授、张新庆教授、朱伟教授，他们既有广度又有深度的专业点评，创造性启迪了我们写作案例评析的思路。其次，感谢中南大学湘雅二医院妇产科的王新教授、中南大学生命科学学院的李卓教授、湖南家辉遗传专科医院的刘亚宁老师、湖南省妇幼保健院的刘沼清老师，他们对本书医学术语和案例精准表述方面的把关，以及他们医者仁心的情怀，为我们带来了深刻的触动和巨大的帮助。再次，感谢参与研究的硕士生陈禹明、杨龙在搜集案例过程中的辛勤付出。最后，感谢湖南省出生缺陷协同防治科技重大专项［2019SK1010］、中国博士后科学基金会第 73 批面上项目［2023M733977］等课题的资助，正因为有这些课题资助，我们中南大学出生缺陷伦理课题组得以快速成长，不仅组建了跨学科的研究团队，对学生培养也起到了巨大的作用。此外，借此机会，特意致谢所有在本书编写过程中给予慷慨帮助的人！

　　出生缺陷案例涉及的伦理问题比较复杂，涉及医学问题、技术问题、法律问题、社会问题等，尽管编写过程中编者们数易其稿、反复推敲，仍难免存在不足之处，敬请学界同仁和读者批评指正。

罗丹，王晓敏

2024 年 11 月 13 日于长沙

课题组相关研究成果

一、成果目录

(一) 标准

湖南省市场监督管理局. 出生缺陷三级预防的伦理规范：DB43/T 2579-2023[S]. 2023.

(二) 论文

[1] 中华医学会医学伦理学分会，湖南省医学伦理中心. 出生缺陷预防的伦理指导原则专家建议[J]. 中南大学学报：医学版，2022，47(11)：5.

[2] 罗丹，工晓敏，刘星，等. 出生缺陷防治服务中的伦理问题及对策[J]. 广西医科大学学报，2024，41(6)：791-794.

[3] WU Y, LIU Y L, WANG X M, et al. Attitudes of Chinese maternal and child health professionals toward termination of pregnancy for fetal anomaly：a cross-sectional survey[J]. Frontiers in public health, 2023, 11：1189266.

[4] LIU Y L, WANG X M, FANG J Q, et al. What are they considering when they face the fetus with birth defects? A qualitative study on the ethical attitudes of health professionals in China[J]. Global Health and Policy Research, 2024, 9(1)：27.

[5] ZHONG Y Q, HAO T C, LIU X, et al. Ethical challenges in information disclosure and decision-making in prenatal testing：a focus group study of Chinese health professionals in maternal and child health services[J]. J Bioeth Inq, Published online August 20, 2024.

[6] WU Y, HAO T C, LIU X, et al. The current state and challenges of clinical ethics consultation for prenatal diagnosis：a qualitative study of committee employee perspectives in China[J]. Asian Bioethics Review, 2024, 17(1)：73-90.

二、成果简介

(一) 标准

出生缺陷三级预防的伦理规范

前言

本文件按照 GB/T 1.1—2020《标准化工作导则 第 1 部分：标准化文件的结构和起草规则》的规定起草。

请注意本文件的某些内容可能涉及专利。本文件的发布机构不承担识别专利的责任。

本文件由湖南省卫生健康委员会提出并归口。

本文件起草单位：中南大学湘雅医院、湖南省医学伦理中心、中南大学、湖南省妇幼保健院、中南大学湘雅三医院、湖南省儿童医院、湖南省人民医院、中信湘雅生殖与遗传专科医院、北京大学、复旦大学、首都医科大学、山东大学、大连理工大学、上海市产前诊断中心、哈尔滨医科大学、郑州大学第一附属医院、江西省妇幼保健院、中南大学湘雅二医院、中国医学科学院北京协和医学院、北京大学第一医院、陆军军医大学第一附属医院、湖南中医药高等专科学校、长沙市妇幼保健院。

本文件主要起草人：刘星、罗丹、王晓敏、张欣、李义庭、王国豫、王华、张卫社、丛亚丽、吴忠仕、涂玲、王彦林、方俊群、尹梅、孔祥东、邬玲仟、刘艳秋、李伦、肖水源、张新庆、刘沼清、杨梅雨、聂盛丹、谢琼、陈倩、陈勇川、周锦颢、胡国清、曹永福、罗冰茹、陈秋霞。

引言

随着中国人口老龄化和"三孩"生育政策实施，高龄、多产次产妇比例增加，出生缺陷发生风险增大，新生儿健康需求增强。出生缺陷三级预防是防治出生缺陷、提高出生人口质量的有效手段。"一级预防"是孕前及孕早期阶段的综合干预，通过大力普及防治知识，针对不同婚育阶段人群落实婚前检查、孕前优生健康检查和孕早期保健等服务，减少出生缺陷发生。"二级预防"是广泛开展产前筛查、产前诊断、宫内治疗和必要的终止妊娠服务，减少严重出生缺陷儿的出生。"三级预防"是开展新生儿疾病筛查，对出生缺陷重点病种早诊断、早治疗，减少疾病致残。本文件的制定，旨在消除出生缺陷三级预防的伦理认知误区，规范出生缺陷三级预防临床实践与管理，更好地尊重和维护育龄人员的合法权益。

1. 范围

本文件确立了出生缺陷三级预防的伦理规范中的伦理原则，并规定了机构职责、伦理审查、信息管理和质量评估。

本文件适用于开展出生缺陷三级预防服务的医疗卫生机构(以下简称医疗卫生机构)，非医疗卫生机构开展出生缺陷三级预防相关工作可参照使用。

2. 规范性引用文件

本文件没有规范性引用文件。

3. 术语和定义

下列术语和定义适用于本文件。

(1)出生缺陷 birth defects

婴儿出生前发生的身体结构畸形和(或)功能性异常。

注：通常包括形态结构畸形、生理和代谢功能紊乱、智力和行为发育障碍。

(2)出生缺陷三级预防 three levels prevention of birth defects

在孕前及孕早期阶段、产前阶段和新生儿时期，通过婚前检查、孕前优生健康检查、孕早期保健、产前筛查、产前诊断、宫内治疗和新生儿疾病筛查，减少出生缺陷发生、减少严重出生缺陷儿出生、减少新生儿疾病致残的措施。

(3)婚前保健 pre-marital health care

为准备结婚的男女双方，在结婚登记前提供的婚前医学检查、婚前卫生指导和婚前卫生咨询服务。

(4)优生健康教育 eugenic health education

为计划怀孕夫妇宣传优生科学知识，增强出生缺陷预防意识，接受孕前优生健康检查，做好孕前准备的教育服务。

(5)孕前保健 pregnancy care

为准备怀孕的夫妇提供的健康教育与遗传咨询、医学检查、生育指导等系统化保健服务。

(6)孕产期保健 health care during pregnancy and childbirth

为孕育健康后代以及预防、治疗严重遗传性疾病和碘缺乏病等地方病提供医学意见，为孕妇、产妇的卫生、营养、心理健康，胎儿的生长发育，新生儿的生长发育、哺乳和护理提供的相应咨询、医学指导、产前定期检查、监护和医疗保健服务。

(7)遗传病 genetic disorders

人类染色体或基因发生异常而导致胎儿出生时或出生后发生的机体结构或功能异常。

注：主要包括染色体病、基因组病和单基因病。

(8)严重遗传性疾病 serious hereditary diseases

由于遗传因素先天形成，患者全部或者部分丧失自主生活能力，后代再现风险高，医学上认为不宜生育的遗传性疾病。

(9)先天畸形 congenital malformation

胎儿出生时即存在的形态或结构上的异常。

(10)遗传咨询 genetic counseling

遗传咨询师和咨询对象之间就其家庭中遗传病的病因、遗传方式、诊断、治疗、预防、复发风险所面临的全部问题进行讨论和商谈，最后做出对策和选择，并在遗传咨询师的帮助下付诸实施，以达到防治效果的过程。

(11)产前筛查 prenatal screening

通过经济、简便和无创的检测方法，从普通孕妇人群中发现怀有常见染色体非整倍体或病理性拷贝数变异胎儿的高危孕妇，以对其进行产前诊断。

注：按照不同的原理，产前筛查可分为基于母血清蛋白质标志物的产前筛查、基于母血浆胎儿游离 DNA 的产前筛查、基于胎儿影像学的产前筛查等 3 种类型。

(12)产前诊断 prenatal diagnosis

对胎儿进行结构畸形和遗传性疾病的诊断。

注：产前诊断技术项目主要有遗传咨询、医学影像、细胞遗传学和分子遗传学方法，产前诊断胎儿细胞取材术主要有绒毛穿刺、羊水穿刺、脐血穿刺。

（13）植入前诊断 pre-implantation diagnosis

在胚胎植入前阶段对胚胎进行细胞和分子遗传学检测。

（14）新生儿疾病筛查 screening for neonatal diseases

通过一定的检验方法，在新生儿期对某些遗传代谢病和先天性疾病进行筛查，从中找出可疑病例，再进一步确诊检查，明确诊断。

注：主要包括新生儿遗传代谢病筛查、听力筛查、眼病筛查和先心病筛查、新生儿基因筛查。

4. 伦理原则

（1）生命尊严原则

1）加强婚前保健、孕前保健、孕产期保健，避免接触有害物质，进行产前筛查和产前诊断，保障新生儿健康出生。

2）除医学目的外严禁对胎儿进行性别鉴定，不轻易放弃治疗、不抛弃生命。

3）强化父母关乎后代健康的意识，对新生儿先天性疾病进行早期筛查、早期诊断、及时治疗，避免或减少致残，提高患儿生活质量，落实保护人类后代的社会责任。

（2）关爱原则

1）密切关注并理解被关爱者的感受、需要、欲求和思想。

2）主动关注孕妇、缺陷儿等弱势群体的身心健康，对有遗传病、先天畸形等缺陷新生儿予以格外关爱和照顾，不虐待和遗弃。

3）加强沟通与理解，减少歧视，进而推进宽容和尊重。

（3）科学原则

1）对孕妇进行出生缺陷相关的优生健康教育、婚前医学检查、遗传咨询、妊娠风险筛查与评估、产前筛查和产前诊断、植入前诊断、新生儿疾病筛查和诊断，遵守行业规范和循证医学原则，获得充分的科学依据。

2）坚持多学科会诊和分类指导，避免疾病筛查和诊断的过度检查和过度解读。

（4）公平可及原则

1）广泛开展形式多样的出生缺陷预防社会宣传和健康教育，普及优生健康知识和技能，提升公众健康素养，宣传健康惠民政策。

2）规范开展优质服务，完善服务项目，健全服务网络，优化服务模式，拓展服务内涵，扩大服务覆盖面，优化全程服务，在公平的原则下提高服务的可及性。

（5）尊重自主原则

出生缺陷三级预防的服务、检查和决策，特别是涉及妊娠选择、疾病遗传检测、出生缺陷的干预性治疗方案的选择、严重出生缺陷儿的治疗和处置等方面，包括科学备孕、婚前或孕前医学检查、孕期用药等，都应在孕妇或其监护人充分知情的基础上，由其自主选择预防方式。

（6）有利原则

1）医疗卫生机构的质量控制与管理，以及出生缺陷的预防措施，以增进他人福利为目的。

2）避免商业化，避免、减少或减轻缺陷或致残，保障孕妇、新生儿健康权益。

（7）隐私保护原则

医疗卫生机构和人员有义务保护服务对象隐私信息，这些保密信息包括健康数据、检测结果和生物样本信息，具体指服务对象的身份和住址、所患遗传疾病、家族遗传病史/资料、生物样本及检测结果、胎儿/患儿的出生缺陷信息。

5. 机构职责

（1）医疗卫生机构对本机构内的出生缺陷预防工作承担主要责任，对出生缺陷预防工作进行管理和监督，对其委托授权的机构相关工作进行监管和质量控制。

（2）医疗卫生机构应成立医学伦理委员会，负责本机构相关工作的科学性和伦理审查。医疗卫生机构应采取有效措施保障医学伦理委员会独立开展伦理审查工作，必要时可委托其他有能力的伦理委员会协助开展伦理审查。

（3）医学伦理委员会的委员应从生命科学、临床医学、遗传学、生命伦理学、法学等领域的专家和社会/儿童福利机构、残联或妇联等人士中遴选产生，人数应不少于7人，并且应有不同性别的委员，民族地区应考虑少数民族委员。

（4）医疗卫生机构应对本机构医学伦理委员会工作进行日常管理，根据需要调整医学伦理委员会委员。

（5）医疗卫生机构应保证产前筛查数据和产前诊断结果的科学、真实、可靠和完整，产前诊断意见应由有资质的医学专家做出，并符合科学、伦理和法律法规要求。

（6）经产前诊断确认胎儿患有严重遗传性疾病或严重缺陷需终止妊娠的，医疗机构应遵守相关伦理原则和规范，出具医学诊断报告，并告知孕妇及时终止妊娠。为不属于严重致残、致愚出生缺陷疾病胎儿实施人工流、引产服务时，医疗卫生机构应履行知情同意原则，尊重和保障孕妇或其监护人的自主决定权。凡涉及伦理问题的流、引产案例，提交医学伦理委员会审查。

（7）对胎儿的出生缺陷疾病评估和诊断，接诊医疗机构应建立临床多学科会诊机制。不具备多学科会诊实施条件的产前筛查和产前诊断机构，应及时将孕妇向上级医疗机构进行转诊，启动区域内产前筛查与产前诊断服务网络专家团队、开展线上会诊，保障胎儿和孕妇的健康权益。

（8）医疗卫生机构应建立产前诊断案例库，与其他医疗卫生机构共享共用案例信息、分析产前诊断风险。

（9）医疗卫生机构应建立产前诊断纠正、预防和紧急安全机制，对产前诊断中的违规和不端行为，及时上报和处理，确保孕妇生命安全和健康权益。

（10）医疗卫生机构及伦理委员会应接受省级及以上相关部门的监督和管理，接受其指导、检查、评估和相关整改意见。

6. 伦理审查

（1）运行管理

1）医学伦理委员会负责对本医疗卫生机构开展的出生缺陷预防工作进行伦理审查、提供伦理审查相关咨询和指导，并定期在机构内部开展伦理知识及相关法律法规培训，提高医务人员和伦理委员的伦理意识，增强其伦理评判能力。

2）医学伦理委员会应确保出生缺陷诊断结果及信息告知的准确、完整、客观和通俗易懂，保障胎儿父母及其家属的知情同意权和自主决定权。

3）医学伦理委员会应规定审查会议召开所需到会人数，最少到会人数应超过全体委员的三分之二。医学伦理委员会做出决定应得到超过全体委员二分之一同意。委员应对所涉及的伦理问题进行充分讨论后投票，与审查决定不一致的意见应详细记录在案。

4）医学伦理委员会应及时对出生缺陷预防工作做出审查决定，具体决定包括同意、不同意、必要的修改后同意，并应说明理由。

（2）审查内容

伦理审查应包括下列内容：

a）医疗卫生机构和医务人员资质证明文件；

b）出生缺陷诊断证明的科学性、准确性和合法性；

c）出生缺陷诊断的知情同意过程、知情同意书的科学性和合理性；

d）孕妇个人信息及相关资料的保密措施；

e）出生缺陷诊断涉及的利益冲突和社会舆论风险；

f）医学伦理委员会伦理审查要求提供的其他资料和信息。

（3）审查形式

1）监督性审查

医学伦理委员会主任委员应指派 2 名或以上委员参与产前诊断日常监督工作，包括风险告知、风险解读或谈话以及签字环节等，审查结果和评判理由应及时向医学伦理委员会提交。

2）紧急会议审查

当产前诊断过程中出现严重或重大伦理问题，危及孕妇安全时，医学伦理委员会应及时召开紧急会议，进行讨论、投票和表决，并给出决定和建议。

3）回顾性审查

医学伦理委员会应对本医疗卫生机构内的产前诊断进行定期的回顾性审查，审查的频率根据出生缺陷诊断数量而定。回顾性审查的时间间隔不超过 12 个月。

4）诉求处置

医学伦理委员会应受理并妥善处理产前诊断过程中相关人员的诉求和咨询，确保其正当权益。

（4）知情同意

1）知情同意包括信息告知、信息理解、同意能力判断和自由同意 4 个环节。

2）在信息告知环节告知服务对象下列信息：

a）医疗卫生机构和人员的资质信息；

b）产前筛查疾病范围和胎儿畸形的疾病分类；

c）出生缺陷疾病信息及其可能的危害；

d）现实案例中相同或类似疾病的风险判断和处置；

e）出生缺陷医学诊断意见的出具流程和注意事项；

f）社会救助体系及相关机构信息。

3）在信息理解环节帮助服务对象理解并确认服务对象已经理解下列内容：

a）出生缺陷严重程度层级及重点新生儿遗传代谢性疾病风险；

b)疾病筛查和检测结果的科学性和有限性；

c)不同严重程度出生缺陷对未来儿童生活能力和生活质量的影响；

d)出生缺陷医学诊断意见的科学含义和法律效力；

e)孕妇或其监护人对出生缺陷的处置权利。

4)在同意能力判断环节从下列方面判断服务对象具备同意的能力：

a)理解并权衡出生缺陷疾病风险和治疗效益的能力；

b)评估出生缺陷治疗和照料负担并是否自愿承担的能力；

c)民事行为能力的判断。

5)在自由同意环节从下列方面确认服务对象是自由作出知情同意的：

a)同意不是在强迫的压力或不正当的引诱下做出的；

b)孕妇或其监护人已经过深思熟虑的判断；

c)出生缺陷疾病风险谈话的自主签字认可。

（5）知情同意书

1)知情同意书应含有必要、完整的信息，并以孕妇或其监护人等能够理解的语言文字表达。

2)知情同意书应包含知情同意过程的记录和所涉及的所有相关证明材料，并经医务人员、孕妇或其监护人书面的签字认可。

3)对于存在分歧的知情同意书，还应有相关协调方的签字认可，相关协调方包括医疗安全办人员、司法人员和公正见证人。

7. 信息管理

（1）医疗卫生机构应主动公开下列信息：

a)医疗卫生机构和相关人员的资质；

b)出生缺陷预防宣传教育相关知识；

c)出生缺陷诊断相关科室分布、服务内容、服务流程；

d)医学伦理委员会相关信息、工作流程，服务内容；

e)出生缺陷预防相关信息咨询及投诉方式；

f)法律、法规、规章规定的应主动公开的其他相关内容。

（2）医疗卫生机构应存档保留下列资料或档案：

a)涉及个人疾病筛查和产前诊断的纸质或电子材料，产前诊断健康检查、医学意见、谈话记录和知情同意书；

b)涉及产前诊断纠纷处置的相关材料，还应包括医务部门人员、司法人员和公正见证人各方意见或建议的完整记录；

c)本机构伦理审查相关的会议记录、会议议程、委员或独立顾问的评估意见、签到表、文档复印和查阅登记表；

d)伦理检查相关资料，包括会议记录、核查意见、总结报告；

e)法律、法规、规章等规定的应存档保留的其他相关内容。

（8）质量评估

1)医疗卫生机构负责本机构出生缺陷预防工作的定期或抽查性指导、质量评价和质量改进。

2）医疗卫生机构应接受、配合上级相关部门的监督和管理、定期检查、督导和质量评估。

3）质量评估应加强质量安全控制与评价，建立随机抽查和通报制度。

4）质量评估的主要内容包括：

a）医疗卫生机构和人员是否获得相应资质；

b）开展出生缺陷三级预防服务是否符合国家相关法律法规规定；

c）开展出生缺陷三级预防服务是否建立应急预案、是否符合相关法律法规和规章制度；

d）医学伦理审查工作是否备案、制度是否健全、是否符合相关法律法规和规章制度；

e）知情同意是否充分，隐私权利是否得到保护；

f）开展出生缺陷三级预防服务工作的诉求和咨询记录；

g）上级或本部门检查要求提供的其他内容。

（二）论文

出生缺陷预防的伦理指导原则专家建议

中华医学会医学伦理学分会　湖南省医学伦理中心

摘要：当前中国妇幼健康工作面临发展不平衡、服务不充分等诸多挑战，特别是生育政策调整以来，高龄，多产次产妇比例增加，出生缺陷发生风险增大，新生儿健康需求进一步增加，妇幼健康工作面临新的挑战。然而，目前出生缺陷预防领域缺乏具体的伦理指导原则。来自医学、医学伦理学、社会学等领域的专家结合出生缺陷预防相关的临床经验，在充分讨论和反复修订基础上形成专家建议，提出此出生缺陷预防的伦理指导原则，包括生命尊严原则、关爱原则、科学原则、公平可及原则、尊重自主原则、有利原则、隐私保护原则等，以期服务于出生缺陷预防的临床实践，更好地尊重和维护育龄人员的合法权益，消除出生缺陷预防的伦理认知误区，规范出生缺陷预防相关医疗行为。

关键词：出生缺陷预防　伦理指导原则　专家建议

出生缺陷防治服务中的伦理问题及对策

罗丹，王晓敏，刘星，王华，方俊群，余意

摘要：出生缺陷疾病是导致婴幼儿及儿童死亡和先天残疾的重要原因，对出生缺陷疾病实施综合防治是国际社会普遍采取的策略。但与此同时，在出生缺陷防治的过程中也产生了一些突出的伦理问题。充分辨析其中的伦理风险、推动出生缺陷防治领域伦理规范的建立和实施的重要性和紧迫性，已得到妇幼健康临床工作者和相关领域研究者的高度关注。本文分析出生缺陷防治工作中的主要伦理困境，提出目前可以用于出生缺陷三级预防实践的伦理原则，以推动我国出生缺陷防治工作的伦理治理。

关键词：出生缺陷　防治服务　伦理问题

中国妇幼保健专业人员对因出生缺陷而终止妊娠的态度：一项横断面调查
（Attitudes of Chinese Maternal and Child Health Professionals Toward
Termination of Pregnancy for Fetal Anomaly：a Cross-sectional Survey）

吴影#，刘彦麟#，王晓敏，钟瑜琼，张欣，罗丹*，刘星*

摘要

目的：探讨中国妇幼保健专业人员对因出生缺陷而终止妊娠（TOPFA）的态度，并进一步确定影响其态度的因素。

方法：本横断面研究于 2022 年 2 月 14 至 21 日进行，旨在探讨湖南省妇幼保健专业人员对 TOPFA 的态度。选取 14 个地级市和自治州的卫生服务机构，将来自这些卫生服务机构的专业人员通过工作微信平台进行招募，采用课题组编制的以案例为基础的定量态度调查问卷，对愿意参与本研究的 750 名专业人员进行网络问卷调查。对数据进行描述性统计分析，并采用二元 logistic 回归确定影响专业人员对 TOPFA 态度的因素，以比值比（OR）和 95% 置信区间（CI）表示。

结果：研究发现，63.5% 的妇幼保健专业人员认为唇腭裂的胎儿可以分娩，36.5% 的人反对。同样，39.7% 的专业人员认为苯丙酮尿症的胎儿可以分娩，60.3% 的人反对。认可和反对分娩先心病胎儿的比例分别为 45.5% 和 54.5%，认可和反对分娩缺指胎儿的比例分别为 50.8% 和 49.2%。被调查的专业人员在认可 TOPFA 时考虑的前三个主要因素依次是"出生缺陷对胎儿功能和生长的影响""出生缺陷的严重程度"和"专业人员对出生缺陷治疗指征的评估及相关专业建议"。大多数专业人员（75%～78%）倾向于由父母共同决定是否终止妊娠。

结论：本研究表明，妇幼保健专业人员对 TOPFA 的态度可能会因出生缺陷疾病特征的不同而有显著差异。值得注意的是，大多数专业人员在决定支持 TOPFA 时优先考虑"出生缺陷对胎儿功能和发育的影响"，主张由胎儿父母共同决定。此外，宗教信仰、专业培训、年龄和职称等因素也会影响被调查的专业人员对 TOPFA 的态度。上述研究结果可为出生缺陷防治工作指南或规范的制定提供参考。

关键词：中国　态度　出生缺陷　妇幼保健专业人员　因出生缺陷终止妊娠（TOPFA）

当他们在面对出生缺陷胎儿时在考虑什么？中国卫生专业人员伦理态度的定性研究
（What Are They Considering When They Face a Fetus with Birth Defects？
A Qualitative Study on Ethical Attitudes of Health Professionals in China）

刘彦麟，王晓敏，方俊群，周蔚，罗丹*

摘要

背景：出生缺陷是导致新生儿和 5 岁以下儿童死亡的主要原因。为此，中国政府实施了三级预防策略，这引起了人们对出生缺陷胎儿的伦理担忧。本研究旨在探讨从事妇幼保健服务的专业人员对出生缺陷胎儿的态度。

方法：对湖南省从事妇幼保健服务的 13 名专业人员进行定性调查。通过问卷调查了解被调查专业人员的工作经历及对出生缺陷胎儿的态度。通过半结构式深入访谈收集资料，使用 NVivo 12 进行数据编码和分析。根据定性研究报告标准（SRQR）进行主题分析。

结果：根据被调查专业人员对出生缺陷胎儿的看法，共归纳出五个主题和13个属性。五个主题包括：（1）出生缺陷的严重程度和治愈可能性（两个属性）；（2）家庭关系（四个属性）；（3）医疗评估（两个属性）；（4）社会因素（三个属性）；（5）自我价值取向（三个属性）。调查结果显示，大多数专业人员认为，可以分娩患有可治愈出生缺陷的胎儿，而患有严重缺陷和先天畸形的胎儿应该终止妊娠。13名专业人员中有12人认为应由父母做出决策，只有1人认为应由家庭共同做出决策。

结论：对出生缺陷的态度受多种因素影响，反映了真实世界出生缺陷问题的复杂性。研究结果凸显了家庭和专业人员在出生缺陷问题上所面临的困境。为家庭提供充分的出生缺陷疾病相关知识和来自社会的支持对于家庭成员的决策至关重要。此外，还需要制定针对出生缺陷防治服务的规范和政策，例如建立产前诊断伦理委员会可能是解决当前这一领域伦理问题的措施之一。

关键词：出生缺陷　中国卫生专业人员　观点　定性研究

产前诊断中信息披露和决策制定的伦理挑战：
中国妇幼保健服务卫生专业人员的焦点小组研究
（Ethical Challenges in Information Disclosure and Decision-making in Prenatal Testing：A Focus Group Study of Chinese Health Professionals in Maternal and Child Health Services）

钟瑜琼，郝天池，刘星，张欣，吴影，王晓敏，罗丹*

摘要：国际社会提出了预防出生缺陷的综合战略。而我国作为出生缺陷的高发国家，已实施包括产前筛查和产前诊断在内的措施，以降低出生缺陷的发病率。然而，在产前筛查和产前诊断的临床实践中，这些卫生专业人员面临着伦理挑战。本研究共对湖南省24名妇幼保健专业人员进行了5次焦点小组讨论，以探讨他们在提供产前筛查和产前诊断服务时，在决策制定和信息披露中遇到的伦理挑战，以及他们对这些挑战的看法。采用目的抽样方式选择参与者，以最大程度确保样本的多样性。本研究总结并提炼出了三个核心主题：（1）信息披露与隐私保护之间的平衡；（2）以患者为导向的决策和以家庭为导向的决策之间的紧张关系；（3）临床伦理委员会所能提供的有限帮助与专业人员对伦理委员会的需求之间的差异。产前筛查和产前诊断机构内部必须建立信息披露和自主决策的伦理规范。利用临床伦理委员会指导专业人员提供产前诊断相关服务至关重要，同时还需要针对性地提高这些专业人员的沟通能力。

关键词：伦理　信息披露　决策　产前检测　卫生专业人员　母婴健康

产前诊断临床伦理咨询的现状与挑战：中国伦理委员会工作人员视角的定性研究
（The Current State and Challenges of Clinical Ethics Consultation for Prenatal Diagnosis：A Qualitative Study of Committee Employee Perspectives in China）

吴影，郝天池，刘星，张欣，钟瑜琼，罗丹，王晓敏*

摘要：临床伦理咨询（Clinical Ethics Consultations，CECs）在解决全球临床实践中的伦理问题方面发挥着重要作用。中国政府鼓励CECs的发展，以应对产前诊断服务中出现的伦理挑战。到目前为止，CECs的现状和面临的挑战仍未得到充分研究。本研究旨在探讨湖南省 13 家医疗机构的伦理委员会工作人员对产前诊断临床伦理咨询的看法。28 名伦理委员会工作人员参与了访谈，采用了内容分析法以确定受访者回答中的主要主题，这些主题涵盖了产前诊断伦理委员会的组成和愿景，以及他们所面临的挑战。结果表明，CECs 在中国尚处于探索阶段，CECs 的组织构架和工作流程存在较大差异。因此，未来应进一步完善 CECs 工作机制和操作程序，加强对医务人员和伦理委员会工作人员的伦理培训，并根据伦理委员会工作人员在产前诊断临床伦理咨询过程中积累的初期经验，制定更具体的伦理指导。

关键字：临床伦理咨询（CECs）　伦理委员会　产前诊断　临床伦理

参考文献

一、图书

[1] BEAUCHAMP T M, CHILDRESS J F. Principles of biomedical ethics (eight edition)[M]. Oxford: Oxford University Press, 2019.

[2] Faden R R, Beauchamp T L. A history and theory of informed consent[M]. Oxford: Oxford University Press, 1986.

[3] MACKENZIE C, STOLIAR N. Relatial autonomy feminist perspectives on autonomy, agency, and the social self[M]. New York and Oxford: Oxford University Press, 2000.

[4] OWEN, GRIFFITHS. Challenges to the human rights of people with intellectual disabilities[M]. London: Jessica Kingsley Publishers, 2008.

[5] TUANA N, TONG R. Feminism and philosophy: essential readings in theory, reinterpretation, and application[M]. Colorado: Westview Press, 1995.

[6] 薄世宁. 医学通识讲义[M]. 北京: 中信出版社, 2019: 11.

[7] 曾淑瑜. 生命科学与法规范之调和[M]. 台北: 翰芦图书出版有限公司, 2003.

[8] 陈元方, 邱仁宗. 生命医学研究伦理学[M]. 北京: 中国协和医科大学出版社, 2003.

[9] 罗丹, 刘星, 等. 出生缺陷防治的伦理问题: 基于真实世界的研究[M]. 长沙: 中南大学出版社, 2022.

[10] 秦怀金, 朱军. 中国出生缺陷防治报告[M]. 北京: 人民卫生出版社, 2013.

[11] JONSER A R, SIGLER M, WINSLADE W J. 临床伦理学: 医学实践中的伦理学决策[M]. 万静, 译. 北京: 人民卫生出版社, 2021.

[12] 史坤翀. 健康人生的早期安检[M]. 北京: 人民军医出版社, 2010.

[13] 比彻姆, 邱卓思. 生命医学伦理原则(第八版)[M]. 刘星等, 译. 北京: 科学出版社, 2022.

[14] 郑晓瑛. 提高中国出生人口素质的理论与实践: 出生缺陷综合预防的理论框架研究[M]. 北京: 北京大学出版社, 2006.

[15] 最高人民法院民法典贯彻实施工作领导小组. 中华人民共和国民法典婚姻家庭编继承编理解与适用[M]. 北京: 人民法院出版社, 2020.

二、期刊论文

[1] ABACAN M, ALSUBAIE L, BARLOW-STEWART K, et al. The global state of the genetic counseling profession[J]. Eur J Hum Genet, 2019, 27(2): 183-197.

[2] About abortion in Britain[J]. Journal of Medical Ethics, 2001, 27 suppl II: ii33-ii34.

[3] ANDERMANN A, BLANCQUAERT I, BEAUCHAMP S, et al. Revisiting Wilson and Jungner in the genomic

age: a review of screening criteria over the past 40 years[J]. Bull World Health Organ, 2008, 86(4): 317-319.

[4] ASHG statement. Professional disclosure of familial genetic information. The American society of human genetics social issues subcommittee on familial disclosure[J]. Am J Hum Genet, 1998, 62(2): 474-483.

[5] BEACH M C, SUGARMAN J. Realizing shared decision-making in practice[J]. JAMA, 2019, 322(9): 811-812.

[6] BEAUCHAMP T M, CHILDRESS J F. Principles of biomedical ethics (eight edition)[M]. Oxford: Oxford University Press, 2019.

[7] BIDONDO M P, GROISMAN B, BARBERO P, et al. Public health approach to birth defects: the Argentine experience[J]. J Community Genet, 2015, 6(2): 147-156.

[8] BLACK B P. Truth telling and severe fetal diagnosis: a virtue ethics perspective[J]. J Perinat Neonatal Nurs, 2011, 25 (1): 13-20.

[9] BOARDMAN F K, CLARK C C. What is a "serious" genetic condition? The perceptions of people living with genetic conditions[J]. Eur J Hum Genet, 2022, 30(2): 160-169.

[10] BOWMAN-SMART H, GYNGELL C, MAND C, et al. Non-invasive prenatal testing for "non-medical" traits: ensuring consistency in ethical decision-making[J]. Am J Bioeth, 2023, 23(3): 3-20.

[11] BROWN M T. The somatic integration definition of the beginning of life[J]. Bioethics, 2019, 33(9): 1035-1041.

[12] Centers for Disease Control and Prevention (CDC). Ten great public health achievements: United States, 2001-2010[J]. MMWR Morb Mortal Wkly Rep, 2011, 60(19): 619-623.

[13] CHERVENAK F A, MCCULLOUGH L B. The fetus as a patient: an essential ethical concept for maternal-fetal medicine[J]. Journal of Maternal-Fetal Medicine, 1996, 5(3): 115-119.

[14] CHERVENAK F A, MCCULLOUGH L B, SKUPSKI D, et al. Ethical issues in the management of pregnancies complicated by fetal anomalies[J]. Obstet Gynecol Surv, 2003, 58 (7): 473-483.

[15] CHERVENAK F A, MCCULLOUGH L B. Ethical dimensions of the fetus as a patient[J]. Best Pract Res Clin Obstet Gynaecol, 2017, 43: 2-9.

[16] CLARKE C. Abortion and The Lancet's call to arms[J]. Lancet, 2019, 394(10216): 2241.

[17] CROWE L, GRAHAM R H, ROBSON S C, et al. A survey of health professionals' views on acceptable gestational age and termination of pregnancy for fetal anomaly[J]. European Journal of Medical Genetics, 2018, 61(9): 493-498.

[18] DIGIOVANNI L M. Ethical issues in obstetrics[J]. Obstet Gynecol Clin North Am, 2010, 37(2): 345-357.

[19] DONDORP W, DE WERT G. Refining the ethics of preimplantation genetic diagnosis: a plea for contextualized proportionality[J]. Bioethics, 2019, 33(2): 294-301.

[20] DONG D, XIONG S, NICHINI E, et al. Applying and assessing the PEERS model on genetic counseling training in China: a mixed-method approach[J]. Front Med (Lausanne), 2023, 9: 986851.

[21] DURAND F, BOURGEAULT I L, HEBERT R L, et al. The role of gender, profession and informational role self-efficacy in physician-nurse knowledge sharing and decision-making[J]. J Interprof Care, 2022, 36(1): 34-43.

[22] ELWYN G, FROSCH D, THOMSON R, et al. Shared decision making: a model for clinical practice[J]. J Gen Intern Med, 2012, 27(10): 1361-1367.

[23] FERRER SERRET L, SOLSONA PAIRÓ M. The place of abortion in the pregnancy decision-making process in young adult women in Catalonia, Spain[J]. Sociol Health Ill, 2018, 40(6): 1087-1103.

[24] GABAY G, BOKEK-COHEN Y. Infringement of the right to surgical informed consent: negligent disclosure and its impact on patient trust (surgeons at public general hospitals—the voice of the patient[J]. BMC Medical Ethics, 2019, 20: 1-13.

[25] GATES E A. Ethical considerations in prenatal diagnosis[J]. The Western Journal of Medicine, 1993, 159: 391-395.

[26] GREEN E D, GUNTER C, BIESECKER L G, et al. Strategic vision for improving human health at The Forefront of Genomics[J]. Nature, 2020, 586(7831): 683-692.

[27] GROISMAN B, LIASCOVICH R, BARBERO P, et al. The use of a Toolkit for health needs assessment on neural tube defects in Argentina[J]. J Community Genet, 2013, 4(1): 77-86.

[28] HALLGARTEN L. Women's reproductive rights[J]. Lancet, 2020, 396(10246): 234-235.

[29] HALLOWELL N, FOSTER C, EELES R, et al. Balancing autonomy and responsibility: the ethics of generating and disclosing genetic information[J]. Journal of Medical Ethics, 2003, 29(2): 74-79.

[30] HEIMLER A. An oral history of the national society of genetic counselors[J]. J Genet Couns, 1997, 6(3): 315-336.

[31] HUBER M, KNOTTNERUS J A, GREEN L, et al. How should we define health? [J]. Bmj, 2011: 343.

[32] HUDGINS C, ROSE S, FIFIELD P Y, et al. Navigating the legal and ethical foundations of informed consent and confidentiality in integrated primary care[J]. Families, Systems & Health: The Journal of Collaborative Family Healthcare, 2013, 31(1): 19.

[33] JOHNSON S R, ELKINS T E. Ethical issues in prenatal diagnosis[J]. Clin Obstet Gynecol, 1988, 31(2): 408-417.

[34] JOHNSTON J, FARRELL R M, PARENS E. Supporting women's autonomy in prenatal testing[J]. The New England Journal of Medicine, 2017, 377(6): 505-507.

[35] LANTIGUA-CRUZ A, GONZÁLEZ-LUCAS N. Development of medical genetics in Cuba: 39 years in the training of human resources[J]. Rev Cuba Genet Comunit, 2009, 3(2): 3-23.

[36] LANTIGUA-CRUZ A. An overview of genetic counseling en Cuba[J]. J Genet Couns, 2013, 22(6): 849-853.

[37] LAU J Y, YI H, AHMED S. Decision-making for non-invasive prenatal testing for Down syndrome: Hong Kong Chinese women's preferences for individual vs relational autonomy[J]. Clin Genet, 2016, 89(5): 550-556.

[38] LIU Y, WANG X, FANG J, et al. What are they considering when they face a fetus with birth defects? A qualitative study on ethical attitudes of health professionals in China[J]. Glob Health Res Policy, 2024, 9(1): 27.

[39] LOYALKA P, LIU L, CHEN G, et al. The cost of disability in China[J]. Demography, 2014, 51(1): 97-118.

[40] MAYOR F. The universal declaration on the human genome and human rights [J]. Comptes Rendus. Biologies, 2003, 326(10-11): 1121-1125.

[41] MCCANDLESS S E, WRIGHT E J. Mandatory newborn screening in the United States: history, current status, and existential challenges[J]. Birth Defects Res, 2020, 112(4): 350-366.

[42] MIDDLETON A, HALL G, PATCH C. Genetic counselors and genomic counseling in the United Kingdom [J]. Mol Genet Genom Med, 2015, 3(2): 79-83.

[43] MIDDLETON A, TAVERNER N, MORETON N, et al. The genetic counsellor role in the United Kingdom: position on behalf of the Association of Genetic Nurses and Counsellors (AGNC), endorsed by the Genetic Counsellor Registration Board (GCRB) and Academy for Healthcare Science (AHCS) [J]. Eur J Hum

Genet, 2023, 31(1): 13-15.

［44］ MILL J S. On liberty and other writings［J］. Cambridge: Cambridge University Press, 1989, 8: 15-22.

［45］ NACUL L C, STEWART A, ALBERG C, et al. A Toolkit to assess health needs for congenital disorders in low-and middle-income countries: an instrument for public health action［J］. J Public Health (Oxf), 2014, 36(2): 243-250.

［46］ NGWENA C G. Reproductive autonomy of women and girls under the Convention on the Rights of Persons with Disabilities［J］. International Journal of Gynecology & Obstetrics, 2018, 140(1): 128-133.

［47］ NIE J B, SMITH K L, CONG Y, et al. Medical professionalism in China and the United States: a transcultural interpretation［J］. J Clin Ethics, 2015, 26(1): 48-60.

［48］ NORDENFELT L. On the relevance and importance of the notion of disease［J］. Theoretical Medicine, 1993, 14: 15-26.

［49］ ORMOND K E. From genetic counseling to "genomic counseling"［J］. Mol Genet Genomic Med, 2013, 1 (4): 189-193.

［50］ PANICOLA M. Catholic teaching on prolonging life: setting the record straight［J］. Hastings Center Report, 2001, 31(6): 14-25.

［51］ PARKER M. Confidentiality in genetic testing［J］. American Journal of Bioethics, 2001, 1(3): 21-22.

［52］ PEDERSEN R, AKRE V, FØRDE R. Barriers and challenges in clinical ethics consultations: the experiences of nine clinical ethics committees［J］. Bioethics, 2009, 23(8): 460-469.

［53］ Bartholome W G. Informed consent, parental permission, and assent in pediatric practice［J］. Pediatrics, 1995, 96(5 Pt 1): 981-982.

［54］ PETER A C. Decision-making in neonatology: an ethical analysis from the catholic perspective［J］. Contemporary Issues in Bioethics, 2012.

［55］ PICOZZI M, GASPARETTO A. Clinical ethics consultation in the intensive care unit［J］. Minerva Anestesiol, 2020, 86(6): 670-677.

［56］ POWELL R, SCARFFE E. Rethinking "disease": a fresh diagnosis and a new philosophical treatment［J］. Journal of Medical Ethics, 2019, 45(9): 579-588.

［57］ RAPOSO V L. Lost in "Culturation": medical informed consent in China (from a Western perspective)［J］. Medicine, Health Care, and Philosophy, 2019, 22(1): 17-30.

［58］ ROY A, ROY A, ROY M. The human rights of women with intellectual disability［J］. Journal of the Royal Society of Medicine, 2012, 105(9): 384-389.

［59］ RUDDICK W, WILCOX W. Operating on the fetus［J］. Hastings Cent Rep, 1982, 12(5): 10-14.

［60］ Saad A. An ethically justified algorithm for offering, recommending, and performing cesarean delivery and its application in managed care practice［J］. Obstet Gynecol, 1996, 88(1): 157-158.

［61］ SCHEUERLE A, TILSON H. Birth defect classification by organ system: a novel approach to heighten teratogenic signalling in a pregnancy registry［J］. Pharmacoepidemiol Drug Saf, 2010, 11(6): 465-475.

［62］ SHERWIN S, WINSBY M. A relational perspective on autonomy for older adults residing in nursing homes ［J］. Health Expect, 2011, 14(2): 182-190.

［63］ SILVERMAN H J. Revitalizing a hospital ethics committee［J］. HEC Forum, 1994, 6(4): 189-222.

［64］ SJÖGREN B, UDDENBERG N. Decision making during the prenatal diagnostic procedure. A questionnaire and interview study of 211 women participating in prenatal diagnosis［J］. Prenat Diagn, 1988, 8(4): 263-273.

［65］ STEFÁNSDÓTTIR G V. Sterilisation and women with intellectual disability in Iceland［J］. Journal of Intellectual and Developmental Disability, 2014, 39(2): 188-197.

［66］STOLL K, JACKSON J. Supporting patient autonomy and informed decision-making in prenatal genetic testing［J］. Cold Spring Harbor Perspectives in Medicine, 2020, 10(6)：a036509.

［67］TOURAINE J L. Rationale and results of in utero transplants of stem cells in humans［J］. Bone Marrow Transplant, 1992, 10 Suppl 1：121-126.

［68］United Nations. Declaration on the Rights of Mentally Retarded Persons［EB/OL］.（1971-12-20）［2022-05-05］. https：//docs. un. org/en/A/RES/2856(XXVI).

［69］United Nations Digital Library System. Report of the World Conference of the International Women's Year［EB/OL］.（1975-06-19）［2022-05-05］. https：//digitallibrary. un. org/record/586225？v=pdf.

［70］VAN DER LINDEN R, SCHERMER M. Health and disease as practical concepts：exploring function in context-specific definitions［J］. Medicine, Health Care and Philosophy, 2022, 25(1)：131-140.

［71］WANZER S H, FEDERMAN D D, ADELSTEIN S J, et al. The physician's responsibility toward hopelessly ill patients. A second look［J］. N Engl J Med, 1989, 320(13)：844-849.

［72］WELLESLEY D. An aetiological classification of birth defects for epidemiological research［J］. J Med Genet, 2005, 42(1)：54-57.

［73］WILKINSON J E, CERRETO M C. Primary care for women with intellectual disabilities［J］. The Journal of the American Board of Family Medicine, 2008, 21(3)：215-222.

［74］WILLIAMS R, WRIGHT J. Epidemiological issues in health needs assessment［J］. BMJ, 1998, 316(7141)：1379-1382.

［75］Wilson M C, Scior K. Attitudes towards individuals with disabilities as measured by the Implicit Association Test：a literature review［J］. Research in Developmental Disabilities, 2014, 35(2)：294-321.

［76］WILSON M C, SCIOR K. Implicit attitudes towards people with intellectual disabilities：their relationship with explicit attitudes, social distance, emotions and contact［J］. PLoS One, 2015, 10(9)：e0137902.

［77］WRIGHT J, WILLIAMS R, WILKINSON J R. Development and importance of health needs assessment［J］. BMJ, 1998, 316(7140)：1310-1313.

［78］WU Y, LIU Y, WANG X, et al. Attitudes of Chinese maternal and child health professionals toward termination of pregnancy for fetal anomaly：a cross-sectional survey［J］. Front Public Health, 2023, 11：1189266.

［79］WU Y, HAO T C, LIU X, et al. The current state and challenges of clinical ethics consultation for prenatal diagnosis：a qualitative study of committee employee perspectives in China［J］. Asian Bioethics Review, 2024, 17(1)：73-90.

［80］YUILL C, MCCOURT C, CHEYNE H, et al. Women's experiences of decision-making and informed choice about pregnancy and birth care：a systematic review and meta-synthesis of qualitative research［J］. BMC Pregnancy Childbirth, 2020, 20(1)：343.

［81］ZHONG Y, HAO T, LIU X, et al. Ethical challenges in information disclosure and decision-making in prenatal testing：a focus group study of Chinese health professionals in maternal and child health services［J］. J Bioeth Inq, 2024.

［82］《全国出生缺陷综合防治方案》文件解读［J］.健康中国观察, 2019(12)：84-85.

［83］蔡杰.生命伦理学的基本原则及其对"三生教育"的启示［J］.现代商贸工业, 2012, 24(8)：161-162.

［84］蔡玲, 宗承全.大学生对"有严重缺陷新生儿行安乐死"看法的调查研究［J］.中国医学伦理学, 1999, 12(2)：43-45.

［85］曾汉君, 熊进.卫生政策制定与实施中的伦理关涉研究［J］.学术前沿, 2016(23)：104-105.

［86］陈帮锋.主观权利概念之理论检讨：以胎儿的民事权利能力问题为中心［J］.法学研究, 2021, 43(5)：44-61.

[87] 陈化.临床代理决策中的利益冲突及其消解[J].医学与哲学, 2020, 41(22): 21-25.

[88] 陈嘉铭.生命权视域下女性主义生育自由观探析[J].新乡学院学报, 2021, 38(7): 9-13.

[89] 陈俊.论公共医疗资源的分配正义[J].自然辩证法研究, 2013, 29(12): 84-89.

[90] 陈晓颖, 蒋岸, 宋玲, 等.艾滋病配偶告知及检测及时性与配偶间性传播相关关系调查[J].宁夏医学杂志, 2023, 45(12): 1115-1119.

[91] 陈雅凌.夫妻生育权冲突之对策研究[J].中国社会科学院研究生院学报, 2021(1): 79-87.

[92] 褚天舒.生育权冲突问题辨析[J].唐山师范学院学报, 2018, 40(5): 123-126.

[93] 董玉君, 朱平.医学遗传和遗传服务中伦理问题的国际准则(WHO医学遗传学伦理学会议报告)——世界卫生组织人类遗传学项目组1998[J].中国优生与遗传杂志, 2001, 9(02): 10-15.

[94] 戴钟英.知情、知情选择和医疗纠纷的防范[J].实用妇产科杂志, 2010, 26(6): 406-408.

[95] 杜振吉.生命科技发展中的伦理困惑与道德论争[J].河南师范大学学报(哲学社会科学版), 2014(6): 37-41.

[96] 丁雪, 衡驰, 吕剑楠, 等.国外婚前保健服务的经验与启示[J].中国卫生政策研究, 2016, 9(5): 30-34.

[97] 樊民胜.人工流产及中期妊娠引产的伦理学问题[J].中国实用妇科与产科杂志, 2012, 28(9): 672-674.

[98] 冯泽永.人类胚胎的道德地位[J].医学与哲学(A), 2013, 34(11): 6-9.

[99] 符美玲, 冯泽永, 孙墨龙.人体胚胎试验的伦理问题[J].医学与哲学(A), 2011, 32(07): 19-21, 27.

[100] 甘绍平.作为一项权利的人的尊严[J].哲学研究, 2008(6): 85-92.

[101] 甘绍平.信息自决权的两个维度[J].哲学研究, 2019, (03): 117-126+129.

[102] 高华.对缺陷新生儿安乐死问题的理性思考[J].医学与哲学(A), 2012, 33(10): 26-28.

[103] 耿芸, 韦宝平.从乙肝歧视谈隐私权保护的必要性[J].社科纵横, 2013, 28(12): 69-73.

[104] 顾蔚蓉, 李笑天.胎儿医学领域的医学伦理问题[J].中国实用妇科与产科杂志, 2013, 29(8): 604-608.

[105] 关文军, 孔祥渊, 胡梦娟.残疾污名的研究进展与展望[J].残疾人研究, 2020(1): 41-51.

[106] 郭庆敏.婚姻法视野下恢复我国强制婚检的必要性研究[J].宁波广播电视大学学报, 2017, 15(2): 92-98.

[107] 郭兴利.生命权不平等的法律治理[J].学海, 2021(2): 109-117.

[108] 海溇, 王晓红.胚胎植入前遗传学筛查技术在高龄妇女助孕中的应用[J].中国计划生育和妇产科, 2016, 8(11): 9-13.

[109] 韩跃红."尊严"为生命伦理学"立心"[J].道德与文明, 2013(6): 118-124.

[110] 贺静, 卢光琇.辅助生殖与遗传咨询若干伦理原则实施之探讨[J].医学与哲学(A), 2010, 31(12): 25-28.

[111] 洪大用.社会救助的目标与我国现阶段社会救助的评估[J].甘肃社会科学, 2007(4): 158-162.

[112] 黄丹, 张素英.关于大月份妊娠安全终止的伦理思考[J].中国医学伦理学, 2018, 31(11): 1408-1410+1414.

[113] 黄钢, 章小雷.严重缺陷新生儿处理的伦理思考[J].中国卫生事业管理, 2002, 18(12): 745-746.

[114] 黄育华.乙肝病毒感染的社会伦理问题[J].中国医学伦理学, 2003, 16(3): 42-43, 45.

[115] 江畅, 斯洛特.关于仁爱与关爱的对话[J].哲学动态, 2019(9): 121-128.

[116] 姜大朋, 李昭铸, 张玉波.严重缺陷新生儿不同处理态度引发的思考[J].中国优生与遗传杂志, 2007(12): 5-6.

[117] 蒋娟, 肖圣龙.责任伦理视域下的出生缺陷防治[J].齐齐哈尔大学学报(哲学社会科学版), 2015

（12）：49-52.

[118] 蒋月.准配偶重疾告知义务与无过错方撤销婚姻和赔偿请求权：以《民法典》第 1053 条和 1054 条为中心[J].法治研究，2020（4）：72-83.

[119] 雷瑞鹏，邱仁宗.人工流产的伦理问题[J].山东女子学院学报，2022（6）：12-16.

[120] 李本富.试论病人的自主性与医主之间的关系[J].医学与哲学，1999，20（2）：5-6.

[121] 李奕华，龙杰，刘俊荣.医患共同决策实施现状及策略探析[J].医学与哲学，2022，43（20）：21-25.

[122] 李宇航，丁维光.医方知情告知义务履行中的伦理冲突及解决对策[J].锦州医科大学学报（社会科学版），2019，17（3）：25-28.

[123] 刘歆.有缺陷新生儿的道德地位[J].求医问药（下半月刊），2011，9（4）：18.

[124] 刘星，罗丹，张欣.出生缺陷预防的伦理指导原则专家建议[J].中南大学学报（医学版），2022，47（11）：1467-1471.

[125] 刘颖.探索疾病概念的现实意义与哲学研究[J].医学与哲学，2024，45（7）：1-5，11.

[126] 鲁丽萍，张以善.医患关系与医患共同决策关系辨析[J].医学与哲学，2019，40（6）：64-66.

[127] 陆小溦.非严重遗传病产前诊断及 PGT 的伦理思考[J].医学与哲学，2020，41（20）：26-28，44.

[128] 陆于宏，张金钟.“放弃”或“救治”冲击道德底线：关于有缺陷新生儿救治问题的伦理思考[J].医学与哲学（临床决策论坛版），2008，29（11）：74-76.

[129] 吕慧云，李侠.数字治疗在精神疾病治疗中的应用及伦理问题[J].哲学分析，2023，14（1）：50-60，197.

[130] 麻宏伟.出生缺陷及常见遗传代谢性疾病的筛查及干预[J].中国儿童保健杂志，2013，21（4）：337-338，341.

[131] 马苗苗，陈飞.危重产妇代理决策者的决策困境及影响因素分析[J].广州医药，2024，55（8）：907-912.

[132] 满小欧，李月娥.美国儿童福利政策变革与儿童保护制度：从“自由放任”到“回归家庭”[J].国家行政学院学报，2014（2）：94-98.

[133] 孟宪武.制定“严重缺陷新生儿处置法规”的反思[J].医学与社会，1996，9（2）：45-47，56.

[134] 穆瑞国，任改瑛.对严重缺陷新生儿放弃治疗的伦理学思考[J].武警医学，2009，20（9）：858-859.

[135] 邱仁宗.论“人”的概念：生命伦理学的视角[J].哲学研究，1998（9）：26-35.

[136] 尚晓援.残疾儿童生命权保护的个案研究[J].山东社会科学，2011（4）：73-79，85.

[137] 石佳友.伦理与法律之间的堕胎权争议[J].中国政法大学学报，2023（3）：38-60.

[138] 史永华，孙敏.关于弱势群体问题的伦理思考[J].辽宁师专学报（社会科学版），2007（4）：8-9.

[139] 苏诗萌，郭帅帅，孙晓，等.胚胎植入前遗传学诊断/筛查的应用研究进展[J].保健医学研究与实践，2019，16（1）：90-93.

[140] 肖立，厉碧荣.关于出生缺陷临床干预的决策与思考[J].医学与哲学（B），2007，28（3）：11-12，21.

[141] 孙宏亮，唐沛妍，姜兰姝，等.从关怀伦理的视角审视出生缺陷干预[J].中国医学伦理学，2017，30（4）：427-431.

[142] 孙元.“关闭”与“重构”：儿童救助政策的反思：以广州福利院婴儿安全岛为例[J].福建论坛（人文社会科学版），2015（5）：175-179.

[143] 托儿所幼儿园卫生保健工作规范[J].中国妇幼卫生杂志，2012，3（5）：239-256.

[144] 万力，陈默.艾滋病患者隐私权克减法律问题研究：立足于我国婚前医学检查的思考[J].卫生软科学，2021，35（5）：84-88.

[145] 王晨霁，杨芳，罗桂英.全面“二孩”背景下我国遗传咨询服务法治保障探微[J].南京医科大学学报（社会科学版），2020，20（5）：418-424.

[146] 王丹虹，陈平洋.残疾及有缺陷新生儿救治的伦理思考：案例分析[J].医学与哲学（A），2010，31（9）：17-18，34.

[147] 王乐.儒家文化背景下医疗决策中的自主问题[J].医学与社会，2022，35（1）：26-30，35.

[148] 王小艳，周启昌.产前超声检查的相关伦理学思考[J].医学与哲学（B），2007（2）：59-60.

[149] 王延光.人工流产的伦理辩护和应用问题探讨[J].哲学动态，2009（6）：48.

[150] 王延光.论干细胞研究中胚胎的道德地位[J].中国医学伦理学，2006，19（2）：6-10.

[151] 王延光.遗传咨询伦理[J].医学与哲学（A），2018，39（11）：34-36.

[152] 卫生部办公厅关于进一步规范乙肝项目检测的通知[J].中华人民共和国卫生部公报，2011（3）：47.

[153] 温卓宇，黄燕萍，李风侠.苯丙酮尿症的饮食干预与儿童智力[J].中国儿童保健杂志，2014，22（7）：758-760.

[154] 吴兰.论我国特殊主体生育权的立法制度[J].兰州教育学院学报，2017，33（2）：148-149.

[155] 吴宁，黄发林.论医学伦理学的自主性原则[J].中国医学伦理学，2006，19（1）：82-84.

[156] 徐国栋.《中华人民共和国民法典》应保留《婚姻法》禁止一些疾病患者结婚的规定[J].暨南学报（哲学社会科学版），2020，42（1）：90-99.

[157] 邵冠楠，黄璐琪，田桑，等.出生缺陷儿的伦理决策探讨[J].医学与哲学，2020，41（1）：25-29.

[158] 谢静，李姝，朱玲，等.尊重患者自主性原则及其实践方式知情同意的临床伦理分析[J].协和医学杂志，2022，13（1）：147-151.

[159] 徐娟.基因编辑婴儿技术的社会风险及其法律规制[J].山东大学学报（哲学社会科学版），2020（2）：98-107.

[160] 严予若，万晓莉，陈锡建.沟通实践与当代医患关系重构：一个哈贝马斯的视角[J].清华大学学报（哲学社会科学版），2017，32（3）：171-177.

[161] 杨婷.出生缺陷儿童社会保障体系构建探讨[J].中国经贸导刊，2011（4）：81-82.

[162] 杨霞，岳丰，张学红.单细胞高通量测序技术在胚胎植入前遗传学诊断中的应用[J].国外医学（医学地理分册），2018，39（1）：72-74，81.

[163] 郁凯明.遗传测试和遗传咨询[J].生命科学，2012，24（11）：1277-1282.

[164] 袁军.彼得·辛格的人性论研究[D].大连：大连理工大学，2015.

[165] 湛中乐，谢珂珺.论生育自由及其限制[J].人口研究，2009，33（5）：100-110.

[166] 张迅，赵小文.产前诊断中的法律与伦理问题[J].实用妇产科杂志，2008（1）：1-2.

[167] 张云德，郭倩蓉，万顺梅.心智障碍者生育权的伦理保护初探[J].中国医学伦理学，2020，33（6）：667-671.

[168] 赵麒然，郭鹏鹏，赵华，等.胚胎植入前遗传学检测技术应用的伦理争议与现状[J].医学与哲学，2022，43（7）：17-21.

[169] 郑秋实，刘宇，睢素利."疾病终末期医疗决策相关法律问题专家共识"释义[J].中国医学伦理学，2022，35（9）：933-937.

[170] 中共中央办公厅国务院办公厅印发《关于加强科技伦理治理的意见》[J].中华人民共和国国务院公报，2022（10）：5-8.

[171] 周贺微.论遗传病的告知义务与知晓权[J].医学与法学，2018，10（5）：15-20.

[172] 周利平.新生儿出生缺陷对产妇负性心理的影响研究[J].国际医药卫生导报，2016，22（15）：2371-2373.

[173] 周汪兰.女性堕胎权与胎儿生命权研究[J].长春师范大学学报，2020，39（5）：38-41.

[174] 周详.胎儿"生命权"的确认与刑法保护[J].法学，2012（8）：51-60.

[175] 甘少杏，兰继军，张银环.残疾人类型、知名度及品质特征对公众态度的影响[J].中国特殊教育，2016（7）：76-83.

三、电子资源

[1] OIC Member States. Tehran Declaration［EB/OL］.（2010-12-21）［2022-05-05］. https：//www. oic-oci. org/docdown/? docID=3021&refID=1111.

[2] Royal College of Obstetricians & Gynaecologists. The Care of Women Requesting Induced Abortion (Evidence-based Clinical Guideline No. 7)［EB/OL］.（2011-11-23）［2024-11-07］. https：//www. rcog. org. uk/guidance/browse-all-guidance/other-guidelines-and-reports/the-care-of-women-requesting-induced-abortion-evidence-based-clinical-guideline-no-7/.

[3] National Library of Medicine. Newborn Screening.［EB/OL］.（2023-05-01）［2025-03-12］. https：//www. ncbi. nlm. nih. gov/books/NBK558983/.

[4] Tommy's. Terminating a pregnancy for medical reasons (TFMR)［EB/OL］.（2023-05-25）［2024-11-07］. https：//www. tommys. org/baby-loss-support/tfmr-terminating-pregnancy-medical-reasons.

[5] WHO. Control of genetic diseases［EB/OL］.（2005-04-21）［2024-11-12］. https：//apps. who. int/gb/archive/pdf_files/EB116/B116_3-en. pdf.

[6] WHO. WHO remains firmly committed to the principles set out in the preamble to the Constitution［EB/OL］.（1946-07-22）［2024-11-12］. https：//www. who. int/about/governance/constitution.

[7] World Health Organization.［EB/OL］.（2023-02-27）［2024-10-14］. https：//www. who. int/zh/news-room/fact-sheets/detail/birth-defects.

[8] World Health Organization. Birth defects：report by the Secretariat［EB/OL］.（2010-04-01）［2024-11-12］. https：//iris. who. int/handle/10665/2378.

[9] World Health Organization. Genomics and world health：report of the advisory committee on health research［EB/OL］.（2002-10-16）［2024-11-10］. https：//www. who. int/publications/i/item/9241545542.

[10] CHRISTIANSON A, HOWSON C, MODELL C. March of dimes global report on birth defects：the hidden toll of dying and disabled children［R］. March of Dimes Birth Defects Foundation, 2006.

[11] 全国卫生健康委员会妇幼健康服务司. 一图读懂婚前保健服务［EB/OL］.（2020-05-19）［2024-11-12］. http：//www. nhc. gov. cn/fys/s3590/202005/d9327d4da08d4d7fab1beca2cb81ab59. shtml.

[12] 公益时报.《中国心智障碍者保障现状及需求调研报告》在京发布, 83.93%的心智障碍家庭自评孩子保障不足［EB/OL］.（2018-12-28）［2024-11-07］. http：//www. gongyishibao. com/html/gongyizixun/15792. html.

[13] 国家法律法规数据库. 云南省艾滋病防治条例［EB/OL］.（2020-11-25）［2024-11-12］. https：//flk. npc. gov. cn/detail2. html? ZmY4MDgwODE3NTJiN2Q0MzAxNzY0NTIzYzNhYzY3Y2M.

[14] 国家法律法规数据库. 中华人民共和国公务员法［EB/OL］.（2018-12-29）［2024-11-12］. https：//flk. npc. gov. cn/detail2. html? ZmY4MDgwODE2ZjEzNWY0NjAxNmYyMGU0Mzk2YTE2ZmI%3D.

[15] 国家法律法规数据库. 中华人民共和国就业促进法［EB/OL］.（2015-04-24）［2024-11-12］. https：//flk. npc. gov. cn/detail2. html? MmM5MDlmZGQ2NzhiZjE3OTAxNjc4YmY3YjM0ZjA3ZGY%3D.

[16] 国家法律法规数据库. 中华人民共和国母婴保健法［EB/OL］.（2017-11-04）［2024-11-12］. https：//flk. npc. gov. cn/detail2. html? MmM5MDlmZGQ2NzhiZjE3OTAxNjc4YmY4ODY3ZTBhZDc%3D.

[17] 国家卫生健康委员会. 关于加强婚前保健工作的通知［EB/OL］.（2020-05-06）［2024-05-05］. https：//www. gov. cn/zhengce/zhengceku/2020-05/22/content_5513902. htm.

[18] 国家卫生健康委员会. 贯彻2021—2030年中国妇女儿童发展纲要实施方案的通知［EB/OL］.（2022-04-02）［2024-05-05］. https：//www. gov. cn/zhengce/zhengceku/2022/04/09/content_5684258. htm.

[19] 国家卫生健康委员会. 全国出生缺陷综合防治方案［EB/OL］.（2018-08-20）［2024-05-05］. http：//www. nhc. gov. cn/fys/s3589/201812/9644ce7d265342779099d54b6962a4e0. shtml.

[20]国家卫生健康委员会.中国出生缺陷防治报告（2012）［EB/OL］.（2012-09-12）［2024-11-03］. http：//www.nhc.gov.cn/wsb/pxwfb/201209/55840/files/0af7007b1a68469397531b154d9425f9.pdf.

[21]国务院."十四五"特殊教育发展提升行动计划的通知［EB/OL］.（2021-12-31）［2024-11-12］.https：//www.gov.cn/gongbao/content/2022/content_5674303.htm.

[22]国务院.国家残疾预防行动计划（2016—2020年）［EB/OL］.（2016-08-25）［2024-05-05］.https://www.gov.cn/zhengce/2021-07/20/content_5626190.htm.

[23]国务院.国务院关于实施健康中国行动的意见［EB/OL］.（2019-07-15）［2024-11-12］.https：//www.gov.cn/zhengce/zhengceku/2019-07/15/content_5409492.htm.

[24]民政部门户网站.民政部关于《婚姻登记条例（修订草案征求意见稿）》公开征求意见的通知［EB/OL］.（2024-08-12）［2024-11-12］.https：//www.mca.gov.cn/n154/n180/c1662004999980000951/content.html.

[25]南京鼓楼医院生殖医学科.PGD/S患者怀孕后为什么还要行产前诊断？［EB/OL］.（2018-06-26）［2024-11-12］.https：//mp.weixin.qq.com/s?__biz=MzAxNzEwMTk1Ng==&mid=2650159695&idx=1&sn=b1d13e6f0266ea9d48b627f44d91ee36&chksm=83e83fa4b49fb6b2d568d193a5873d8fd44c69fb8bd30bbee0eb5678109513ba54c28ffb94e2&scene=27.

[26]青岛市卫生和计划生育委员会.青岛市卫生和计划生育委员会综合治理出生人口性别比工作规定［EB/OL］.（2018-05-07）［2018-05-11］.http：//www.qingdao.gov.cn/zwgk/xxgk/wjw/gkml/gwfg/202010/t20201017_362622.shtml.

[27]人民法院报.因"小三阳"被公司取消录用，法院判了［EB/OL］.（2023-06-09）［2024-11-12］.https：//rmfyb.chinacourt.org/content/202306/09/article_883382_1389520235_4909960.html.

[28]人民网.每三十秒就出生一名缺陷儿 降低出生缺陷关键是趁"早"［EB/OL］.（2016-09-19）［2024-12-10］.http://health.people.com.cn/n1/2016/0919/c398004-28723817.html.

[29]上海市卫生和计划生育委员会.上海市遗传咨询技术服务管理办法［EB/OL］.（2018-08-29）［2024-11-12］.https：//www.shanghai.gov.cn/nw12344/20200813/0001-12344_56771.html.

[30]孙冰洁.我国22种出生缺陷大幅下降：更多重大出生缺陷病种有望纳入大病专项救治［EB/OL］.（2019-07-26）［2024-01-25］http：//guoqing.china.com.cn/2019/07/26/content_75036256.htm.

[31]国家卫生健康委员会.关于严禁利用超声等技术手段进行非医学需要的胎儿性别鉴定和选择性别人工终止妊娠的通知［EB/OL］.（2006-08-02）［2024-11-07］.https：//www.gov.cn/zwgk/2006-08/02/content_352694.htm.

[32]国家卫生健康委员会.产前诊断技术管理办法［EB/OL］.（2019-02-28）［2024-11-12］.http：//www.nhc.gov.cn/wjw/c100022/202201/cc1b3e0cfc0c4e138b2fe4cb986eecc9/files/120b0eef6b364041953ef87dd9657e90.pdf.

[33]国家卫生健康委员会网站.国家卫生健康委办公厅关于加强孕妇外周血胎儿游离DNA产前筛查与诊断监督管理的通知［EB/OL］.（2019-11-19）［2024-11-12］.https：//www.gov.cn/zhengce/zhengceku/2019-11/26/content_5455826.htm.

[34]国家卫生健康委员会网站.禁止非医学需要的胎儿性别鉴定和选择性别人工终止妊娠的规定［EB/OL］.（2016-03-28）［2016-05-01］.https：//www.gov.cn/zhengce/2016-03/28/content_5713803.htm.

[35]中共中央，国务院.关于优化生育政策促进人口长期均衡发展的决定［EB/OL］.（2021-06-26）［2024-05-05］https：//www.gov.cn/zhengce/2021-07/20/content_5626190.htm.

[36]中共中央，国务院."健康中国2030"规划纲要［EB/OL］.（2016-10-25）［2024-05-05］.https：//www.gov.cn/gongbao/content/2016/content_5133024.htm.

[37]中共中央，国务院.关于优化生育政策、促进人口长期均衡发展的决定［EB/OL］.（2021-07-20）

[2023-10-25]. http：//www. gov. cn/zhengce/2021-07/20/content_5626190. htm.

［38］中华人民共和国中央人民政府. 中华人民共和国人口与计划生育法［EB/OL］.（2021-08-20）［2024-11-12］. http：//www. npc. gov. cn/npc/c2/c30834/202109/t20210903_313395. html.

［39］中国残疾人联合会网站. 中国残疾人实用评定标准（试用）［EB/OL］。（2006-12-02）［2024-11-12］. https：//www. gov. cn/ztzl/gacjr/content_459939. htm.

［40］中国人大网. 中华人民共和国残疾人保障法［EB/OL］.（2008-07-01）［2024-11-12］. https：//www. gov. cn/guoqing/2021-10/29/content_5647618. htm.

［41］中国人大网. 中华人民共和国母婴保健法［EB/OL］.（2017-11-04）［2024-11-12］. https：//www. gov. cn/guoqing/2021-10/29/content_5647619. htm.

［42］中国人大网. 中华人民共和国妇女权益保障法［EB/OL］.（2022-10-30）［2024-11-12］. http：//www. npc. gov. cn/npc/c2/c30834/202210/t20221030_320091. html#top1.

［43］中国新闻周刊. 试管婴儿赛道能否迎来爆发［EB/OL］.（2024-01-23）［2024-10-10］. http：//www. ce. cn/xwzx/gnsz/gdxw/202401/23/t20240123_38877494. shtml.

［44］中国遗传学会遗传咨询分会. 中国遗传学会遗传咨询分会正式成立［EB/OL］.（2015-02-09）［2024-11-12］. https：//www. cbgc. org. cn/news/releases/2015/0312/214. html.

［45］中国政府网. 中华人民共和国民法典［EB/OL］.（2020-05-28）［2024-11-12］. https：//www. gov. cn/xinwen/2020-06/01/content_5516649. htm.

［46］国家卫生健康委员会. 关于政协第十四届全国委员会第二次会议第02059号（医疗卫生类149号）提案答复的函［EB/OL］.（2024-08-27）［2024-11-12］. http：//www. nhc. gov. cn/wjw/tia/202408/0f44dacd9a084629b5f7d0a594f55d95. shtml.

［47］最高人民法院. 70年要案纵览：张先著诉芜湖市人事局取消公务员考试资格案［EB/OL］.（2019-08-10）［2024-11-12］. https：//baijiahao. baidu. com/s? id=1641474776202074533&wfr=spider&for=pc.

四、其他

［1］CHRISTIANSON A, HOWSON C, MODELL C. March of dimes global report on birth defects：the hidden toll of dying and disabled children［R］. March of Dimes Birth Defects Foundation, 2006.

［2］中华人民共和国民政部. 残疾人残疾分类和分级：GB/T 26341-2010［S］. 北京：中国标准出版社, 2011.

［3］就业服务与就业管理规定［N］. 中国劳动保障报, 2007-11-07(002).

［4］佚名. 中国出生缺陷干预救助基金会成立［C］//中国生产力学会. 中国生产力学会第十六届年会专辑. 北京：中国生产力学会, 2011：151-152.

［5］李婧. 重症新生儿的生命权保护［D］. 福州：福建师范大学, 2012.

［6］刘恒山. 彼得·辛格生命伦理思想研究［D］. 长沙：湖南师范大学, 2014.

［7］刘彦麟. 妇幼卫生专业人员对出生缺陷胎儿生命权的伦理态度研究［D］. 长沙：中南大学, 2022.

［8］马修athan. 社会转型时期出生缺陷救治问题的伦理思考［D］. 株洲：湖南工业大学, 2012.

［9］孟梦. 婚检中隐私权与知情权的冲突与平衡［D］. 济南：山东大学, 2019.

［10］万百慧. 轻度肢体残疾儿童同伴交往能力提升的小组工作介入研究：基于J医院小儿康复中心的实践［D］. 南昌：江西财经大学, 2022.

［11］王赵琛. 医学情境下基因检测的伦理学探究［D］. 北京：北京协和医学院, 2014.

［12］阎宇鑫.《民法典婚姻家庭编》重大疾病告知义务研究［D］. 烟台：烟台大学, 2023.

［13］袁军. 彼得·辛格的人性论研究［D］. 大连：大连理工大学, 2015.

［14］邹海贵. 社会救助制度的伦理考量［D］. 长沙：中南大学, 2012.

附 录

［1］《中华人民共和国人口与计划生育法》，2021 年 8 月 20 日修正，链接：http：//www.npc.gov.cn/npc/c2/c30834/202109/t20210903_313395.html.

［2］《中华人民共和国母婴保健法》，2017 年 11 月 4 日修正，链接：http：//www.npc.gov.cn/npc/c2/c30834/201905/t20190521_278505.html

［3］《中华人民共和国基本医疗卫生与健康促进法》，2019 年 12 月 28 日通过，链接：http：//www.npc.gov.cn/npc/c2/c30834/201912/t20191231_304414.html.

［4］国家卫生健康委员会，《关于加强婚前保健工作的通知》，2020 年 5 月 6 日，链接：https：//www.gov.cn/zhengce/zhengceku/2020-05/22/content_5513902.htm.

［5］国家卫生健康委员会，《健康儿童行动提升计划（2021—2025 年）》，2021 年 10 月 29 日，链接：https：//www.gov.cn/zhengce/zhengceku/2021-11/05/content_5649019.htm.

［6］国家卫生健康委员会，《健康中国行动（2019—2030 年）》，2019 年 7 月 9 日，链接：https：//www.gov.cn/xinwen/2019-07/15/content_5409694.htm.

［7］国家卫生计生委办公厅，《关于规范有序开展孕妇外周血胎儿游离 DNA 产前筛查与诊断工作的通知》，2016 年 11 月 9 日，链接：http：//www.nhc.gov.cn/fys/s3581/201611/0e6fe5bac1661cbda8bc28ad0ed68389.shtml.

［8］国务院，《国务院关于建立残疾儿童康复救助制度的意见》，2018 年 7 月 10 日，链接：https：//www.gov.cn/gongbao/content/2018/content_5306818.htm.

［9］国务院，《中华人民共和国母婴保健法实施办法》，2017 年 11 月 17 日，链接：https：//flk.npc.gov.cn/detail2.html？ZmY4MDgwODE2ZjNjYmIzYzAxNmY0MTI3Zml4MTFhM2Q.

［10］中华人民共和国卫生部，《产前诊断技术管理办法》，2019 年 2 月 28 日修订，链接：http：//www.nhc.gov.cn/wjw/c100022/202201/cc1b3e0cfc0c4e138b2fe4cb986eecc9/files/120b0eef6b364041953ef87dd9657e90.pdf.

［11］中共中央、国务院，《"健康中国 2030"规划纲要》，2016 年 10 月 25 日，链接：https：//www.gov.cn/gongbao/content/2016/content_5133024.htm.

［12］中共中央、国务院，《关于优化生育政策促进人口长期均衡发展的决定》，2021 年 6 月 26 日，链接：https：//www.gov.cn/zhengce/2021-07/20/content_5626190.htm.

图书在版编目(CIP)数据

出生缺陷防治的伦理问题：案例讨论 / 罗丹，王晓敏
主编. --长沙：中南大学出版社，2025.4.
 ISBN 978-7-5487-6151-8

Ⅰ. R726.2

中国国家版本馆 CIP 数据核字第 2025ER6597 号

出生缺陷防治的伦理问题
——案例讨论
CHUSHENG QUEXIAN FANGZHI DE LUNLI WENTI
——ANLI TAOLUN

罗丹　王晓敏　主编

□出 版 人	林绵优	
□责任编辑	浦　石	
□责任印制	唐　曦	
□出版发行	中南大学出版社	
	社址：长沙市麓山南路	邮编：410083
	发行科电话：0731-88876770	传真：0731-88710482
□印　　装	广东虎彩云印刷有限公司	

□开　　本	787 mm×1092 mm 1/16	□印张 10.25	□字数 250 千字
□版　　次	2025 年 4 月第 1 版	□印次 2025 年 4 月第 1 次印刷
□书　　号	ISBN 978-7-5487-6151-8	
□定　　价	68.00 元	